「講座」感覚・知覚の科学 ▸▸▸▸▸ 1

視覚 I
視覚系の構造と初期機能

内川惠二［総編集］
篠森敬三［編集］

朝倉書店

執 筆 者

鵜飼 一彦（うかい かずひこ）　元早稲田大学先進理工学部教授

花沢 明俊（はなざわ あきとし）　九州工業大学大学院生命体工学研究科准教授

古賀 一男（こが かずお）　名古屋大学エコトピア科学研究所客員教授

＊篠森 敬三（しのもり けいぞう）　高知工科大学情報学群教授

内川 惠二（うちかわ けいじ）　東京工業大学大学院総合理工学研究科教授

佐藤 雅之（さとう まさゆき）　北九州市立大学国際環境工学部教授

（執筆順，＊は編集者）

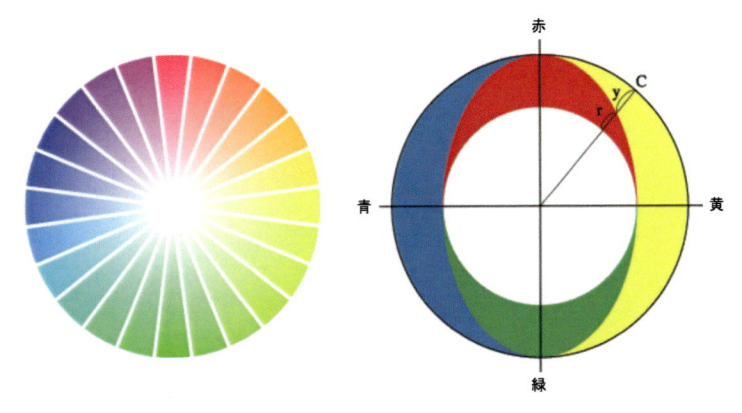

口絵 1 (a) 色相環（ヒューサークル），(b) 色相環の反対色成分による表現（本文 p.130 参照）

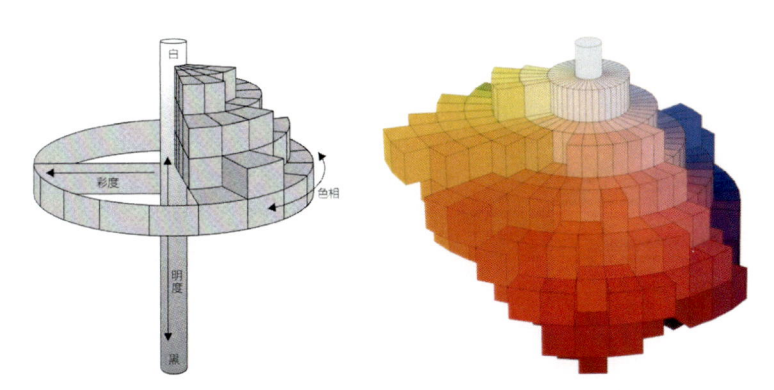

口絵 2 色立体（本文 p.153 参照）
(a) 3 属性の色立体における軸，(b) 表面色（色票）の色立体における配置．

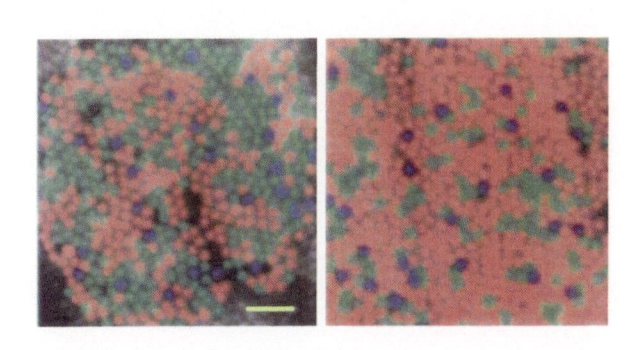

口絵 3 偏心度 1°における 3 錐体の分布（本文 p.245 参照）
赤，緑，青はそれぞれ L，M，S 錐体を表す．左は被験者 AN の鼻側網膜，右は JW の耳側網膜．黄色いバーは視角 5 分を表す．

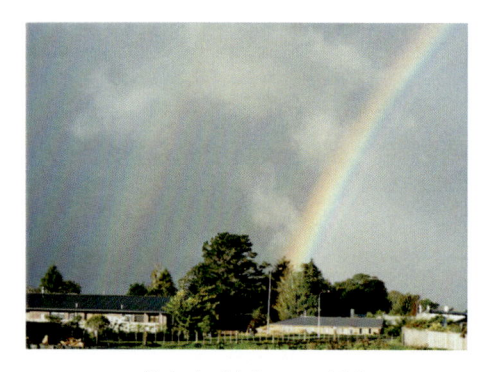

口絵 4 虹（本文 p.160 参照）
虹には何本の色が見えるであろうか，という問いはなぜできるのか？

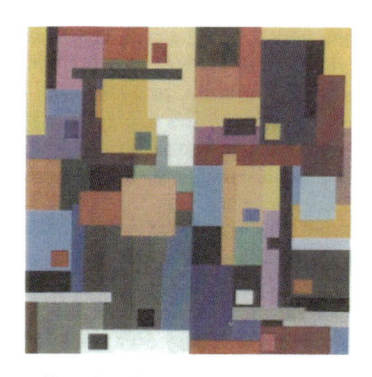

口絵 5 色恒常性実験の刺激例（一般的なモンドリアン刺激）（本文 p.171 参照）

(a) オリジナル画像

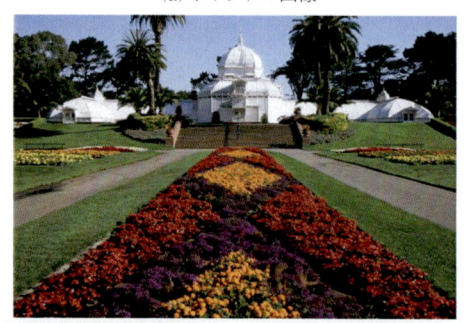

(b) フォーカル色

(c) カテゴリー平均色

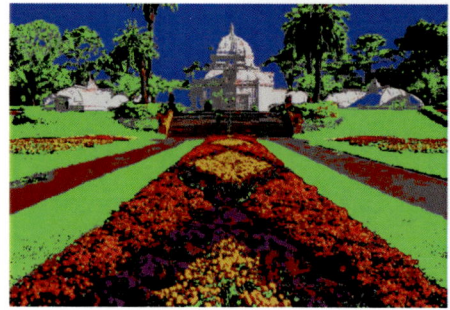

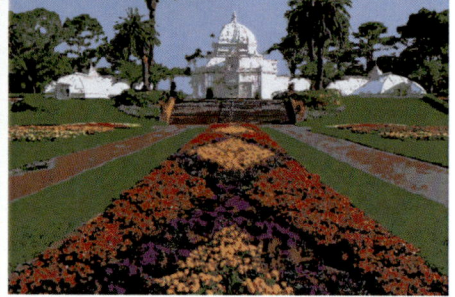

口絵 6 11 カテゴリカル基本色による色画像圧縮（本文 p.166 参照）
(a) 原画像，(b) 基本色カテゴリーのフォーカル色のみで表現した画像，(c) 画像中に使われている色を基本色カテゴリー領域内で平均して得られる平均色で表現した画像を示す．

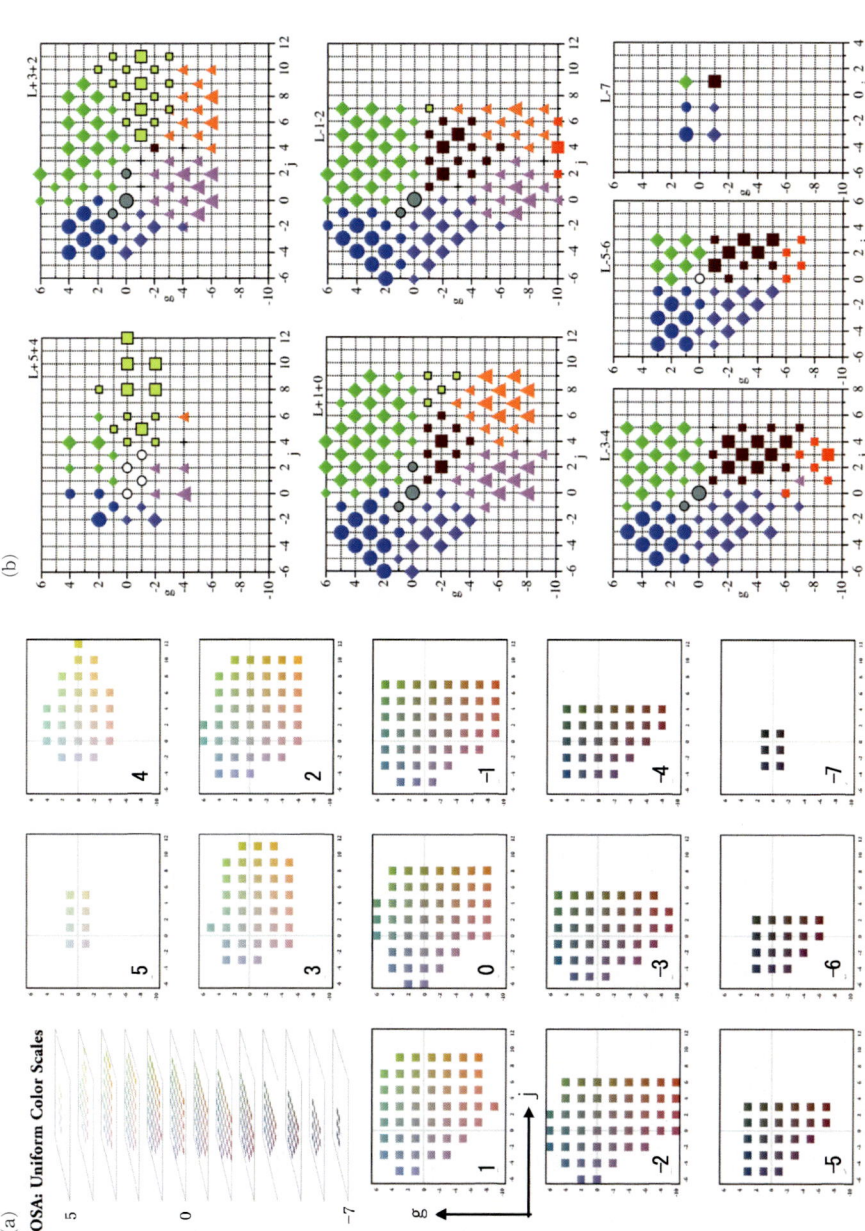

口絵7 (a) OSA色空間 (L, j, g) と (b) 色空間のカテゴリカル基本色名 (本文 p.164 参照) によるカテゴリカル基本色名による分割 (本文 p.164 参照) (a) OSA色空間のL軸は明度を示し, j軸とg軸は色みを示す軸であり, j軸はおよそ青黄方向, g軸はおよそ赤緑方向を示している. (b) 図中の大シンボルは一致度が100%の色票, 小シンボルは一致度が50%以上の色票を示している. +のシンボルはどの色名でも一致度が50%より小さい色票である.

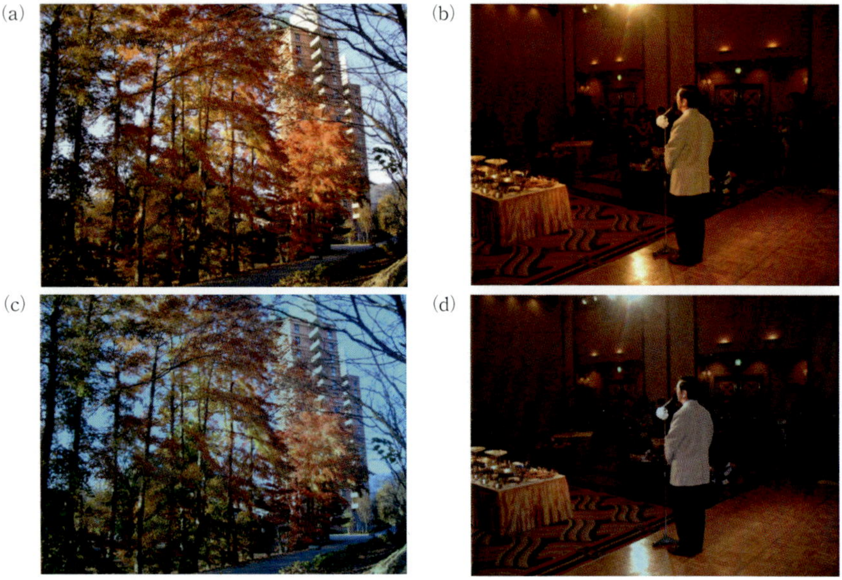

口絵8　ある特定の色（赤）の物体が多い場合と照明光が特定の色（赤）を持つ場合との印象の比較（本文p.172参照）
(a)赤系の物体が多い場合（照明光は白色昼光），(b)照明光が赤にシフトしている場合，(c)グレイワールド仮説による望ましくない補正，(d)白色点（マイクの花）を白色にする補正（ホワイトパッチ理論によるが自動補正ではない）．

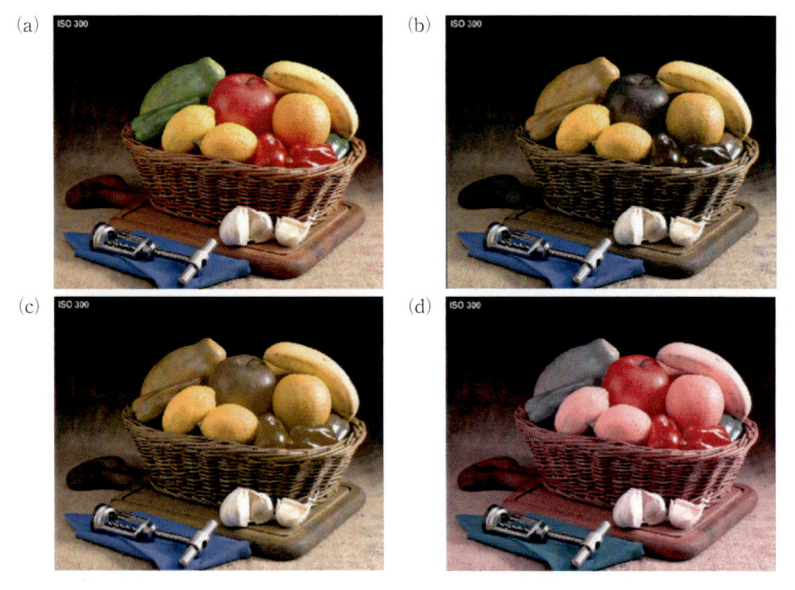

口絵9　計算シミュレーションによる2色覚者の色の見え方（本文p.186参照）
(a)3色覚者の見え（原画像），(b)1(P)型2色覚者の色の見え，(c)2(D)型2色覚者の色の見え，(d)3(T)型2色覚者の色の見え．

講座〈感覚・知覚の科学〉発刊にあたって

　心理学が実証科学の一分野として創設されたのは1879年にドイツの心理学者のブント（W. M. Wundt）がライプチヒ大学で世界初の心理実験室をつくったときとされている．したがって感覚知覚の科学もやはりブントが創始者と考えられている．しかし，これより以前，19世紀半ばまでにウェーバー（E. H. Weber）とフェヒナー（G. T. Fechner）が刺激と感覚の関係を表し，ヘルムホルツ（H. von Helmholtz）が感覚知覚全般について現在にも通じる多くの研究を発表していることをみると，感覚知覚の研究はブント以前からすでに本格的に始まっていたと考えるべきだろう．

　20世紀に入って感覚知覚の研究は心理学だけではなくその他の分野に大きく広がった．生理学，医学，物理学，情報学，計算機科学など多くの分野で人間や動物の感覚知覚の基礎研究および応用研究が開始された．20世紀後半，特に1970年代以降では，コンピュータの発達が感覚知覚の研究方法を一変させ，それまでは作製が不可能であった刺激を現実のものとし，さらに計算論的アプローチを可能にした．その結果，感覚知覚の研究が一気に活発となり，さらに多様な分野に広がり，現在の研究の興隆につながっている．最近では，脳イメージングという画期的な新技術が加わり，感覚知覚の研究はこれまでにない急激な速度で発展している．

　私たち人間は感覚知覚を通して外界の世界と繋がっている．この感覚知覚には視覚，聴覚，触覚，味覚，嗅覚のいわゆる5感覚があり，さらに体性感覚がある．もし，私たちにこれらの感覚が備わっていなければ，私たちは外界の世界と完全に遮断され，行動ができなくなるとともに自分の周りに他の世界があることにすら気付かないであろう．私たちが何気なく日常生活を送れるのもこれらの感覚系が正常に機能しているからであり，感覚の中で一つでも正常に働かないと，その不便さは想像に難くない．

　現代は，爆発的な情報技術（IT）の進歩を背景に人間が様々な情報機器を通して外界とコミュニケーションすることが当たり前の時代となった．人間機械インタフェース（HMI）が感覚知覚の機能を媒介として人間を外界と結びつけ，私たちの行動を良くも悪くも大きく制限している．しかし，私たちはこの感覚知

覚の特性やメカニズムについてどれだけのことを知っているだろうか．日本の小中高等学校では，人間の持つ感覚知覚の働きについての教育にほとんど時間が割かれていない．大学の専門科目として初めて感覚知覚の内容が講義されている．しかし，ほとんどが文系の科目として扱われ，理工系の科目として講義されることはごくまれである．130年ほど前，ブントが心理学を科学として独立させたにもかかわらず，日本ではまだ感覚知覚の講義が科学系科目として十分に認識されていないというのは，なんとも皮肉なことである．

本講座は「感覚・知覚の科学」と題している．これは感覚知覚の知識を科学的な立場から講義しようとするためである．対象は大学生，大学院生，科学技術者の感覚知覚系を学ぶ上での初学者である．本講座のねらいは感覚知覚の全般的な知識が感覚系すべてにわたって一様に学べるということである．本講座で感覚知覚を初めて学ぶ読者を念頭に置き，基礎的で重要な知識はほとんど網羅したつもりである．また，本講座を企画した際に，各巻の責任編集者間で十分に議論し，まず，各巻の各章にねらいを設け，そのねらいを具体化するために各節の内容があるということを本講座のコンセプトとした．このねらいは各巻の目次の各章のタイトルの直後に示されている．読者は本講座を学ぶ上でこのねらいをぜひ参考にして欲しい．

本講座は企画から出版まで実に長い時間が掛かってしまった．これも各執筆者が本講座をできるだけ充実した内容にしたいという姿勢の表れであろうが，総括編集者の私および各巻の責任編集者の努力不足が遅れの一因となってしまったことは否めない．執筆者各位には感謝すると同時にお詫びをしたい．また，このような編集者を叱咤激励して本講座を完成までに漕ぎ着けていただいた朝倉書店の担当者に深謝しなければならない．

2007年8月

内 川 惠 二

序

　この講座〈感覚・知覚の科学〉の第1巻を，一言で言えば，ありそうでなかった本ということになろう．大学や大学院，あるいは企業などで感覚や知覚について学ぼうとするとき，1巻が広い範囲を網羅しつつも，科学読み物のように，わかりやすいが説明のレベルが物足りない，ということでは困る．逆に，専門書のように，専門的であるがゆえに1巻費やしても狭い範囲しかカバーできない，ということでは時間ばかりかかる．かといって，高価なハンドブック型専門書を教材とすることは初学者には困難である．そのために視覚の主要な範囲を本巻（第1巻）と第2巻のみでカバーしつつ，心理物理学や色彩工学についての詳細を第5巻に置く，という野心的な試みがなされた．

　本巻の厚さを考えると，一見，初学者には難易度が高いようにも思われる．しかし，本巻は，わかりやすくかつ詳細に記述することによって"読めばわかる"ように作成されている．昨今は少しでも薄い参考書が好まれるようであるが，必要なことも十分に記載されていないと，読んだだけではわからないため，指導者の指導を十分に受ける必要がある．大学などの授業中心の学習形態であればそれでもよい．しかし感覚知覚分野においては，工学やデザイン分野などが本来の専門で，興味や必要性から学習を始められた社会人の方なども多いのではないか．このような観点から，本巻は，色彩検定などの資格を目指す学生・社会人にとっても，教科書や参考書ではあまり詳細に記述されていなかった視覚・色覚のしくみに関する部分を理解するためのよい教材となることを期待している．理解できない内容は機械的に覚えるしかないが，理解できたことは自然と覚えているので，資格のための試験勉強の観点からも有益であると考えている．

　本シリーズの最終的な構成と執筆者が決まったのが2003年の4月頃であった．それからだいぶ経つがここにようやく上梓の運びとなった．執筆者各位のご努力，シリーズ総編集者の内川惠二博士のご尽力，そして朝倉書店のご協力に深く感謝する．本巻の執筆と編集に望外の時間を費やすこととなった主たる要因は，本シリーズの方針を「学会で定まった定説を中心に，初学者にとっても理解しやすい内容とする」としたことにある．そのため，それぞれの学説を検証した総括的な結論をもとに執筆することが必要であった．最新の知見を網羅することは特

に要求されていなかったが，定説となりつつある最新の知見を背景に，執筆者の責任で学説を取捨選択しながら必要十分な内容とすることにも，多大な時間を費やした．これはそれぞれの担当分野の第一人者である執筆者の方々にお願いできたからこそ可能であったし，結果的に，本巻の内容は労力に見合う適切な量と質を有するものになったと自負している．

本巻を学ぶにあたっては，2つの章で1つのテーマを記述している場合（2章と3章，6章と7章，8章と9章）については，前の章からお読みいただきたいが，基本的にはどの章から入っていただいてもよいようになっている．いろいろな箇所に参照すべき章や節を記載してあるので，詳細に興味があればそこへ飛んでいただいてもよいだろう．

本巻は，感覚知覚分野において最も学習人口の多い色覚に関する内容を記載しており，その意味で本シリーズ各巻の中で最初に取り上げられる巻であるのは論をまたない．本巻が，初学者も含めた学習者の要求を満たすものとなっていれば，巻編者としてまた執筆者の1人として大きな喜びである．本巻を学習された方々がさらに本シリーズの他の巻を手に取られ，あるいは専門書に進まれて，より大きな知見を得られていくことにも期待している．

2007年8月

篠森敬三

目　　次

1　眼球光学系 ……………………………………………〔鵜飼一彦〕…1

▶ねらい1　眼球光学系の構造とそれぞれの組織の役割について知る
▶ねらい2　視覚系全体を考える上での眼球光学系のさまざまな特性について知る
▶ねらい3　眼球光学系の特性が視覚情報に与える影響について理解する

1.1　基本構造 …………………………………………………………………1
　　1.1.1　眼球の周囲 …………………………………………………………1
　　1.1.2　眼球光学系と中間透光体 …………………………………………1
　　1.1.3　網膜と視神経乳頭 …………………………………………………4
1.2　光学要素と近軸特性 ……………………………………………………6
　　1.2.1　幾何光学 ……………………………………………………………6
　　1.2.2　眼の軸と角 …………………………………………………………9
　　1.2.3　模型眼 ………………………………………………………………9
　　1.2.4　絞りとしての虹彩と焦点深度 ……………………………………11
　　1.2.5　色収差 ………………………………………………………………11
1.3　収差と回折 ………………………………………………………………13
　　1.3.1　収　差 ………………………………………………………………13
　　1.3.2　回　折 ………………………………………………………………14
　　1.3.3　高次収差と波面収差 ………………………………………………14
　　1.3.4　補償光学 ……………………………………………………………15
1.4　像伝達特性 ………………………………………………………………16
　　1.4.1　点像強度分布と光学的伝達関数 …………………………………16
　　1.4.2　波面収差・ひとみ関数・点像強度分布・伝達関数の関係 ……17
　　1.4.3　像評価 ………………………………………………………………17
1.5　瞳　孔 ……………………………………………………………………18
1.6　調　節 ……………………………………………………………………20
1.7　まばたき …………………………………………………………………22

2 神経生理 I －網膜から V1 まで－ 〔花沢明俊〕…23

- ▶ねらい1 ニューロンや光受容器などにおける作用について知る
- ▶ねらい2 神経回路網における信号伝達の基礎について理解する
- ▶ねらい3 網膜から，LGN，V1 までの構造とそれぞれの組織の役割について知る
- ▶ねらい4 V1 までの情報処理を経て，高次領域にどのような情報が伝わっているのかを理解する

2.1 視覚生理学の基礎知識 …………………………………………24
  2.1.1 神経細胞と情報伝達 ………………………………………24
  2.1.2 脳機能を調べるための実験手法 …………………………26
  2.1.3 受容野とは？ ………………………………………………27
2.2 光から電気信号への変換 ………………………………………29
2.3 網膜神経節細胞，外側膝状体細胞における画像情報の符号化 …31
2.4 V1 の機能 …………………………………………………………34
  2.4.1 V1 の形態的特徴 ……………………………………………34
  2.4.2 傾き，空間周波数の検出 …………………………………35
  2.4.3 動き検出 ……………………………………………………37
  2.4.4 奥行き検出 …………………………………………………40
  2.4.5 色彩検出 ……………………………………………………42

3 神経生理 II －高次の視覚領野－ 〔花沢明俊〕…45

- ▶ねらい1 V1 その他からの信号がどのように処理されているかについて知る
- ▶ねらい2 背側経路と腹側経路における役割分担と情報処理について理解する
- ▶ねらい3 機能局在とそれぞれの部位における情報処理について理解する

3.1 V2 ……………………………………………………………………47
3.2 背側経路 …………………………………………………………49
  3.2.1 MT ……………………………………………………………50
  3.2.2 MST …………………………………………………………54
  3.2.3 頭頂間溝 ……………………………………………………56
3.3 腹側経路 …………………………………………………………56
  3.3.1 V4 ……………………………………………………………57
  3.3.2 IT ……………………………………………………………58

4 眼球運動 〔古賀一男〕…64

▶ねらい1 眼を動かす仕組みについて知る
▶ねらい2 眼球運動の種類とその目的，さらに機能を実現するメカニズムについて理解する
▶ねらい3 眼の動きの測り方について知る

4.1 眼球運動の仕組みと生理学的知見 …………………………………64
  4.1.1 外眼筋 …………………………………………………………64
  4.1.2 外眼筋の神経支配 ……………………………………………67
4.2 眼球運動の種類 ……………………………………………………70
  4.2.1 サッカード …………………………………………………71
  4.2.2 滑動性眼球運動 ……………………………………………74
  4.2.3 前庭動眼反射 ………………………………………………75
  4.2.4 視運動性眼振 ………………………………………………76
  4.2.5 輻輳・開散 …………………………………………………77
  4.2.6 回旋性眼球運動 ……………………………………………78
4.3 測定法 ………………………………………………………………79
  4.3.1 リンバス・トラッカー法 …………………………………79
  4.3.2 角膜反射光法 ………………………………………………81
  4.3.3 サーチ・コイル法 …………………………………………83
  4.3.4 EOG法 ………………………………………………………83

5 光の強さ 〔篠森敬三〕…86

▶ねらい1 絶対閾や増分閾などの感度について理解する
▶ねらい2 暗順応や明順応といった順応の影響について理解する
▶ねらい3 桿体の分光感度や輝度チャンネルの分光感度について知る
▶ねらい4 刺激強度と知覚との関係について理解する

5.1 絶対閾 ………………………………………………………………86
  5.1.1 絶対閾の測定手法 …………………………………………86
  5.1.2 絶対閾に必要な光量（光量子の数）………………………88
5.2 増分閾 ………………………………………………………………89
  5.2.1 桿体の増分閾 ………………………………………………90
  5.2.2 錐体が関与する場合の増分閾 ……………………………94
  5.2.3 減分閾 ………………………………………………………96

5.3 視環境の明るさ変化への対応 ………………………………………………97
　5.3.1 明所視と暗所視 ……………………………………………………97
　5.3.2 薄明視とプルキンエ現象 …………………………………………98
　5.3.3 暗順応と明順応 ……………………………………………………99
　5.3.4 順応の要因 …………………………………………………………100
5.4 視感効率（比視感度）…………………………………………………102
　5.4.1 視覚系における輝度 ………………………………………………102
　5.4.2 暗所視輝度と桿体の分光感度 ……………………………………104
　5.4.3 明所視輝度と錐体の分光感度 ……………………………………105
5.5 明るさ知覚 ………………………………………………………………108
　5.5.1 光強度の対数変換 …………………………………………………108
　5.5.2 ダイナミックレンジ ………………………………………………110

6 色覚Ⅰ －色の知覚と特性－ ……………………………………………114

▶ねらい1　錐体の分光感度と混同色線，および色弁別について理解する
▶ねらい2　反対色メカニズムとその測定法，およびモデルについて知る
▶ねらい3　明るさについて理解する
▶ねらい4　さまざまな色覚モデルについて知る

6.1 錐体分光感度 ………………………………………〔篠森敬三〕…114
　6.1.1 混同色線と混同色中心 ……………………………………………114
　6.1.2 3錐体の分光感度 …………………………………………………116
　6.1.3 角膜での感度と網膜での感度 ……………………………………118
6.2 色弁別 ……………………………………〔内川惠二，篠森敬三〕…119
　6.2.1 色弁別の測定 ………………………………………………………119
　6.2.2 色弁別閾値 …………………………………………………………120
　6.2.3 色弁別の決定要因 …………………………………………………122
　6.2.4 色覚異常者の色弁別 ………………………………………………126
　6.2.5 色弁別閾の予測 ……………………………………………………128
6.3 反対色応答 …………………………………………〔内川惠二〕…129
　6.3.1 反対色の原理 ………………………………………………………129
　6.3.2 反対色応答 …………………………………………………………131
　6.3.3 カラーネーミング法 ………………………………………………134
6.4 明るさ ………………………………………………〔内川惠二〕…136

6.4.1　分光感度 …………………………………………136
　　6.4.2　輝度と明るさ ……………………………………138
　6.5　色覚モデル ……………………………………〔篠森敬三〕…139
　　6.5.1　3色説 ……………………………………………140
　　6.5.2　反対色説 …………………………………………141
　　6.5.3　段階説 ……………………………………………141
　　6.5.4　いろいろな色覚モデル …………………………144

7　色覚 II　－色の見えとその多様性－ ………………………151

> ▶ねらい1　色の見えを変化させるさまざまな刺激条件について知る
> ▶ねらい2　カテゴリカルカラーについて理解する
> ▶ねらい3　色恒常性について理解する
> ▶ねらい4　色弱（先天色覚異常）と発達・加齢による色覚の変化について理解する

　7.1　色の見え ………………………………………〔篠森敬三〕…151
　　7.1.1　色の見えのモード ………………………………151
　　7.1.2　色の3属性 ………………………………………153
　　7.1.3　空間対比 …………………………………………156
　　7.1.4　黒み誘導 …………………………………………157
　　7.1.5　色順応 ……………………………………………157
　　7.1.6　刺激条件による色の見えの変化 ………………158
　7.2　カテゴリカル色知覚 …………………………〔内川惠二〕…160
　　7.2.1　色のカテゴリカル知覚 …………………………160
　　7.2.2　カテゴリカル基本色 ……………………………161
　　7.2.3　カテゴリカルカラーネーミング ………………162
　　7.2.4　色空間内のカテゴリカル基本色領域 …………163
　　7.2.5　カテゴリカル色知覚と色の記憶 ………………165
　7.3　色の恒常性と色順応 …………………………〔篠森敬三〕…167
　　7.3.1　色の恒常性とは何か ……………………………167
　　7.3.2　色恒常性の基本原理 ……………………………169
　　7.3.3　色恒常性と認識 …………………………………174
　7.4　色弱（先天色覚異常） ………………………〔篠森敬三〕…176
　　7.4.1　一般色覚（3色覚）における錐体の分子遺伝学的分析 …………176
　　7.4.2　いろいろな色弱（先天色覚異常）のタイプ ……………178

    7.4.3　先天的な色弱（先天色覚異常）の分子遺伝学的要因 …………180
    7.4.4　遺伝子表現型と網膜上の錐体配置との関係 ………………………183
    7.4.5　色弱者（2色覚者）の色の見え ………………………………184
  7.5　発達と加齢 ……………………………………………………〔篠森敬三〕…186
    7.5.1　色覚の発達 ……………………………………………………186
    7.5.2　加齢による生理学的な変化 …………………………………189
    7.5.3　加齢による色覚の変化 ………………………………………190

8　時空間特性Ⅰ　－時空間応答と周波数チャンネル－ ………〔佐藤雅之〕…203

▶ねらい1　視力について知る
▶ねらい2　視覚系の空間的な足し合わせやコントラスト感度について理解する
▶ねらい3　時間的な足し合わせやインパルス応答について理解する
▶ねらい4　視覚系の時間・空間周波数チャンネルについて理解する

  8.1　視力と超視力 ……………………………………………………………203
    8.1.1　視力の定義と測定法 ……………………………………………203
    8.1.2　超視力 ……………………………………………………………204
  8.2　空間的足し合わせ ………………………………………………………205
    8.2.1　受容野 ……………………………………………………………205
    8.2.2　リコーの法則 …………………………………………………205
  8.3　空間的コントラスト感度 ………………………………………………206
    8.3.1　閾付近のコントラスト感度 ……………………………………207
    8.3.2　空間周波数特性と受容野構造 …………………………………208
    8.3.3　多重空間周波数チャンネルモデル ……………………………215
    8.3.4　閾上のコントラスト感度 ………………………………………220
  8.4　時間的足し合わせ ………………………………………………………221
    8.4.1　ブロックの法則 …………………………………………………221
    8.4.2　臨界融合周波数 …………………………………………………222
  8.5　時間的コントラスト感度とインパルス応答 …………………………222
    8.5.1　時間的コントラスト感度 ………………………………………222
    8.5.2　インパルス応答 …………………………………………………223
    8.5.3　時空間周波数チャンネル ………………………………………225

9 時空間特性 II －色覚，時空間的相互作用，周辺視－ 〔佐藤雅之〕…228

▶ねらい1　色覚の時空間特性について理解する
▶ねらい2　視覚的マスキングや視覚的持続について知る
▶ねらい3　周辺視の構造的な相違とその時空間特性について理解する

- 9.1 色覚の時空間特性 …………………………………228
  - 9.1.1 空間的コントラスト感度 …………………228
  - 9.1.2 時間的コントラスト感度 …………………229
  - 9.1.3 時間的二刺激法による時間応答の測定 …231
  - 9.1.4 時空間的受容野構造 ………………………234
- 9.2 視覚マスキング …………………………………236
  - 9.2.1 マスキング …………………………………236
  - 9.2.2 メタコントラスト …………………………237
  - 9.2.3 パターンマスキング ………………………238
  - 9.2.4 マスキングのモデル ………………………239
- 9.3 視覚的持続 ………………………………………240
  - 9.3.1 部分報告法 …………………………………240
  - 9.3.2 Di Lollo の実験 …………………………241
- 9.4 周辺視 I －構造的な相違－ ……………………242
  - 9.4.1 錐体・桿体の分布 …………………………242
  - 9.4.2 神経節細胞の分布 …………………………245
  - 9.4.3 スタイルス-クロフォード効果 …………246
- 9.5 周辺視 II －周辺視における特性－ ……………246
  - 9.5.1 皮質拡大係数 ………………………………246
  - 9.5.2 周辺視の時空間特性 ………………………247
  - 9.5.3 周辺視における色覚 ………………………249

索　引 ……………………………………………………253

──────── 第2巻目次 ────────

1 視覚現象としての動き
1.1 仮現運動／1.2 運動残効／1.3 色運動／1.4 両眼運動知覚／1.5 運動検出

の二元論／1.6　運動視の諸特性

2　運動検出器の時空間フィルタモデル
2.1　運動刺激の時空間座標表現／2.2　運動検出モデル／2.3　さまざまなモデル／2.4　モデルによる諸現象の説明／2.5　マルチスケーリング

3　高次の運動検出
3.1　窓問題とパターン問題／3.2　2次運動／3.3　相対運動／3.4　大域運動／3.5　速度知覚／3.6　運動情報による物体構造復元

4　立体・奥行きの知覚の手がかり
4.1　絵画的手がかり／4.2　動眼的手がかり／4.3　両眼網膜像の違いによる手がかり／4.4　運動視差

5　両眼立体視の特性とモデル
5.1　網膜像差の検出／5.2　網膜像差の分布と奥行き知覚

6　両眼情報の統合と奥行き情報の統合
6.1　両眼融合／6.2　両眼視野闘争／6.3　奥行き手がかりの統合と相互作用

7　空間視
7.1　視空間座標系／7.2　視方向／7.3　視距離／7.4　大きさ知覚／7.5　オプティックフロー

8　視覚的注意
8.1　注意による選択／8.2　空間特性／8.3　時間特性／8.4　視覚探索と注意／8.5　オブジェクトへの注意／8.6　さまざまな注意の効果／8.7　生理学的知見／8.8　注意のモデル

9　視覚の形状知覚
9.1　輪郭と面の知覚／9.2　大域処理と視覚的補完／9.3　一般的視点の問題／9.4　物体認識／9.5　視点依存症／9.6　文脈効果／9.7　物体認識に関わる脳領域

1

眼球光学系

1.1 基本構造

1.1.1 眼球の周囲

 眼球光学系は視覚の出発点である．眼球（eyeball）は眼窩（orbit）という骨のくぼみにはまっている．眼窩は脂肪で満たされており眼球は眼窩の中で動くことができる．眼球には6本の筋肉がついており，これにより，眼球運動が可能となる．眼球はその前部が上下の眼瞼（がんけん，まぶたのこと，eyelid）により覆われるようになっている．このとき主として上眼瞼が上下する．上眼瞼と下眼瞼のすき間を瞼裂という．眼瞼の端には睫毛（しょうもう，まつげのこと，eyelashes）がある．また，眼瞼の上には眉毛（びもう，まゆげのこと，eyebrow）がある．これらを図1.1に示す．
 眼球に付随する筋肉（眼筋）には，眼球運動に関与する眼球の外部についている外眼筋（図1.2）と後述の調節や瞳孔を変化させる内眼筋がある．外眼筋は1眼に6本ある．耳側についている外直筋（lateral rectus），鼻側についている内直筋（medial rectus），上直筋（superior rectus），下直筋（inferior rectus），下斜筋（inferior oblique），上斜筋（superior oblique）である．これらは協調して眼窩内での眼球の向きを変える．上下左右を見るためには4本の直筋があればよいように思われる．斜筋は回旋眼球運動の際などに主として作用するが，直筋が作用しているときにも協調して働く．

1.1.2 眼球光学系と中間透光体

 図1.3に右眼眼球の水平断面図を示す．人の眼球は外側から強膜（sclera），脈絡膜（choroid），網膜（retina）という3種の膜でできた直径約24 mmの球状をなしている．強膜の前面部分だけは角膜（cornea）といわれる透明体となっており，その部分から光は入射する．角膜の前面には涙液層（tear film）

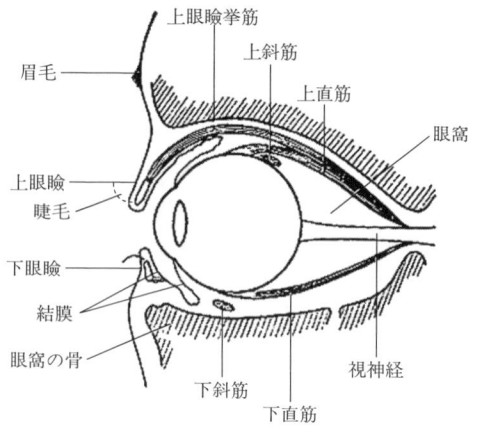

図 1.1　眼球の周囲

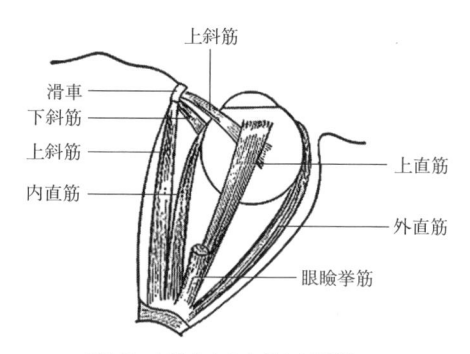

図 1.2　右眼上方から見た外眼筋

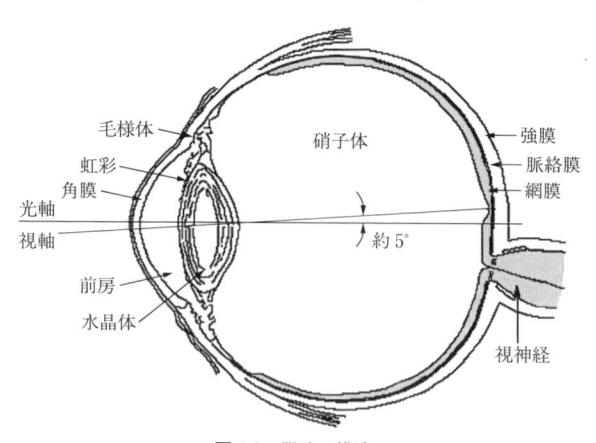

図 1.3　眼球の構造

があるので，実際に空気との境界面をなすのは涙液である．入射した光は前房（anterior chamber），水晶体（crystalline lens），後房（posterior chamber），硝子体（しょうしたい，vitreous）を通過して眼底の網膜に達する．前房・後房は房水（aqueous humor）で満たされている．房水は毛様体（ciliary body）で産生され後房を通って前房に入り，前房の端から排出され，無血管組織である角膜と水晶体に栄養を与えるとともに眼圧を維持する．排出が阻害されるなどで眼圧が異常に高まると網膜などを圧迫して緑内障を引き起こす．

水晶体の前面には虹彩（iris）がある．虹彩は脈絡膜・毛様体とともにブドウ膜（uvea）と呼ばれる組織の一部である．虹彩の開口部が瞳孔（pupil）である．虹彩には瞳孔散大筋（dilator）と瞳孔括約筋（sphincter）があり，それぞれ瞳孔を散大（散瞳）させる放射状の筋，瞳孔を縮小（縮瞳）させる輪状の筋である．散大筋・括約筋を支配している神経は，それぞれ主として交感神経・副交感神経である．

水晶体はタマネギのように多くの層からなっている．水晶体にはピント合わせという重要な機構が存在する．水晶体のはじには，チン小帯（zonule）と呼ばれる髪の毛よりも細い無数のヒモがついている．チン小帯のもう一方の端は毛様体にある毛様筋（ciliary muscle）と呼ばれる筋肉についている．毛様筋は輪状の筋であり，収縮すると径が小さくなるため，チン小帯は緩む．また，毛様筋が緩むとチン小帯が水晶体を引っ張る．それによりレンズを薄く延ばし，結果として遠方にピントが合うという仕組みである．水晶体は加齢により硬化し，黄濁（若年成人でも薄いだいだい色をしているが高齢者では濃い茶色となる）する．水晶体内に溶けているタンパクの分子が加齢とともに徐々に大きくなり，これによって屈折率もわずかに高くなるが，分子が巨大になり析出し始めると液自体の屈折率は低下し析出した分子は濁りとなる．軽度では透過光の散乱の増加を招く．重度では結像を妨げることになる．白内障である．

眼に入射した光は角膜や水晶体で屈折し，硝子体を通り，網膜の神経細胞の層を透過して，最終的に視細胞に達する．硝子体も神経細胞も無色透明で，屈折率が近い値なので，この境界面では光の屈折，反射，散乱は少ない．硝子体はゲル様組織で，眼球の形状を保つ．ゲル組織は加齢により液化しやすくなる．液化が起こるとゲルの部分が網膜から剥離し（硝子体剥離）前方に移動する．網膜との間はゾルになる．剥がれた硝子体の膜の不規則な屈折率変化により，透過光量の部分的な増減としてかすかにもやもやとしたものが見える．このような眼内の物体が見えることを内視現象（entoptic vision）という．内視現象には硝子体内や

房水中の浮遊物（滲出物，出血，細胞，繊維）に起因するものなどもある．また，網膜上の血管を通る血球は小さいながら活発に動いて見える．血球は，一様な青い光（典型的には青い空）を背景にするとよく見える．注意して見ていると必ず同じ位置を通り（血管の位置に見え），決して中心窩には現れない（血管がない）．また血管そのものは見えない．静止網膜像（4章参照）であるためと考えられている．硝子体剝離は視覚には大きな影響は及ぼさないが，網膜をともに牽引すると網膜剝離という重大な疾患の要因となることがある．

1.1.3 網膜と視神経乳頭

網膜は眼球の底に貼られた厚さが200〜250 μm の薄い膜である．脊椎動物では視細胞（receptor）は神経層の奥にあり，眼球の奥に向かっている．このため，眼球に入射した光（図1.4では上から入射する）はすべての神経層を通過した後に視細胞に当たる．このような構造を反転網膜という．視細胞は光受容器である．形状から2種類に分けることができ，それらは錐体（cone, 円錐状），桿体（rod, 桿は棒という意味，操縦桿の桿）と呼ばれている．錐体は一眼に600万個程度，桿体は1億個ほどある．この2種の視細胞は機能的に分担が行われていて，錐体は主として明るい環境で機能し，色覚や形態覚に関する系に組み込ま

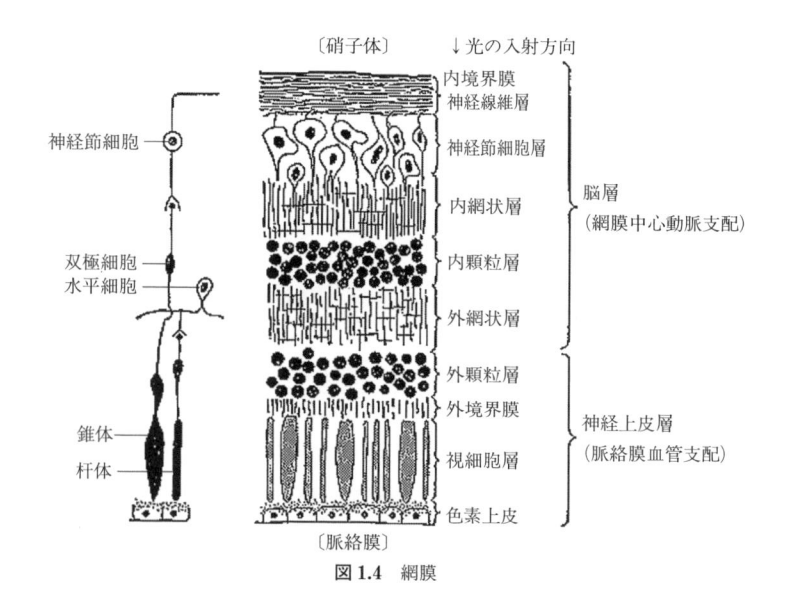

図1.4　網膜

れている．桿体は主として暗い環境で働き，色覚には関与しない（5.3節参照）．視細胞は形状が細長く周囲よりもわずかに屈折率が高いと考えられる．したがって光ファイバの端面に入射する光のうち斜めの光は入射効率が悪くなるのと同様に，斜め入射光に対して効率が悪いことが知られている．これを，スタイルス-クロフォード（Stiles-Crawford）効果という（1.5節，9.4.3項参照）．錐体で顕著である．視細胞は長軸方向を球の中心ではなく瞳孔の中央に向けており，したがって，斜め入射光は瞳孔の周辺を通過する光である．中心窩以外でもこの効果は存在する．何らかの原因でこの視細胞の配向が乱れるとこの効果も変化することが知られている[1]．

網膜は部位によって構造や機能が大きく違う．後極（眼球の後端）の近くには黄斑（macula）と呼ばれる黄色みを帯びた円形の部分（直径約 3 mm）がある．この色は黄斑色素（macular pigment）によるもので，青い光を吸収するため，分光感度などを議論するためには重要である．黄斑の中心はくぼんでおり，中心窩（fovea）と呼ばれる．その直径は 1.5 mm くらいである．視角に直すと約 5°となる．ここには色覚を生じる錐体がひしめき合っている．錐体は中心から少し外れるとその密度はすぐに低下する．桿体は中心窩にはなく，その周囲で密度が高く，周辺に行くと密度は低下していく（9.4.1項図 9.12 参照）．

網膜の神経細胞を図 1.4 左に示す．一番下の層が視細胞である．下から 2 層目は双極細胞（bipolar cell），3層目は神経節細胞（ganglion cell）と呼ばれている．これらは，眼から脳へという情報の流れに沿った方向の伝達を行う神経細胞である（眼球の外側から内側へ向かう）．一方，情報の流れとは垂直の方向に連結を持つ神経細胞として，水平細胞（horizontal cell）・アマクリン細胞（amacrine cell）がある．水平細胞は視細胞と双極細胞の間に横方向の連絡をつくる．アマクリン細胞は図には記載されていないが双極細胞と神経節細胞の間で横方向の連絡を行う．神経節細胞の軸索突起は眼球内では神経層の一番内側を走行し，視神経乳頭（optic disc）に達し，その後，眼球を出て外側膝状体にまで達する．これが視神経（optic nerve）である[*1]．

視神経乳頭は視神経の眼球からの出口であり，ここには視細胞がないので光を感じることができない．いわゆるマリオットの盲点（tache de Mariotte）である．この乳頭は，網膜内層と視神経に栄養を与える眼球内の血管の出入口でもある．なお，大きなエネルギー消費源である視細胞など眼球の主要な部分への栄養

[*1] ちなみに optic という英単語は複数では光学を意味するが，単数では眼を示す．

補給はブドウ膜内の血管を通して網膜の外側から行われる．反転網膜は，このような栄養補給の形態により大規模な血管網が光を遮らないようにすることが可能となる点にメリットがあると考えられる．

1.2 光学要素と近軸特性

1.2.1 幾何光学

空気中からガラスに光が入るときのように透明媒質の境界面で光は屈折するが，その効果は両媒質の屈折率の差で決まる．今，図1.5に示すように，屈折率が n_1 の媒質から n_2 の媒質に光が入射し屈折するとしたとき，境界面の法線に対して光線のなす角 θ_1，θ_2 は $n_1 \sin\theta_1 = n_2 \sin\theta_2$ という式を満たす．これをスネルの法則（Snell's law）という．境界面が球面の場合にはこの境界面はレンズの作用をする．レンズの作用もレンズ表面の両側の媒質の屈折率差とその形状（球面と考えたときの曲率半径）によって決まる．したがって，水中に水と同じ屈折率を持った物質でできた凸レンズがあっても，それは光を曲げる作用を持たない．水中に凸レンズの形状をした空気の塊があってもそれは光を曲げる作用では凹レンズのように働く．

図1.6のように左側が空気（屈折率が n_1（=1））で右側がガラスなどの媒質（屈折率が n_2）で境界面が球面（曲率半径が r）である場合には空気中の一点 A から出た光はガラス中の一点 B に集光する．境界面から A までの距離を a，B までの距離を b とすると，

$$\frac{n_1}{a} + \frac{n_2}{b} = \frac{n_2 - n_1}{r}$$

という式が成立する．この式は球面での屈折角をレンズ $\sin\theta = \theta$ という近似を行ってスネルの法則を適用することによって求められる．また，図1.7のような空気中におかれた薄い凸レンズの場合には

$$\frac{1}{a} + \frac{1}{b} = \left(\frac{1}{r_2} - \frac{1}{r_1}\right)\frac{n_2 - n_1}{n_1}; \qquad n_1 = 1$$

という式が成り立つ．これをレンズメーカーの公式という．A点とB点は互いに光学的に共役であるという．

光軸に平行な光束（無限遠にある点光源から出た光）は凸レンズではレンズの右側のどこかで一点に交わる．この位置を焦点（focal point）という．逆側にも焦点はある．像側の焦点を像焦点，物体側の焦点を物体焦点という．レンズから

1.2 光学要素と近軸特性

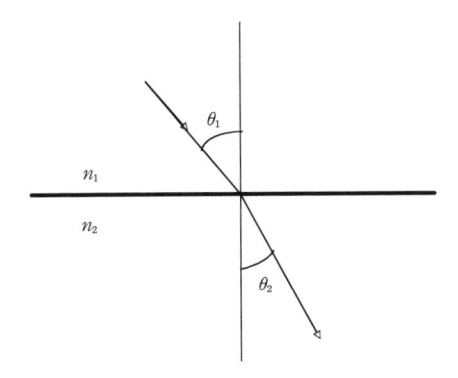

図 1.5 平面による屈折

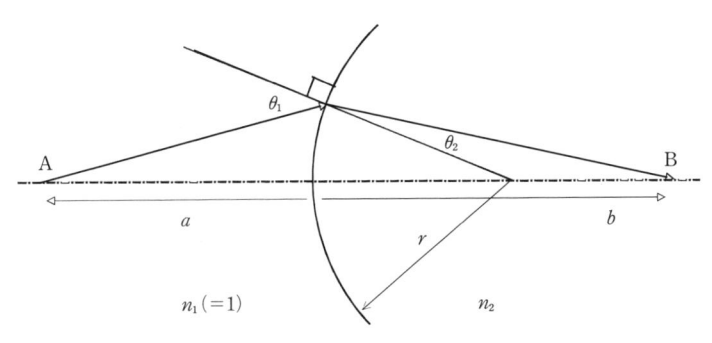

図 1.6 球面による屈折

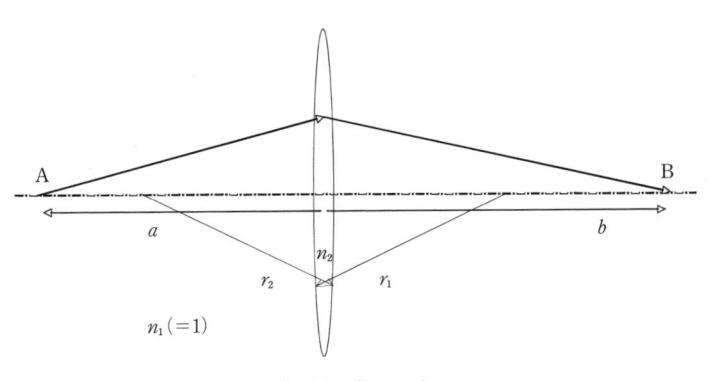

図 1.7 単レンズ

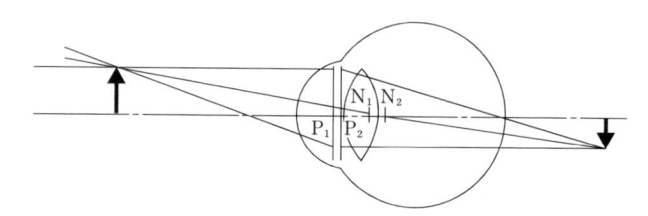

図 1.8 眼球光学結像系
P_1：物体主点，P_2：像主点，N_1：物体節点，N_2：像節点．

焦点までの距離を焦点距離（記号 f がよく使われる）という．レンズメーカーの公式の右辺 $(1/r_2-1/r_1)(n_2-n_1)/n_1$ が，焦点距離の逆数 $(1/f)$ に相当する．一般に「ピントが合う」こと（物体の共役点がスクリーン上にできること）を「焦点が合う」ということがあるが，この場合の「焦点」は，先の定義の焦点とは意味が異なり，紛らわしいので本書では使用しない．

さて，レンズによる像がどこにできるかを作図により求める方法が知られている[*2]．レンズの中心へ向かう光は，入射する角度と射出する角度が同じになる．もう1つ光軸に平行にレンズに入射した光はレンズの位置で屈折して焦点を通る．逆にレンズの前にある方の焦点を通過してレンズに入射した光は光軸と平行に出ていく．これらの線を組み合わせることにより物体の像がどこにできるか決めることができる．ただ，レンズに厚みがあったり，眼のように角膜や水晶体といったいくつかの場所で光が曲がる系では，どこがレンズの中心か，どこがレンズの位置か，はっきりしない．組み合わせレンズを1つのレンズに還元してどこか仮想的なレンズの中心を考えれば作図はうまくいく．この場合，レンズの中心がレンズ系の左側から見た場合と右側から見た場合で異なることがあるため，2つの点として表示される．点の間は空間が存在しないと考える．さらに，眼のように，像が物体と異なった屈折率の媒質中にできる場合には，角度が保存される光線にとってのレンズの中心と，焦点を通る光が光軸に平行に曲げられるレンズの位置が異なる．前者を節点（nodal point），後者を主点（principal point）という．これらを図 1.8 に示す．すでに述べたように，節点，主点は入射する光に対してと，射出する光に対しての2か所ある．入射側（物体側）の節点に向かう光は射出側（像側）の節点から同じ角度で出ていく．

[*2] 光学系の図を描くときには光が左から右に進むように描くことが多い．したがって，レンズの左側に物体，右側に像があると考えることが多い．

1.2.2 眼の軸と角

 一般に視線という言葉が使われるが，これを定義しようとするとなかなか難しい．中心窩-像節点-物体節点-固視点（fixation point）を結ぶ際，両節点の間の空間を無視すると直線となる．これを視軸（visual axis）といい，一般的な用語の視線に最も近い．しかし，ある人の眼がどこを向いているか，他の人から見ている場合は中心窩の位置がわからないので視軸はわからない．この視軸は，図1.3に示すように，眼球の光軸と約5°ずれている．中心窩の位置が光軸上にないためである．

 見ている方向は眼球運動により変化すると考えれば，眼球運動の回転中心と視対象を結ぶ軸が視線にふさわしいと考えることもできる．これを注視線（fixation axis）という．瞳孔（入射瞳）の中心と固視点を結ぶ線を照準線（line of sight）という．この照準線は測定も容易であり，光学的にも重要な意味を持つ．一番単純には，瞳孔の中心を通り，角膜球面と直角の方向を見ている方向とすることである．これを瞳孔中心線（pupillary axis）という．

 光軸（optical axis）も定義しないで使ってきた．球面が2つある単純なレンズなどの光学系では，両面の曲率中心を結んだ直線を光軸という．面が3つ以上ある場合には，すべての面の曲率中心が直線上にある場合これを共軸光学系といい，その直線が光軸になる．眼球の場合には共軸性はおおまかにしか成立しない．近似的に求めた直線が光軸になる．光源を用意し，光源の位置から眼球を見る．各面からの反射光が見える（これをプルキンエ像（Purkinje image）といい，角膜前後面，水晶体前後面からの反射をそれぞれ第1，2，3，4プルキンエ像という）．これらがすべて重なって見えれば光源は光軸上にある．眼軸という言葉も眼球の構造を示す際には使われる．角膜頂点から眼球後極までを指す．

 これらの軸はそれぞれ理論的な重要性と測定の容易さが相反している．容易な測定で重要な軸を推定するため，これらの軸どうしのなす角度について，多くの人を対象にした平均的な値が実測されている．光軸と視軸のなす角を α 角，光軸と注視線のなす角を γ 角，瞳孔中心線と視軸のなす角を κ 角，瞳孔中心線と照準線のなす角を λ 角という．

1.2.3 模　型　眼

 図1.8に示すような眼球の光学結像系で，最も強くレンズの作用をするのは角膜表面である．もっと厳密にいえば角膜表面の涙液層であるが，その曲率は角膜

表面とほぼ同じであるので,角膜表面で光が曲がると考えてよい.最近の屈折矯正手術では,角膜の形状を変えることによって近視や乱視を矯正している.

もし水晶体を取り出して空気中に置けばそのレンズ作用は非常に大きい.しかし,眼球内の水晶体は周囲の物質よりも屈折率がわずかに大きいだけなので,凸レンズとして働くが,その作用はそれほど大きくない.水晶体の役目はむしろその形状変化によってピント合わせを行うことにある.

眼球光学系の標準的な各光学媒質の屈折率と各境界面の位置・曲率半径を数値として示したものを模型眼(schematic eye)と呼ぶ.いくつかの模型眼が知られているが,グルストランド(Gullstrand)による模型眼が有名である.この模型眼には詳細なもの(精密眼)と簡略化したもの(省略眼)があり,それぞれに遠方視での状況のものと近方視の状況のものがある.これらのうち精密眼の遠方視のものを表1.1に示す.

グルストランドの精密眼では,物体主点,像主点,物体節点,像節点は,角膜表面からみて1.348,1.602,7.078,7.332 mmのところにある.物体節点は眼から見た物体の見かけの大きさを測る際の角度の原点にもなる.このようにして測られた角度で示される大きさを視角(visual angle)という.その数値は像節点から見て網膜上の像の大きさのなす角度に等しい.また,主点はレンズの公式を適用するときの距離の原点である.像主点から像焦点までは22.8 mmである.図1.8にグルストランドの精密眼(遠方視)の節点,主点を示した.図には近方にある物体の像位置を作図法によって求めた.網膜上ではぼけた像ができている.ぼけの中心はおおまかには節点を通る光線である.ぼけた像のサイズもお

表1.1 グルストランドの模型眼(精密眼・遠方視)

	屈折面位置 (mm)	曲率半径 (mm)		屈折率
角膜前面	0.0	7.7	角　膜	1.376
角膜後面	0.5	6.8	房　水	1.336
水晶体前面	3.6	10.0	水晶体	1.386
水晶体核前面	4.146	7.911	水晶体核	1.406
水晶体核後面	6.565	-5.76		
水晶体後面	7.2	-6.0	硝子体	1.336
網膜位置	24.0			

おまかには視角で表せることがわかる．実際には光束は瞳孔により制限される．瞳孔の中心を通る光がぼけた像の中心に来る．瞳孔が偏心していればぼけた像は位置がずれる．

1.2.4 絞りとしての虹彩と焦点深度

レンズではレンズの口径が入射する光の量を制限する．レンズ系では絞りを用意して光の量を調整する．このような絞りを開口絞り（aperture stop）という．眼球ではこの役目を虹彩（iris）が果たす．しかしながら，絞りの位置が適当でないと，斜め入射の光ほど遮られることになる．斜めの方向がスクリーン上で暗くなるか光が来なくなってしまう．このようになると，写る範囲を制限することになり，視野絞り（field stop）と呼ばれる．視覚の実験を行う場合に，実際の瞳孔よりも小さい人工瞳孔を眼前に置くことがある．光量を一定にすることが可能であるが見える範囲が制限される．

絞りには別の効果がある．スクリーン上の像がピントずれによりぼけているとき，ぼけの大きさはピントはずれ量と絞りの大きさに比例する．したがって，絞りが小さいときほどぼけを検出しにくくなるし，同じぼけ量になるためにはピントはずれ量が大きくならなければならない．かろうじて検出されるぼけ量（フィルムや視覚系の解像度により決まる）の範囲内のピントはずれ量を焦点深度という．これは像側での範囲であり，この範囲を物体側に投影したものを被写界深度という．

1.2.5 色 収 差

ここまでに像の位置や大きさなどが光学系の要素から計算できることを示した．このとき，媒質の屈折率（物質固有の定数）が大きな影響を持つことが示された．この屈折率は，同一の媒質であっても光の波長によって異なった値を示す．一般には波長が長いほど値は小さくなる．だからこそ，プリズムに白色光を通すと，構成する各波長の光の屈折する角度が異なる（赤が曲がりにくい）のである．レンズでも同様で，単体のレンズでは波長により焦点距離が大きく異なる．したがって，像の位置や大きさも異なってくる．これを色収差（chromatic aberration）という．カメラのレンズなどでは波長に対する屈折率変化が異なる値を持つ材質でつくられた複数のレンズを組み合わせることによってこの色収差を補正する．眼球も角膜・水晶体といった複数の媒質で構成されてはいるが，色収差の補正はほとんどなされていない．

色収差は一般に縦の色収差（像位置の色収差ともいう）と横の色収差（倍率の色収差ともいう）にわけて考えられる．縦の色収差とは光軸方向に像の位置がずれることをいい，スクリーン上では正しく結像している波長以外の光では像がぼける．横の色収差は倍率の色収差とも呼ばれ，像の大きさが異なることをいう．光軸から離れるほど像に色ずれが生じる．軸外のある場所でだけ見ればプリズム効果と考えることもできる．眼球では中心窩以外では像の伝達特性が劣るので，このような光学系の不完全さは中心窩以外ではあまり問題にならない．それゆえ，中心窩が光軸上にあれば横の色収差はほとんど問題にならないはずである．しかし，光軸と視軸は水平方向に5°ほどずれているので，横の色収差は中心窩において色ずれとして観察される．左右眼で視軸と光軸のずれは対称的であるため，波長により両眼視差が生じる．色のついた物体が，実際の距離よりも近づいて見えたり遠ざかって見えたりする（進出色・後退色）のはこのためである．

　縦の色収差を図1.9に示す．縦軸は眼屈折（単位はDで示すディオプターで，mの逆数）で表示してある．この量の意味は後述するが，たとえば，赤い光と青い光で1.25 Dの差があれば，無限遠の赤い光にピントの合っている眼では青い光では1/1.25 m（80 cm）にピントが合っていることになる．

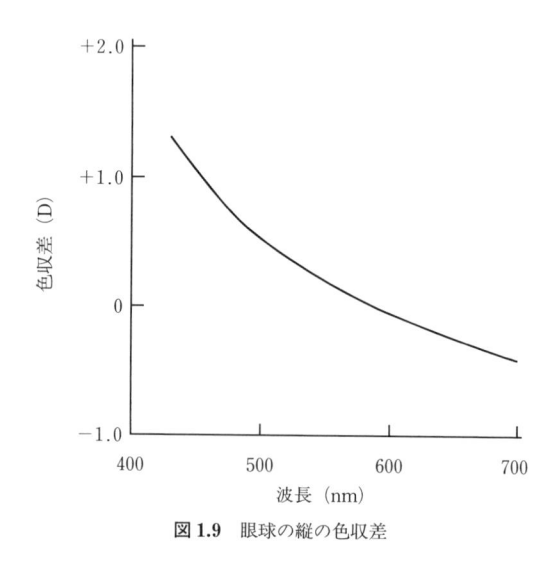

図1.9　眼球の縦の色収差

1.3 収差と回折

1.3.1 収　　差

　物体の一点から出た光がレンズにより集光されるときに一点に集まらないことを収差という．すでに，前節で，光の波長による収差について記述した．この色収差は，近軸近似をしていても現れてしまう収差である．ここでは，近軸近似が成立しないことによる収差を扱う．

　屈折面の接線に垂直に入射しない光は，スネルの法則の適用で $\sin\theta = \theta$ の近似により誤差が生じる．$\sin\theta$ を θ の級数として展開（テイラー展開）すると，$\sin\theta = \theta - \theta^3/3! + \theta^5/5! - \cdots$ という奇数次の項が現れる．先の近軸近似はテイラー展開の1次の項のみを考えた場合に相当する．もう少しよい近似として，3次の項まで含めて屈折した光線の振る舞いを計算すると，多くの項が出てくる．これをザイデルが5つにまとめたものをザイデルの5収差（Seidel's five aberrations）という．ザイデルの5収差は，球面収差，非点収差，コマ収差，像面湾曲，歪曲と分類される（これらを3次収差ともいう）．5収差のうち，球面収差以外は光軸外への結像において大きくなる収差である．眼球光学系の場合，光軸（実際には視軸）以外では網膜の分解能がよくなく，収差の影響はわずかである．したがってザイデルの5収差では球面収差が大きな問題となる．球面収差の様子を図 1.10 に示す．光線が光軸に平行に入射しても，光軸から離れるほどず

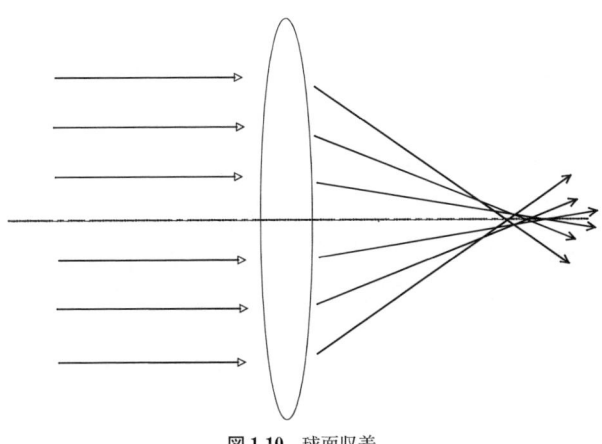

図 1.10 球面収差

れは大きくなる（単純な凸レンズでは光軸からの距離の2乗に比例して焦点位置から前方にずれた位置で光軸に当たる）．このためレンズ径が大きくなると加速度的に収差は増加する．人眼の場合，水晶体の屈折率が一様でなく周辺ほど低いことでこの収差を軽減していると考えられる．また，近方視でレンズが厚くなるとこの効果も変化すると考えられている．多くの測定があるが，これらの効果を考えても瞳孔径が大きくなると球面収差が大きくなることに違いはない．

1.3.2 回折

光学理論によると，無収差の理想レンズでは，回折の影響のみにより像の低下が生じる．回折というのは光が波としての性質を持つために，光を遮る物体の端において光の波が遮蔽物の影の方に回り込むことをいう．レンズで点物体の像を作る時もレンズの絞りによる回折によって像が広がる．絞りが大きいほど回折の効果は減少する．したがって，収差の少ない光学系ではレンズ系は大きいほどよい像をつくる．しかし，収差のある場合には，一般にレンズ径が大きいほど収差が大きくなる．眼球光学系では瞳孔により径が制限される．瞳孔サイズの変化は直径で 2〜8 mm である．眼の光学系の収差は大きいので，瞳孔径は小さいほど像がよい．しかし，3 mm 以下では回折の影響で像が劣化してしまう．

これは，ピントが合っている場合の話である．ピントがずれている場合には，瞳孔径は小さいほどぼけも少なくなる（焦点深度が深くなる）．したがって，軽い近視のある人では，晴れた日の屋外など，明るい環境で瞳孔が小さくなっているときほど遠方のものがよく見える．暗くて瞳孔が開いている場合には，収差以上にこのぼけの影響が効いてくる．

1.3.3 高次収差と波面収差

ザイデルの5収差は3次の収差であったが，$\sin\theta$ をさらに高次まで近似するとさらに多くの収差を示す項が現れる．また，屈折面が非球面であったり，媒質が屈折率分布を持ったり，あるいはそれぞれが不規則な変化を示すこともある．このような場合には収差は解析的に求めることが困難になる．その場合に有効な手段が，レンズ系に入射した平面波がレンズ系を通った後に，レンズ系から結像面に向かう波面が理想的球面からどれくらいずれるかという波面収差である（図1.11）．波面とは個々の光線の向きと垂直方向に，光源からの光学長（実距離×屈折率）を考慮して等位相となるように結んだ面である．このずれは，瞳（ひとみ）面上での場所ごとの位相の進み遅れで示される．眼球光学系の波面収差は最

図 1.11 波面収差

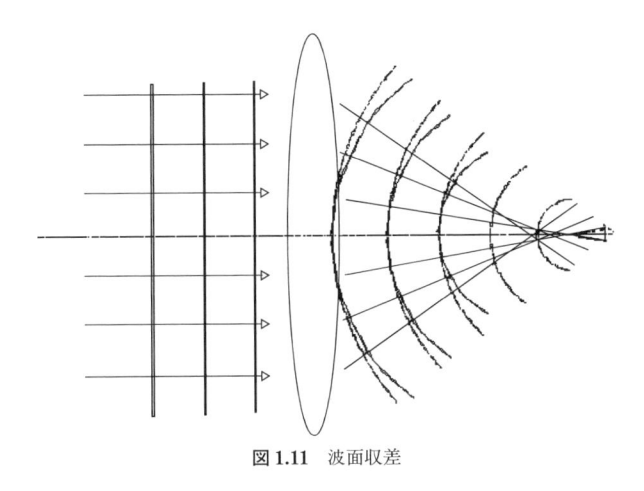

近さかんに実測されている．この場合，測定は逆向きに行われるのが普通である．網膜上に小さなレーザースポットを当て，その反射光が眼から射出する際の理想平面（あるいは球面）からのずれを測定する．このようにして求められた波面収差は，やはり多項式に展開され各項を検討する．ゼルニケ（Zernike）の多項式と呼ばれる展開式ではいくつかの項が従来から使われていた収差に対応するため便利である．

1.3.4 補償光学

理想レンズ（無収差レンズ）では，回折のみにより結像特性が記述される（回折限界）．この場合，瞳孔が大きい方が像はよくなる．実際には瞳孔が大きくなると収差が増えて像は劣化する．したがって，もし，収差の補正を完全に行うことができれば，回折限界のみにより網膜像は制限され，瞳孔径が大きい場合は収差補正する前よりはるかに像がよくなる．したがって，視力が上がる可能性がある．また，眼底を覗くときにも同様な制限がある．これを取り除くことによって眼底顕微鏡の性能は上がる．このような考え方を実際に行おうとするのが補償光学（adaptive optics）である．実際には視力は網膜以降の特性が制限となるので必ずしもこのような考えは有効とは限らない．しかしながら，眼底顕微鏡には確かに有効であって，Roorda ら[2]は，視細胞の眼外からの直接観察を可能にした（9.4.1 項図 9.15（口絵 3）参照）．リアルタイムに補償光学を適用するには，波面収差の測定とそれを補償する可変ミラーなどの波面整形の手段が必要となる．

現在では,波面収差の実測は補償光学の分野に限らず屈折矯正手術の場などで広く行われるようになりつつある.

1.4 像伝達特性

1.4.1 点像強度分布と光学的伝達関数

ここでは,総合的な結像特性評価である点(線)像強度分布と光学的伝達関数(空間周波数特性)を導入する.電気回路の系の特性を記述するのに,インパルス入力あるいはステップ入力への出力波形が有力である.この出力波形があれば,どのような入力に対する出力も予測可能である.これと同じで,光学系への入力が非常に小さい点光源だった場合の像の空間的広がりが点像強度分布(point spread function:PSF)である.また,電気系においては,インパルス応答のラプラス変換で,系の伝達関数(周波数特性)が記述されるように,点像強度分布のフーリエ変換で光学的伝達関数(optical transfer function:OTF)が記述される.電気系の周波数特性がゲインと位相で表されるように,光学的伝達関数も振幅伝達関数(modulation transfer function:MTF)と位相伝達関数(phase transfer function)で表示される.

特性の記述とは,基本的な入力への出力を知ることで,どのような複雑な入力に対しても出力を計算することが可能になる,ということである.そのためには複雑な入力を基本的な入力の集まりと考え,個々の入力に対する出力を合計したものが複雑な入力に対する出力となる,と考える.したがって,基本的な入力の大きさが変化した場合に出力の大きさも変化するが形状は変わらない,出力のレベルで足し算が可能である,という前提(あわせて線形性という)が必要になる.また,点が空間のどこにあっても点像強度分布が変化しない空間不変(space invariant)であることも必要である.点像強度分布では,すべての物体は点の集まりであると考え,点を基本的な入力とし,各点ごとの点像強度分布を足し合わせて出力を求める.物体と点像強度分布のたたみ込み積分(コンボリューション)である.伝達関数では正弦波を基本的な物体と考え,あらゆる物体をさまざまな周波数の正弦波の集まりと考える.この手続きの数学的記述がフーリエ変換である.正弦波は振幅と位相で表されるために,空間周波数ごとの振幅の入出力比と空間周波数ごとの位相変化で系の特性が記述できることになる.この場合の位相ずれは,画像においては,スクリーン上でシフトすることに相当する.空間周波数によってシフトの量が変わるということは,光軸上ではあ

まり生じない（点像強度分布がピークの両側で非対称になることに相当する）．したがって，視覚系を扱う際に位相について考えることは少ない．

実際の測定は，眼球光学系に関しては点像強度分布を測定することが多い．網膜上にできる点光源の像を眼外から記録する．この場合観察の際にも眼球光学系を通過するので，得られた点像分布は2度光学系を通過している．このような場合，反射面が完全拡散反射面であれば，容易に網膜上の点像を計算できる．しかしながら，実際には，網膜では鏡面反射成分も大きいので，このような仮定は完全ではない．振幅伝達関数もコントラスト一定で空間周波数が変化しうる物体の像を眼外から観察すればよい．この場合，各周波数におけるコントラストの入出力比で振幅伝達関数が記述されるため，観察するのはコントラストのみでよい．

1.4.2 波面収差・ひとみ関数・点像強度分布・伝達関数の関係

本項では，本節で扱う光学的な結像論の理論的な取り扱いについてまとめて記す．考え方の背景などの詳細は光学のテキストを参考にしていただきたい．まず，レンズ系の結像面における回折による光強度分布は開口の形状により決定される．具体的には，無限遠から来た点光源の像は，開口の形状（ひとみ関数，pupil function という）の自己相関関数により強度分布が求められる．この強度分布が点像強度分布である．この点像強度分布をフーリエ変換したものが，光学的伝達関数である．光学的伝達関数は複素数であり，振幅伝達関数，位相伝達関数と分けて考えられる．この段階では，回折効果のみが考慮された理想レンズの結像特性が計算されるのみである．しかしながら，波面収差がひとみ部分の位相で表示されたことを考え，ひとみ関数を透過率を絶対値，位相変化を位相として複素表示し，同様な議論を行うと，波面収差が求まっている光学系に対して回折まで考慮した点像強度分布や光学的伝達関数を求めることが可能となる．強度変化は開口の形状の内側では1，外側では0という値を持つ関数となる．また開口内で透過率が一様でない場合にはそれを反映した関数となる．

1.4.3 像 評 価

前述のように，あらゆる物体は視覚的には光の点の集まりと考えれば，点光源に対する結像面での光の強度分布（点像強度分布）がわかっていれば，その強度分布の集まりが像をつくると考えうる．また，あらゆる物体形状は，いろいろな空間周波数の正弦波の集まりで表現できるとすれば，あらかじめすべての空間周波数の正弦波の入力に対して像面上での出力が既知であれば，物体形状を周波数

に分解し，それに対する出力を合成すれば像形状は求まる．通常，正弦波を入力した場合，出力も正弦波となり，振幅のみが変化する．光強度分布の振幅と平均値との比をコントラストという．この考えでは，レンズなどの像伝達系は，入出力のコントラストの比率（減衰率）が空間周波数によってどのような変化をするかという関数で表すことができる．まさにこの関数が，振幅伝達関数になる．

ここで示した考え方は，大きく拡張すれば，点像強度分布が生理的な受容野特性に，振幅伝達関数が心理的なコントラスト感度空間周波数特性に相当することが明らかであろう．詳細は，本書の関連項目（8章）を参照していただきたい．

眼球光学系では，収差のうちでも特に大きな色収差がさまざまな場面で影響する．したがって白色光での光学的伝達関数は重要である．にもかかわらず実際の生活シーンでは異なった色の物体を同時に見ることが普通であるため，白色光の伝達関数のみでも，実生活面での結像特性を評価しきれない．

散乱光・グレアによる像劣化を考える際には，点像強度分布において本来のピークに重なって，値は小さいが広く分布する成分が存在すると思えばよい．この広がりは，通常計算で使用する点像強度分布の広がりよりはるかに広い．したがって，散乱光では，視対象から遠く離れた位置に見える光源の影響も受ける．

後述のスタイルス-クロフォード効果が結像特性に及ぼす影響はどうであろうか．本来，視細胞に入射する角度により効率が変化するという効果であるが，ひとみ面上で中心位置ほど効率よく光を通すと考えればよい．したがって，この効果は，ひとみ関数に透過率分布を持たせることによって計算可能である．計算結果によれば，ある程度の収差軽減効果がある[3]．

1.5 瞳　　孔

瞳孔のサイズは主として明るさにより変化する（対光反射，図1.12）．径の変化の範囲はすでに記したように2〜8mmで，4倍である．面積で16倍の光量調節を行うことができる．しかしながら，図1.13に示すように瞳孔周辺部を通過する光は効率が悪い（スタイルス-クロフォード効果）ので，この数値は実際にはもう少し小さくなる．ちょうど1桁分と見てよかろう．われわれの生活できる環境の明るさの変化は1000万倍ともいわれている．それに比べれば瞳孔の光量調節は取るに足らないということができよう．同時に見ることのできる明暗差（ダイナミックレンジ）は2桁程度であるので，残り4桁の明るさ変化への対応は網膜の機能の変化（順応）により行われる必要がある（5.3節参照）．

1.5 瞳孔

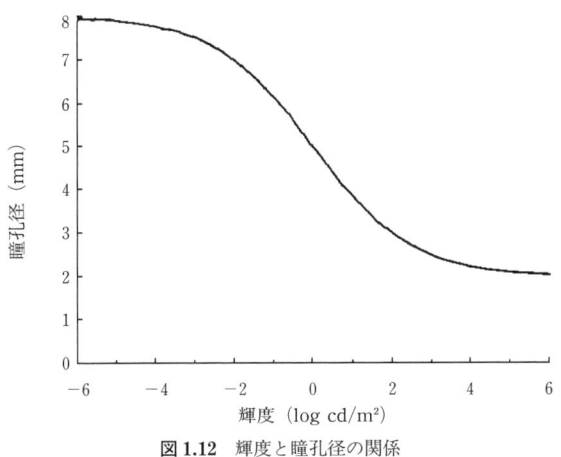

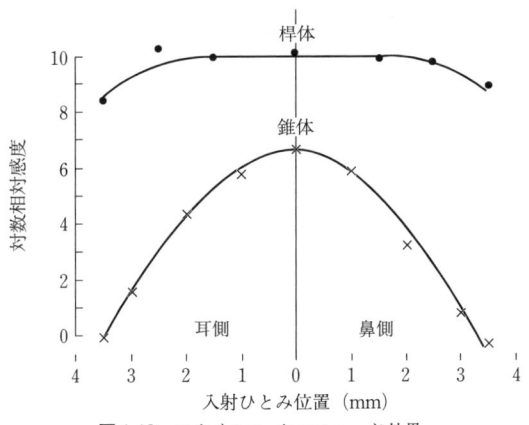

図 1.12 輝度と瞳孔径の関係

図 1.13 スタイルス-クロフォード効果

　瞳孔の動特性は筋としては遅い（暗順応などと比べれば速い）．フラッシュ光で刺激した場合，瞳孔が小さくなる反応（縮瞳）が始まるのに 0.2 秒以上，反応が最も大きくなるまでにさらに 0.5 秒（光の強さに大きく依存する），もとに戻るのにさらに 1 秒近くかかってしまう．また，瞳孔は近くを見るときに小さくなること（近見反射）が知られている．誰かにできるだけ視線を動かさないようにして近く遠くを交互に見てもらえば，そのときの瞳孔径の変化は肉眼で容易に観察できる．また，日本人のような茶目では，家庭用ビデオカムコーダーでもナイ

トショットと呼ばれる赤外線撮影モードがついている機種で眼の部分を写すと瞳孔だけがくっきりと黒く映り，より容易に観察可能となる．これは白色光照明下では濃い茶色に見える虹彩が，赤外光を比較的反射し明るく映るためである．

虹彩の筋は自律神経の神経支配を受けており，交感神経により散瞳，副交感神経により縮瞳する．したがって，たとえば眠い場合には縮瞳し，興奮している場合には散瞳する．自律神経に影響を及ぼすコーヒーや風邪薬などによっても変化する．瞳孔は視覚系の入口であり，光量が実験結果に影響を及ぼすような視覚実験では，このような薬剤や飲料にも注意を払わなければならない．

1.6 調　　節

眼から遠方にある物体と近方にある物体は，同時に網膜像に明瞭な像をつくらない．これを補う機能がピント合わせであり，眼球光学系では調節（accommodation）という．一般の光学系でピント合せを行うには，レンズ位置を前後に動かす，スクリーン位置を変える，レンズ系の屈折力（1/焦点距離）を変える，という3つの方法が考えられる．生体でも動物の種によってこれらの方法が使用されている．ヒトの場合は水晶体の厚みと曲率を変化させることによって調節を行う．実際には水晶体前面がやや前方に動くことによる作用もある．水晶体の変形は1.1.2項に記されているように，毛様筋の働きによる．光学作用についてはすでに結像光学系の項に詳細を記した．毛様筋は主として副交感神経の支配を受けており，副交感神経が活動することにより近方視をする．近年では交感神経系の関与も明らかになっている．一般に，毛様筋をリラックスさせたときに調節機能も弛緩しているという（副交感神経は精神的にはリラックスしたときの方が働く）．このとき，チン小帯もレンズも引っ張られている．暗所や明瞭な調節刺激がない無刺激状態では，調節機能は弛緩する方向に変化するが，いくらかの筋緊張（tonus）が残る．これをtonic accommodationという．tonic accommodationは近方視を継続したあとでは近方に移動し，遠方視を継続したあとでは遠方化することが知られている．これを調節順応（accommodative adaptation）という．

もちろんピントを合わせることのできる範囲には限界があり，個人差が大きく，加齢変化も大きい．調節できる近い方の限界（調節近点, near point of accommodation）と，遠い方の限界（調節遠点, far point of accommodation）がある．この両者の幅が調節の能力ということになり，測定できる限りでは若け

れば若いほど大きい．加齢変化は主として調節近点が遠方に移っていく．実際には20歳と30歳でも大きく差があるが，機能に余裕があるのであまり実感しない．そして40歳を過ぎた頃から，日常生活で不便を感じ始める．老視（presbyopia），いわゆる老眼である．55歳を過ぎると，この調節能力はわずかになってしまう．

　近視や遠視は，この調節の機能のうち，遠い方の限界である調節遠点がどこにあるかによって決まる．無限遠よりも近いところに調節遠点があれば遠くがぼけて近視（myopia），無限遠が余裕を持って合わせられれば遠視（hyperopia）であり，調節遠点がちょうど無限遠にあるものを正視（emmetropia）という．乱視（astigmatism）は眼の断面図を描くときに正面から眼を見て水平に切るか，垂直に切るか，あるいは斜めに切るか，によって近視や遠視の程度が異なるものをいう．正視以外の，近視・遠視・乱視を屈折異常（ametropia）という．定義から考えれば，老視はもちろん屈折異常ではない．眼鏡やコンタクトレンズによりこれらの屈折異常は矯正できるが，矯正は人工的に正視にすることであるから，基本はあくまで遠点を矯正することにある．

　調節は，限界近くまで正確に働き，限界を越えると全く働かないというわけではない．したがって調節遠点・調節近点に近い領域では，正確さが劣る．また，どこが限界点かはあいまいになる．このため，遠方視している際には視標よりもやや近方にピントが合っていることが多い．逆に近方視では物体よりもやや遠方にピントが合っている．この不完全さを，前者を調節リード（lead），後者を調節ラグ（lag）という．調節リードがあるため，正視でも遠方での視力はやや低下する．逆にいうと，遠方で非常によい視力が出ている場合には遠視が疑われる．近視を矯正してそのような状態になっていれば過矯正が疑われる．このように，屈折異常の矯正で大きな問題点は，屈折異常の量が調節遠点という実測上あいまいさを持つ概念に依存してしまっていることにある．

　調節は，入力がピントはずれ量，出力が調節量である負帰還制御系を構成する．しかしながら，網膜像のぼけからピントはずれ量を推測する部分は，「ぼけ」という，もともと物体の持つ空間周波数成分（高空間周波数成分を持たない物体はぼけていると知覚される）とピントはずれ量の両者を考えねばならない．特に，入力となるピントはずれ量は符号を持たない（調節過多か調節不足かがわからない），という他の制御系には見られない特徴を持つ．

　調節は，つねに微小な変動をしている．これを調節動揺（fluctuation of accommodation）という．調節動揺は，調節制御系を正しく働かせるのに役

立っているという考え方と単なるノイズであるという考え方がある．現時点では遅い成分（<0.5 Hz）は制御に関与し，速い成分はノイズである，という考えが有力である．

1.7 まばたき

瞬目（しゅんもく，まばたきのこと）は，主として上眼瞼が眼球の前を塞ぐことで，異物が眼に進入することからの防御の役を果たし，また，涙が乾いてしまわないように角膜を濡らし，涙液中の異物を掃除する役を果たす．普通は意識せずに自動的に行われる（自発性という）が，もちろん意識的に行う（随意的という）こともできる．注意を払って見ようというときに，しばしば，瞬目を行うことがある．ゲームなどに熱中すると頻度が減少するという説もある．これが過度になると目が乾くという症状を示すと考えられている． 〔鵜飼一彦〕

参考文献

1) Enoch JM, Birch DG: Evidence for alteration in photoreceptor orientation. *Ophthalmology*, **87**: 821-834, 1980.
2) Roorda A, Williams DR: The arrangement of the three cone classes in the living human eye. *Nature*, **397**: 520-522, 1999.
3) Carroll JP: Apodization model of the Stiles-Crawford effect. *Journal of the Optical Society of America*, **70**: 1155-1156, 1980.

2

神経生理 I —網膜から V1 まで—

　脳は，多様な神経細胞，それらが集まってできたさまざまな小構造からなっている．それら各々は専門化した機能を持ち，感覚や運動，記憶や欲求など生命維持に必要な機能を担当している．視覚情報は，それを専門に扱う脳の部位で処理されているが，それはさらに「動きの方向の特定」や「形の識別」のように細かく担当が分かれている．脳という大きな会社組織の中に，視覚という部門があり，それがさらに何々課，何々係といった部署に分かれて仕事をしているようなものである．脳を調べるというのは，この組織にどのような部署があり，そこがどのような仕事をしているか，どうやってその仕事をしているかを調べることである．解剖学，組織学的に見出されるさまざまな構造がどのような仕事をしているのか．生理学的実験によって明らかにされた現象にどのような意味があるのか．あるいは逆に，視覚情報処理という仕事にはどのような部署が必要なのかを考えて，それを担当している部位を探索する．さらに，各部署の間にどのような階層関係があり，それらがどのように連携し，全体として大きな仕事をこなしているのか．これらを明らかにする試みによって，脳内での視覚情報処理について数多くのことが明らかになっている．しかし，まだ解明されずに残されている本質的な問題も多い．

　視覚情報処理の流れには，光の電気信号への変換，画像情報の符号化と脳への伝送，局所的な特徴検出，画像の認識といった段階が存在する．ここではまず基礎的な知識として，情報の伝達と処理を担う神経細胞の仕組みと，脳の研究方法について触れる．そして，光の電気信号への変換から局所的な特徴検出までが行われる，眼球から V1 までを 2 章で，視覚画像の認識に関わる高次領野について 3 章で解説する．

2.1 視覚生理学の基礎知識

2.1.1 神経細胞と情報伝達

脳を構成している細胞のうち，神経細胞と呼ばれる細胞が主に情報処理に関わっている（図2.1）．脳神経系は，電気信号を使って情報処理を行う一種の電気回路として考えることができる．神経細胞はトランジスタのような演算用の電子部品に長い配線を付けた，配線付き電子部品のようなものであり，電気信号の演算機能と伝達機能の両方を持っている．脳のある1か所をとってみると，その中にはさまざまなタイプの神経細胞が含まれており，電気信号の演算を主に担当する細胞，演算とちょっと離れたところへの信号の伝達を担当する細胞，非常に離れた脳の部位，あるいは筋肉など体の別の場所への信号の伝達を担当する細胞などがある．1つ1つの神経細胞が持つ演算機能は単純であり，基本的には信号

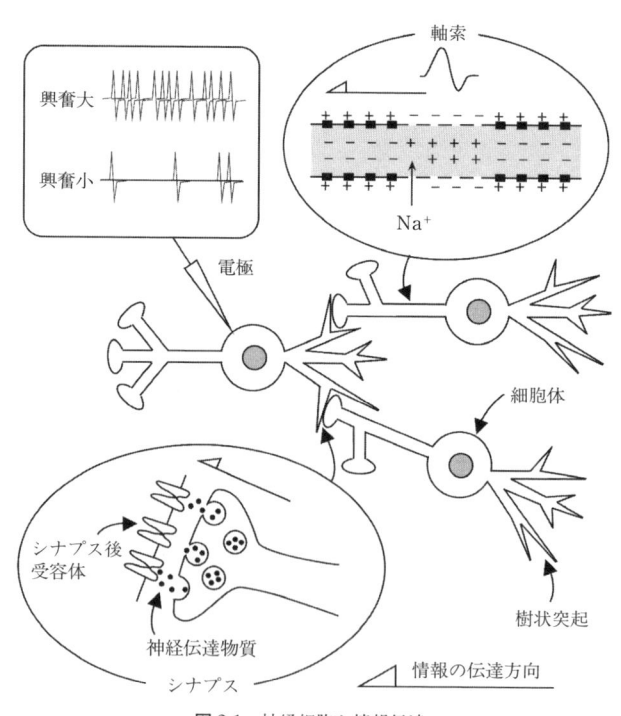

図 2.1 神経細胞と情報伝達

の足し算，引き算ができるだけである．これはコンピュータが単純な演算しかできない回路を多数組み合わせることによって，複雑な計算をこなしているのとよく似ている．違っているのは，各々の細胞が同時に機能し，超並列計算処理が可能な点である．現在のコンピュータは，基本的には一度に1つのことを順番に行っている．このため，回路の動作速度はコンピュータの方がはるかに高速であるにもかかわらず，顔の識別や，記憶の検索，言語処理など，人間の脳がコンピュータに勝る場合が数多くある．

　神経細胞は，細胞体から軸索や樹状突起といった神経線維と呼ばれる細長い突起を伸ばしており，それらはそれぞれ信号の送信と受信の役割を持っている（図2.1）．1つの神経細胞では，樹状突起から細胞体，そして軸索の根本から先端へと1方向の信号伝達が行われる．樹状突起には他の細胞から伸びた軸索の先端が接続されており，そこで信号を受け取っている．信号が多数集まると，それが樹状突起，細胞体で足し合わされ，その量があるレベルを超えると，その細胞は興奮し，電気的な波をつくり出す．この電気的な波は活動電位と呼ばれ，この波の数や時間間隔の変化によって情報を伝えている．この波が軸索を介して他の細胞へ伝えられ，その細胞を興奮させることになる．

　信号の送信側細胞の軸索末端と受信側細胞の樹状突起のつなぎ目はシナプスと呼ばれ，情報伝達には神経伝達物質と呼ばれる化学物質が使われる（図2.1左下）．活動電位がシナプスの末端まで到達すると，神経伝達物質が放出される．情報を受け取る側の細胞にはシナプス後受容体と呼ばれるタンパク質が存在し，そこに神経伝達物質が結合することにより，情報の伝達が行われる．神経伝達物質には，それを受け取る側の細胞の電位が上昇する興奮性神経伝達物質と，その逆に，受け取る側の電位が下降する，抑制性神経伝達物質が存在する．神経系における計算は，シナプスを介して入力される多数の信号が樹状突起や細胞体で加算あるいは減算されることによって行われる．多数のシナプスから同時に興奮性の信号が入ってくると，細胞の興奮は大きくなり，活動電位が高頻度で発生する．入ってくる信号が少ない，あるいは興奮性の入力が抑制性の入力によって打ち消されると，細胞の興奮は小さく，活動電位の頻度も低い．学習や記憶といった情報保持の機能は，シナプス結合の数や，結合の強さが変化することによって実現されている．

　活動電位の生成には，細胞膜に埋め込まれた，イオンチャンネルと呼ばれる，特定のイオンを選択的に通したり遮断したりするバルブのような役割をするタンパク質が関わっている．神経細胞の内部は，細胞膜を隔てた外部と比べ，約-60

mVに帯電（過分極）している．細胞はエネルギーを使いナトリウムイオン（Na^+）を細胞外へ汲み出すことにより，細胞内外のイオン濃度に差を生じさせ，このような電位差をつくり出している．ある細胞が，樹状突起において別の細胞の軸索からの信号を受け取るとき，軸索末端から放出された神経伝達物質が樹状突起のシナプス後受容体に作用することにより，神経伝達物質依存性イオンチャンネルが開き，ナトリウムイオン流入による電位の上昇が起きる．この電位上昇が，樹状突起の複数の場所でほぼ同時に起こることにより，電位上昇が細胞体まで伝達される．細胞体内部の電位があるレベル以上に上昇すると電位依存性イオンチャンネルが開き，ナトリウムイオンが細胞内に流入する．このチャンネルは一定時間が経過すると閉じる仕組みになっており，一時的なナトリウムイオンの流入により，細胞内の電位は$+80\,\mathrm{mV}$まで上昇し（脱分極），またもとの$-60\,\mathrm{mV}$に戻る．この電位の上昇と下降が電気的な波として軸索を通して次の細胞に伝えられる（図2.1右上）．軸索にも電位依存性イオンチャンネルが存在し，このチャンネルが連鎖的に次々と開くことにより電気の波を伝達していく．これは能動的伝播と呼ばれ，電気的な波が減衰しない伝達方法のため，離れた場所まで正確に情報を伝えることができる．これに対して，樹状突起は一般的に軸索より短く，能動的伝播の機能を持っていないため伝達において減衰が生じる．これは受動的伝播と呼ばれている．

2.1.2 脳機能を調べるための実験手法
a．単一細胞記録

単一神経細胞の電気的活動を記録する方法には，細胞外記録法と細胞内記録法がある．細胞外記録では金属製の針のような電極を実験動物の脳に刺入し，先端が細胞の近傍にあるとき，活動電位の発生に伴って生じる細胞外の電気の流れを測定することができる．この方法によって，ある細胞が，どのようなタイミングで活動電位を発生させるかを知ることができる．たとえば，赤い色を見たときに，その見始めから活動電位を多く発生させ，緑色に対しては発生させない細胞は，赤い色に選択的な細胞とされ，色の情報処理に関わっていることが考えられる．細胞内記録法では，微小なガラス管状の電極を細胞内に刺入する，あるいは先端を細胞膜に押し当て，その部分の細胞膜を破って，細胞内の電位変化を記録できるようにする．後者の手法は，ホールセルパッチクランプと呼ばれている．細胞外記録法では，活動電位という，その細胞からの出力しか測定することができないが，細胞内記録法では，その細胞への入力について知ることができる．特

に，興奮性だけでなく，抑制性の入力が，その細胞の応答特性にどのように関与しているかという情報が得られる．また，興奮性入力と抑制性入力が打ち消し合い，活動電位が発生しない場合にも，それらの記録が可能である．

b．光学計測

光学計測は実験動物の脳の表面を特殊なビデオカメラで撮影し，その画像から脳活動を観察する方法である．単一細胞記録では「点」の情報しか得られなかったが，光学計測によって「面」の情報が得られるようになり，大脳皮質上にどのように機能が分布しているかがわかるようになった．内因性信号と呼ばれる血流の変化によって生じる表面反射の変化から活動を計測する方法と，電位感受性色素と呼ばれる，電位によって吸収波長が変化する色素をあらかじめ脳組織に染み込ませて行う方法とがある．電位感受性色素の方が時間的解像度が高いが，色素が測定とともに退色していくため，長時間繰り返し計測することができない．一方，内因性信号の方が長時間安定した記録が可能であるが，血流の変化を見ているため，脳活動の間接的な観測となり，時間解像度も悪い．このように2種類の手法には，それぞれ長所と短所があり，目的によって使い分けられている．

c．非侵襲イメージング

非侵襲イメージングとは，生体を傷つけずに，脳のどこがどれくらい活動しているかを3次元的な画像として得ることのできる手法である．この方法によって，人間の脳の機能解明が可能となった．これには脳波計測（electroencephalography：EEG），脳磁界計測（magnetoencephalography：MEG），陽電子放出法（positron emission tomography：PET），機能的磁気共鳴法（functional magnetic resonance imaging：fMRI）などさまざまな方法があるが，現在最も盛んに研究が行われているのはfMRIである．通常のMRIは，脳の病変や事故による損傷の検査など脳形態の観察に使用されているが，さらに性能の高いfMRIと呼ばれるものになると，何かを見ているときや，考えているときなどに脳のどの部分がどれくらい活動しているかを，脳血流の微妙な違いを検出することによって測定することができる．

2.1.3 受容野とは？

視覚に関わる神経細胞は，視野内に担当領域を持っており，受容野と呼ばれている．網膜で光を電気信号に変換する視細胞と呼ばれる細胞の受容野は，図2.2（a）のように，眼球のレンズを通してその細胞に投影された画像領域そのものである．右側のグレーに塗られた視細胞は左側の視野内で対応する場所（受

(a) 光受容細胞の受容野

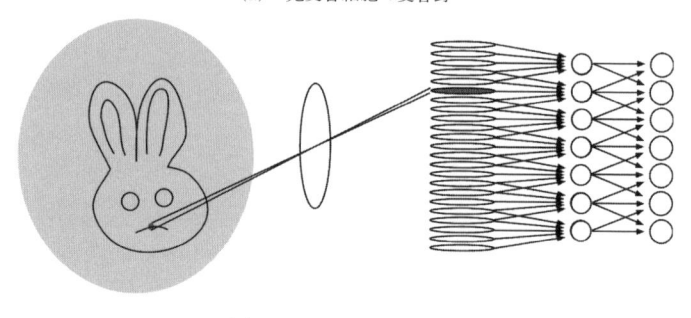

(b) 皮質神経細胞の受容野

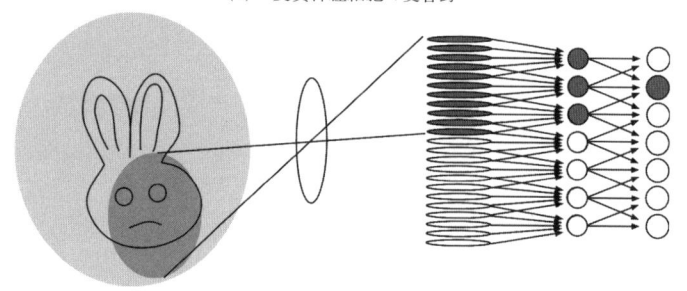

図 2.2　受容野

容野）に光を点けたり消したりすることによって応答する．そのすぐ隣で光を点滅させても応答しない．視細胞の受容野は非常に小さな領域だが，視覚情報処理の階層を重ねるごとに信号の収束が生じるため，大脳皮質においては，受容野の面積は大きくなる（図 2.2（b））．また受容野内部の応答特性は均一ではなく，最も単純なものでは，中心部で光が点灯したときに正の応答，周辺部では光の点灯に対し負の応答，というように正反対の応答をその細胞に引き起こす．これは入力細胞からの神経結合の重みや極性が受容野内の場所によって異なるためである．高次の領野では，単純な光の点滅には応答せず，人の顔やリンゴなどの物体や複雑な特徴に対して応答するようになり，その受容野も視野の広い範囲をカバーするものとなる．それぞれの脳の部位で，各々の単一神経細胞がどのような受容野を持つか，刺激選択性，空間特性，時間特性などを調べ，解析することは，視覚情報処理に関わる神経細胞の機能を明らかにするための基本的な手法である．

2.2 光から電気信号への変換

　視覚情報の入り口は眼球である．眼球はビデオカメラ同様，レンズを通して眼球内部に投影された外界の画像を電気信号に変換し，視覚情報として脳へ送っている（図 2.3）．眼球の光が入射する側には水晶体と呼ばれるレンズがある．水晶体を通して眼球内に入射した光は，反対側の眼球内壁を覆う網膜と呼ばれる膜状の組織に投影される．投影された画像の電気信号への変換は，網膜上に存在する視細胞と呼ばれる細胞が担当している．この視細胞の働きにより，網膜上に投影された画像のある領域の光の強さ，色が電気信号に変換され脳に送られる．つまり網膜は，ビデオカメラのレンズの奥で画像を電気信号に変換している CCD 素子と同様の機能を持っていることになる．また，テレビの画面が細かい光の点からつくられているのと同様に，われわれが見ている視覚画像ももとをたどれば視細胞1つ1つの応答という点の集まりになる．視細胞には錐体と桿体が存在し，それぞれ明るい場所，暗い場所での視覚を担当している．この役割分担によって，われわれは非常に明るい太陽の下から，月明かりのような暗い環境ま

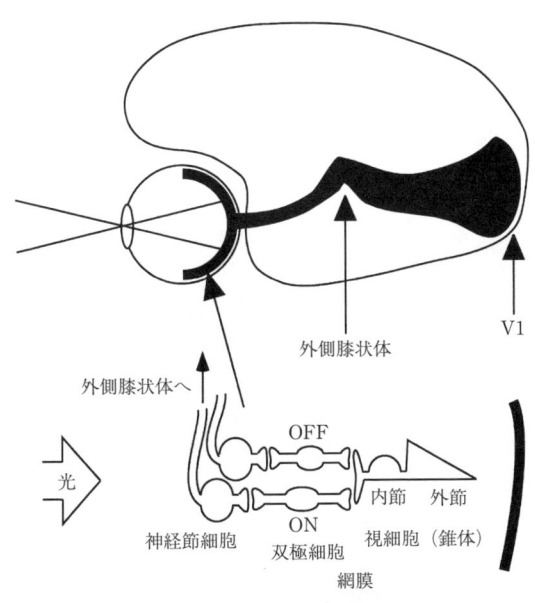

図 2.3　画像情報の伝達経路

で，物を見ることができる．錐体による視覚は，時間的，空間的解像度が高く，色彩にも感受性を持っており，十分な明るさを持つ照明下で，より細部まで物を見るのに適している．一方，桿体は時間的，空間的解像度が悪く，色彩にも感受性を持たない代わりに，照明条件の悪い環境下でも物を見ることができるようにつくられている．錐体には光の波長に対する感度の異なる3種類があり，色覚に関係している．これらはL錐体，M錐体，S錐体と呼ばれ，それぞれ長波長，中波長，短波長領域に感度のピークがある．桿体は1種類しかないため，暗いところでは色の識別ができない．

これらの細胞が光を電気信号に変換する仕組みは共通しており，オプシン（opsin）というタンパク質とレチナール（retinal）という色素（ビタミンA誘導体）が関わっている．オプシンと結合したレチナールに光が当たると，光のエネルギーによってレチナール分子の構造が変化し，オプシンと乖離する．その間，オプシンタンパクの立体構造も変化し，細胞内のシグナル伝達系を活性化させ，それがナトリウムチャンネルを閉じることにより，細胞内の電位が変化する．レチナールは3種類の錐体および桿体の間で同一の分子構造を持っており，視細胞間の波長に対する感度の違いはオプシンタンパク質の構造の違いが原因となっている（7.4.1項参照）．多くの感覚受容細胞は感覚入力に対して脱分極性の応答を示すが，視細胞は光の増加に対して過分極性の応答を示す．暗黒化で，視細胞の外節と内節の間には暗電流という電流の流れがつねに存在する．内節からはカリウムイオン（K^+）が流出し，外節にはナトリウムイオン（Na^+）が流入している．細胞内のイオン濃度はナトリウムポンプによるナトリウムイオンの汲み出しとカリウムイオンの流入により一定に保たれており，その電位は通常の神経細胞より脱分極した$-40\,\mathrm{mV}$である．細胞にあたっている光の量が増大することにより，外節のcGMP依存性ナトリウムチャンネルが閉じ，ナトリウムイオンの流入が止まることにより，視細胞は$-70\,\mathrm{mV}$まで過分極する．

視細胞は光が増加すると過分極し，光が減少すると脱分極するが，その増加または減少した明るさが保たれると，しばらくすると$-40\,\mathrm{mV}$と$-70\,\mathrm{mV}$の中間のレベルに落ち着く．これを明順応および暗順応と呼ぶ．明順応では，暗い場所から明るい場所へ移動したときなど，光の増加が固定されたとき光に対する感度が減少する．暗順応ではその逆の状況で感度が増加する．通常の環境下では，視細胞は，ある明るさのレベルに順応している（5.3.3項参照）．このような性質により，光の増減に対し，つねに過分極や脱分極の応答ができる状態になっている．視細胞の順応にはカルシウムイオン（Ca^{2+}）などが関与しているメカニズ

ムが知られているが，その時間特性などから複数のメカニズムが関与していると考えられており，全貌は明らかになっていない．

　順応の存在によって，画像に時間的変化がない場合，つまり静止した画像に対しては，ある程度の時間が経過すると，どの視細胞も全く応答しなくなり，画像情報は全く得られなくなってしまう．これは，網膜がビデオカメラのCCDと大きく異なる点である．CCDは全体として感度調節を行っており，その各画素は，画像全体あるいは画像中心部分の領域の明るさや色の空間的平均値からのズレを出力している．このため静止した画像でも撮影し続けることができる．網膜の場合は単一の視細胞ごと，つまり各画素ごとに，時間的平均値に基づいて感度調節を行っているため，順応が完了した時点で，静止画に対する各視細胞の応答レベルはほぼ同じとなり，色や明暗の違いは検出できなくなってしまう．このため，眼球はつねに固視微動といわれる小刻みな動きをしている（4.2節参照）．これによって網膜に投影される画像に時間的変化が生まれ，視細胞が常に応答するようになる．実際，眼球を完全に固定して動かなくすると，何も見えなくなることが知られており静止網膜像と呼ばれている．

　静止画に視線を固定して見ているときには，固視微動により，画像の明暗や色の境界の部分のみが画像信号として脳に送られることになる．しかし，われわれは日常，長時間じっと1か所を見つめ続けるということは少ない．つねにきょろきょろ視線を動かしている．それに対して，視細胞の順応は数秒から数十秒かけて進むため，結果として1画素単位の順応でも，周囲の世界のいろいろな点の明るさや色を平均化し，その差分に対して応答していることになり，CCDのように画像全体の平均値を求めてそこからの差分を計算するのと同じような結果を得ることができる．

2.3　網膜神経節細胞，外側膝状体細胞における画像情報の符号化

　網膜では視細胞が光を電気信号に変換しているが，この信号がそのまま大脳皮質に伝達されるわけではない．近傍の細胞間で演算が行われ，一段階画像処理が行われた結果が網膜神経節細胞（retinal ganglion cell）から出力され，外側膝状体（lateral geniculate nucleus：LGN）を経て大脳皮質に至る．網膜で行われる演算については，神経節細胞の受容野や，ほぼ同様の性質を持つ外側膝状体細胞の受容野の応答特性を調べることによって知ることができる．まず，これらの部位には大きく分けて2種類の細胞群が存在し，時空間特性の異なる2つの経

路で情報伝達が行われている．1つは大細胞系（magnocellular pathway）と呼ばれる時間解像度が高く空間解像度が低い経路，もう1つは小細胞系（parvocellular pathway）と呼ばれる空間解像度が高く時間解像度が低い経路である．大脳皮質においては，大細胞系の信号は主に高い時間解像度が必要な動きの検出に，小細胞系の信号は主に高い空間解像度が必要な形や物体認識のために用いられている．

　大細胞系の細胞は比較的大きな受容野を持ち，色彩に対して感受性を持たない．網膜の大きな神経節細胞から外側膝状体大細胞層を経て大脳皮質V1（Vはvisual cortex（視覚領）より）の4Cα層へ入力している．図2.4 (a) のような同心円状のオン（on）領域とオフ（off）領域が存在し，中心がオン，周辺がオフの場合と中心がオフ，周辺がオンの場合がある．図2.4 (b) のように，オン領域では明るさが増加する変化が起こったとき，たとえば電球が点灯した場合に正の応答，明るさが減少する変化が起こったとき，つまり電球が消えたときに負の応答をする．オフ領域はその逆である．このため受容野全体を覆うような明るさの変化には応答しない（図2.4 (d)）．このような受容野は大きな面状の明るさ変化に対し，その境界部分だけで応答し（図2.4 (c)），面の内部の領域では応答しない一種のエッジ強調型画像フィルタと同じ挙動を示す．オン中心型と

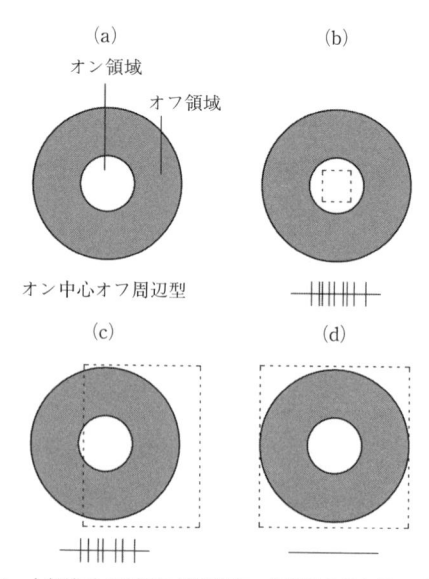

図2.4　大細胞系の網膜神経節細胞，外側膝状体細胞の受容野

オフ中心型の2種類の細胞が存在するのは，一般に神経による情報伝達が正と負の一方の極性しか表現できないためで，オン中心型を正とするとオフ中心型は負の情報を担っている．視細胞と神経節細胞は双極細胞で結ばれているが，双極細胞には視細胞の過分極情報を伝えるオン双極細胞と，脱分極情報を伝えるオフ双極細胞がある（図2.3）．神経節細胞の受容野がオン中心型の場合は，受容野中心部分の視細胞からオン双極細胞を介して信号を受け取り，オフ中心型の場合は，オフ双極細胞を介して信号を受け取っている．大細胞系の神経節細胞の場合，実際には中心部分，周辺部分ともに複数のL錐体とM錐体から入力を受けているため，色彩に感受性を持たず，輝度（L+M）のオンオフに応答する．

小細胞系の細胞の受容野は比較的小さく，大細胞系と同様，中心部と周辺部でオン，オフが拮抗した同心円状の空間構造を持つ．網膜の小さな神経節細胞から外側膝状体小細胞層を経てV1の4Cβ層へ入力している．視野（網膜）中心付近で最も空間解像度が高く，受容野中心領域が単一のLまたはM錐体入力に対応しているため，色彩に感受性を持つ（図2.5，RG型）．たとえば中心部がL錐体からのオン入力になっている場合，周辺部はM錐体からのオフ入力になっており，受容野全体を覆う刺激に対しては赤色光によく応答し，緑色光に対して抑制性の応答を示す．L錐体からの入力とM錐体からの入力バランスが等しければ，受容野全体を覆う，白色光や同じ色の明るさのみの時間的変化に対しては，全く応答しないはずだが，実際には，興奮性または抑制性の弱い応答を示す場合が多い．このようなことから，色彩だけでなく，面の明るさの情報（輝度の低周波成分）も伝達している可能性があるが詳細は明らかになっていない．受容

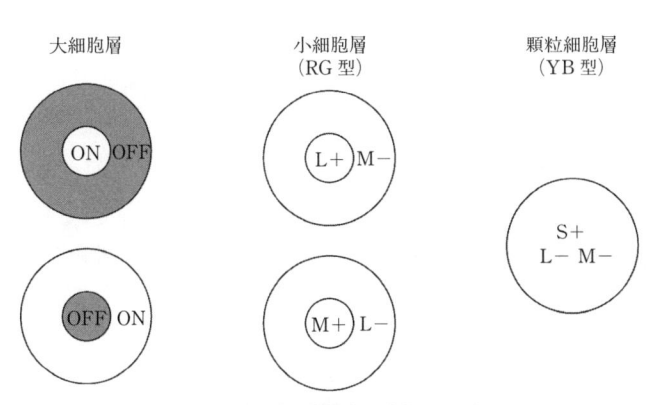

図 2.5 外側膝状体細胞の受容野の種類

野中心部のみに光が当たったとき，あるいは画像の境界部分に受容野が位置したときには，赤色光に最も強い応答を示すが，白色光や同じ色の明るさの時間的変化に対してもある程度の応答を示す．つまり，受容野中心と同サイズの光点，縞模様や図形の境界の明るさ情報（輝度の高周波成分）も伝達しており，V1で単純型細胞の特性に寄与していると考えられている[*1]．

網膜神経節細胞には，もう1種類さらに小型の顆粒細胞系（koniocellular pathway）が存在し，外側膝状体顆粒細胞層を経て，V1の2・3層ブロブ領域に入力している．この経路はS錐体の情報を運んでおり，比較的広い受容野内に複数のS錐体からのオン入力とL錐体，M錐体からのオフ入力が空間的に重なっている．小細胞経路の細胞とともにV1において色の情報処理に関与していると考えられている．

中心周辺拮抗型受容野の機能は，側抑制とも呼ばれ，近傍の細胞どうしの出力相関を低くするような力が神経結合形成に働くことによって形成されると考えられている．また，自然画像を入力とした主成分分析によって得られる画像フィルタと一致することから，自然画像情報を網膜から脳へ伝送する上で，効率的な情報表現となっていると考えられている．

2.4　V1の機能

V1は視覚情報が大脳皮質に到達する最初の領域である．ここでは線の傾き，動き，奥行き，色といった視覚特徴が局所的に検出されている．V1にはさまざまな種類の細胞が存在するが，代表的で理解が進んでいるのは単純型細胞，複雑型細胞および二重反対色細胞である．これらの細胞は局所的な線分の傾き，動き，視差からの奥行き，色彩といった基本的な視覚属性の検出を行っている．

2.4.1　V1の形態的特徴

V1には，大脳皮質面に対して水平な6層構造と，垂直な柱状構造（column structure），および島状に分布するブロブ（blob）と呼ばれる構造が存在する．6層構造は大脳皮質に普遍的に見られる構造であるが，各領野で異なった特徴を持っている．外側膝状体からの入力は主に第4層に入力している．柱状構造は，大脳皮質に対して垂直な方向に，同じ性質を持つ細胞が集まっているため，

[*1] この輝度と色の両方に反応する受容野構造のモデルが6.5.4項に示されているので参照されたい．

このように名付けられた．柱状構造では，近傍に似た性質の柱状構造が集まっていることも特徴である．柱状構造が全体としてどのように配置されているかは，光学計測実験によって詳細に調べられており，眼優位性や，方位選択性，運動方向選択性が重なり合いながら，連続的に V1 にマップされていることが明らかとなっている[1]．複数の視覚属性に，視野内での位置情報も含めた多次元の情報が，できるだけ連続的になるように，大脳皮質という2次元平面上に展開されていると考えることができる．このような考え方を基に，自己組織化と呼ばれる手法で計算機シミュレーションが行われ，光学計測で得られたのと同様の構造が，多次元の情報を2次元平面にマップしたときに得られることがわかっている[2]．もう1つの構造，ブロブは，チトクロム酸化酵素によってよく染色される斑点状の構造で，結合関係やブロブ内の細胞の性質から色の情報処理に関わっていると考えられている．光学計測実験によると，ブロブ領域には RG 型，YB 型の外側膝状体と同様の色選択性を示す細胞が集まっており，その中間領域にはそれ以外の色選択性を持つ細胞が存在する．

2.4.2 傾き，空間周波数の検出

単純型細胞の受容野の空間構造は，図 2.6 (a) のように細長い形をしたオン領域とオフ領域が隣り合っている．オン応答を正，オフ応答を負として応答の大きさをプロットすると，(a) 下部にあるような，ガボール関数（Gabor function）と呼ばれる正弦波にガウス関数をかけて局在させた関数とよく似た形になる．図には中心部がオン領域のものを示したが，中心部がオフ領域のもの，中心を挟んでオン領域とオフ領域が隣り合っているものなど，細胞によって正弦波部分の位相はさまざまである．このような空間構造を持つ受容野は (b) のように垂直な棒状の明るい刺激をオン領域と重なるように呈示したときによく応答し，(c) のように水平の刺激に対しては応答しない（方位選択性）．明るい棒状の刺激をオフ領域に呈示した場合も応答しない (d，位置・位相依存性)．また，小さなスポット光をオン領域に呈示した場合はわずかに応答するが (e)，受容野全体を覆うような刺激を呈示した場合には応答しない (f)．このような性質から，V1 の単純型細胞は特定の位置に呈示された特定の傾きを持つ線分，境界線あるいは特定の空間周波数と位相を持つ正弦波に大きな応答を示す（空間周波数選択性）．V1 には同じ空間位置に受容野を持ち，さまざまな方位，位相，空間周波数選択性を持つ細胞が存在する．自然画像を入力とし，スパースコーディングや独立成分分析，情報量最大化などの，信号冗長度を低減させる手法によって同様

(a)　　　　　　(b)　　　　　　(c)

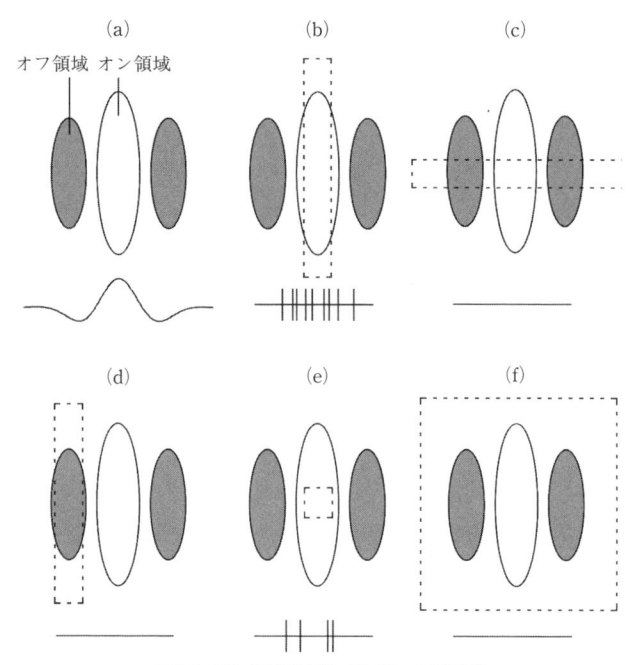

オフ領域　オン領域

(d)　　　　　　(e)　　　　　　(f)

図 2.6　V1 単純型細胞受容野の空間構造

の画像フィルタが創発的に形成されることから，自然画像に対し効率のよい情報表現であることがわかっている[3,4]．

複雑型細胞は図 2.7 のように，オン領域とオフ領域が空間的に分かれておらず，受容野のどこに棒状の刺激を出しても応答する (a, b)．しかし同時に単純型細胞同様の方位選択性，空間周波数を持っており，最適な方位と直行する刺激 (c) や，受容野全体を覆う均一な刺激 (d) には応答しない．このような性質は，位相に依存しない方位と空間周波数の情報を抽出する機能と考えられている．複雑型細胞の機能がどのように実現されているかははっきりしていないが，機能的に同等のものは図 2.8 のようなモデルで表現できる．同じ位置に受容野を持ち，90°位相の異なる単純型細胞モデル（正負の応答が可能）を入力とし，それらの出力の 2 乗和をとることにより応答の位相依存性がなくなる．これは局所フーリエ変換におけるエネルギー（パワー）に対応することから，エネルギーモデルと呼ばれる．より現実的なモデルとしては，正の応答しかしない単純型細胞を，細かい位相差，たとえば 15°刻みで用意し，その出力を足し合わせることに

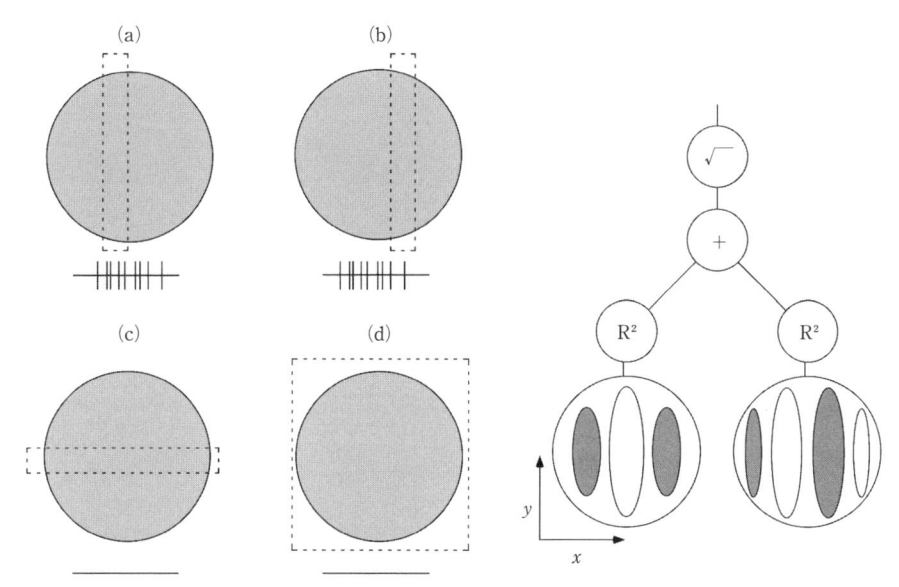

図 2.7　V1複雑型細胞受容野の空間構造　　　　図 2.8　複雑型細胞の空間特性モデル

よって同等の応答が得られる．

2.4.3　動き検出

　単純型細胞および複雑型細胞は，図 2.9 のように，棒状の刺激をある方向に動かしたときにはよく応答し (a)，逆方向に動かしたときには応答しない (b) という性質を持っている．この性質は方向選択性と呼ばれており，視覚的な動きの検出を担っている．方向選択性を実現するためには，受容野は空間構造だけでなく時間領域にも何らかの構造を持っている必要がある．単純型細胞の運動検出の仕組みは時空間的足し合わせである．図 2.10 (a) のように，左側に縦棒の描いてある画像から右側に縦棒が描いてある画像に切り替えると，縦棒が左から右に動いたように見える．これを横軸に水平方向の空間軸，縦軸に時間軸をとって考えると (b) のようになる．まず左側に縦棒が現れる．Δt の時間のあと左側の棒は消え，代わりに Δx の距離右側に棒が現れる．このような動きを検出するためには，(c) のような回路を考えればよい．Δx の距離を隔てた 2 つの光センサーからの信号を，左側のセンサーからの信号に Δt の時間遅れをつけて足し合わせることにより，最大の出力を得ることができる．逆方向の右から左への動きに対しては足し合わせが起こらない．単純型細胞の受容野はこれと同様の時空間

図 2.9 方向選択性

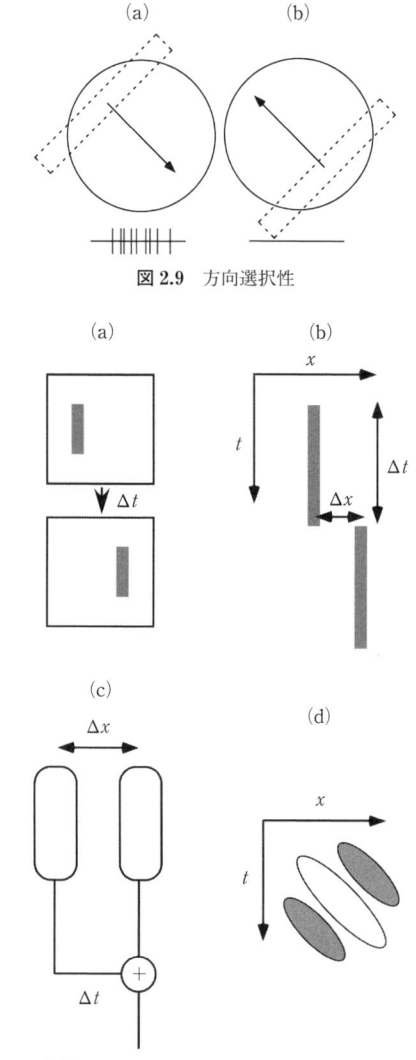

図 2.10 単純型細胞の運動検出モデルと受容野の時空間構造

構造を持っている．空間的にはガボール型の構造を持っているため，その時空間構造は (d) のようになる（時空間受容野）．この図では，左から右へ移動する光に対して時空間的加算が起こることを概念的に表している．ある時刻に受容野の左側に呈示されたオン刺激に対する応答は，それより後の時刻に受容野中心，

そして右側に呈示されたオン刺激に対する応答と足し合わされる．単純型細胞の受容野の時空間構造が実際にこのようになっていることは，逆相関法（reverse correlation method）という実験手法によって実証されている[5]．

　複雑型細胞も同様に方向選択性を示す．単純型細胞は位相依存性を持つため，正弦波や矩形波を連続的に動かすような刺激に対しては応答の周期的増減が起こる．図 2.11（a）は，右方向に連続的に動く白黒の縞模様を時空間的にプロットし，単純型細胞の時空間受容野とその応答の関係を表したものである．同じ刺激に対し複雑型細胞の場合は持続的な一定の応答を示す（図 2.10（b））．このような性質は，位相に依存せず動きの方向を抽出する機能と考えられており，空間構造と同様の図 2.12 のような時空間エネルギーモデルによって再現できる[6]．このモデルの入力は，方向選択性を持ち時空間的に 90° の位相差を持つ単純型細胞モデル（正負の応答が可能）である．

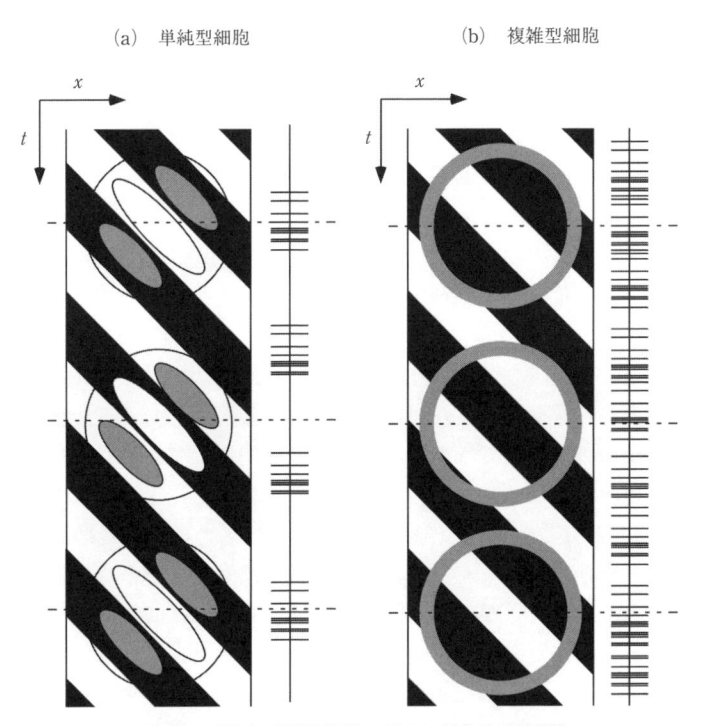

図 2.11　単純・複雑型細胞の動きに対する応答特性

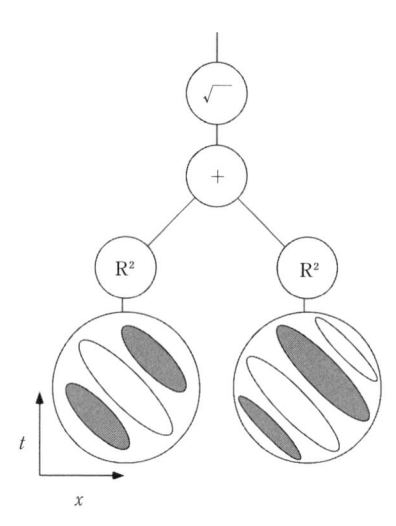

図 2.12 複雑型細胞の時空間特性モデル

2.4.4 奥行き検出

右目と左目でとらえた画像はほとんど同じだが，ほんの少し水平方向にずれがある．このずれは視差と呼ばれている．観察者から物体までの距離に応じて視差の大きさが異なることから，視差は奥行きに関する情報を持っている．V1 の単純型細胞，複雑型細胞ともに，両眼からの入力を受け，視差の大きさ，つまり奥行きに選択性を示すものがある．図 2.13 (a) は単純型細胞の視差に対する応答特性を表している．単純型細胞が左右両眼から入力を受けている場合は，左目あるいは右目のみに視覚刺激を呈示することにより，左右眼それぞれの受容野をマップすることができる．(a) では，横軸，縦軸はそれぞれ空間位置を表しており，右目の受容野を横軸に，左目の受容野を縦軸に示している．横軸では右側が耳側，左側が鼻側，縦軸では下が鼻側，上が耳側としてあるため，図の右下から左上への対角線およびそれと平行な線が，その線上で視差の大きさが等しい等視差線となる．右目，左目の受容野がそれぞれ (a) の横軸，縦軸に示したようなガボール関数型とすると，左右それぞれの目では，受容野中心付近に明るい刺激を呈示したとき最も大きな応答が得られる．左右の目に同時に刺激を呈示したときは，両眼とも受容野の中心付近に刺激が位置するように呈示したとき最も大きな応答が得られる (a, 中心部の濃いグレーの領域)．刺激呈示が，片眼が受容野中心部，もう片眼が受容野周辺部の場合は応答は弱くなり（薄いグレーの領

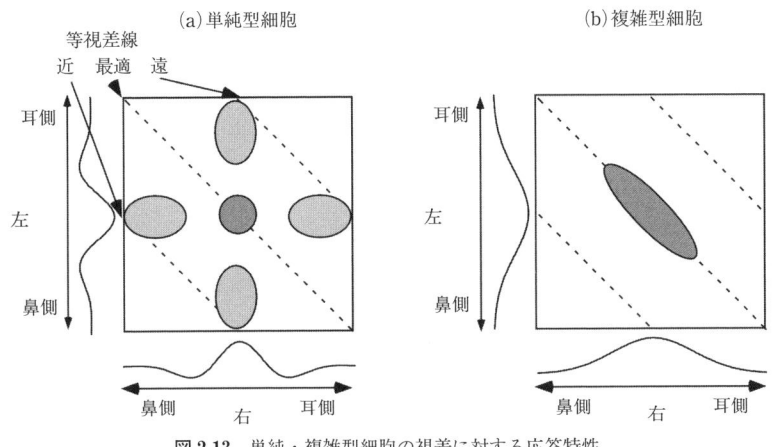

図 2.13 単純・複雑型細胞の視差に対する応答特性

域),両方周辺部の場合は応答しない.単純型細胞ではこのように,左右眼の受容野に対して同時に刺激を呈示したとき,それぞれの片眼の受容野の応答が単純に足し合わされた応答となる.このため,片眼の応答から両眼の応答が予測できる.この細胞が最もよく応答する視差あるいは奥行きは右目と左目の受容野の水平方向の距離によって決まる.また,位置,位相依存性を持つため,最適な奥行きにある刺激が受容野内に呈示されても,特定の位置(aの場合は受容野中心)になければ応答しない.

一方,複雑型細胞の場合,視差選択性は図 2.13 (b) のようになる.この例では右目と左目の受容野の応答を単純に足し合わせると円形の 2 次元ガウス分布になるはずであるが,実際の応答は等視差線上に限局したものとなる.これは,最適な奥行きであれば受容野内のどこに刺激を呈示しても応答し,それ以外の奥行きでは応答しないことを表しており,位置,位相に依存しない視差情報の抽出が行われているといえる.このような複雑型細胞の視差受容野も,空間構造,時空間構造と同様の図 2.14 のような視差エネルギーモデルによって再現できる[7].図で同じ側の眼球,たとえば左側(L)の 90°位相が異なる受容野のペアは,空間的に全く重なっているものとする.右目と左目に同位相の受容野を持つ単純型細胞モデル(正負の応答が可能)で,両眼からの入力を足し合わせる.それぞれ 90°異なる位相を持つ 2 つの単純型細胞モデルの出力について 2 乗和を計算することにより,位置,位相に依存しない視差,奥行き選択的応答が得られる.

単純型細胞,複雑型細胞ともに,このような奥行きに対して選択性を持つ細胞

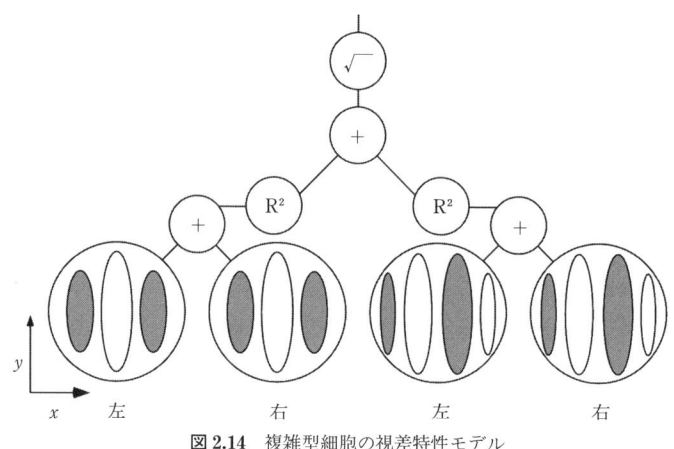

図 2.14 複雑型細胞の視差特性モデル

が，同時に動きの方向に選択性を持っている場合がある．単純型細胞では，方位・方向選択性を持ち，両眼に受容野を持つ場合，複雑型細胞では，図 2.12 に示したような時空間構造と，図 2.14 のような視差選択的構造を同時に持っている場合である．

2.4.5 色彩検出

網膜では色とその明るさは LMS の 3 錐体応答を 3 軸とした 3 次元空間内の一点として表される（図 2.15 (a)）．この 3 軸は，どんな色も 3 つの色の混合によってつくることができるという色の 3 色性と対応する．次の段階として，反対色の段階がある (b)．反対色は赤 (R) と緑 (G)，青 (B) と黄 (Y) の 2 対の，同時に存在しない（知覚されない）色である．V1 の二重反対色細胞（図 2.16）は，R と G または Y と B に対し 1 つの細胞で拮抗的に応答することから，反対色知覚と対応している[8]．たとえば (a) の左側は赤に興奮性，緑に抑制性に応答し，右側はその逆である．(a) と (b) のタイプの細胞しか存在しないとすると，赤と緑，あるいは青と黄に応答する細胞が同時に存在することはない．これら二重反対色細胞は，網膜神経節細胞および外側膝状体小細胞層細胞，顆粒細胞層細胞に見られる RG 型および YB 型の反対色応答を入力として形成されると考えられる．また，二重反対色型の細胞は，V1 の 2・3 層のブロッブ領域に多く存在する．二重反対色細胞は自然画像を入力とした独立成分分析などによって単純型細胞とともに得られることから，単純型細胞とともに冗長度の低

図 2.15　色彩情報表現

図 2.16　二重反対色細胞

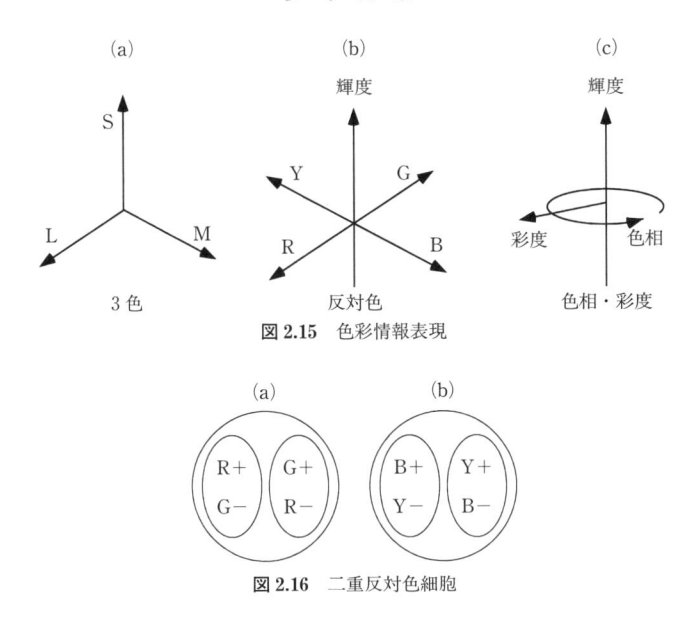

い空間・色彩情報表現を形成していると考えられる[3,9]．さらに色の情報表現には，色彩知覚と対応した色相彩度段階（図 2.15 (c)），カテゴリー形成などの段階が存在すると考えられている．V1 には特定の色相に対応する狭い色彩範囲に特異的に応答する細胞や，彩度の低い白っぽい色，彩度の高い鮮やかな色のみに応答する細胞といった色相，彩度の情報表現に対応する色選択性を持つ細胞が見つかっている[10]．

〔花沢明俊〕

参 考 文 献

1) Blasdel GG: Orientation selectivity, preference, and continuity in monkey striate cortex. *The Journal of Neuroscience*, **12**(8): 3139-3161, 1992.
2) Miyashita M, Tanaka S: A mathematical model for the self-organization of orientation columns in visual cortex. *Neuroreport*, **3**(1): 69-72, 1992.
3) Doi E, Inui T, Lee TW, *et al*.: Spatio-chromatic receptive field properties derived from information-theoretic analyses of cone mosaic responses to natural scenes. *Neural Computation*, **15**(2): 397-417, 2003.
4) Olshausen BA, Field DJ: Emergence of simple cell receptive field properties by learning a sparse code for natural images. *Nature*, **381**(6583): 607-609, 1996.
5) DeAngelis GC, Ohzawa I, Freeman RD: Spatiotemporal organization of simple-cell

receptive fields in the cat's striate cortex. II. Linearity of temporal and spatial summation. *Journal of Neurophysiology*, **69**(4): 1118-1135, 1993.
6) Adelson EH, Bergen JR: Spatiotemporal energy models for the perception of motion. *Journal of the Optical Society of America A*, **2**(2): 284-299, 1985.
7) Ohzawa I: Mechanisms of stereoscopic vision: the disparity energy model. *Current Opinion in Neurobiology*, **8**(4): 509-515, 1998.
8) Conway BR: Spatial structure of cone inputs to color cells in alert macaque primary visual cortex (V-1). *The Journal of Neuroscience*, **21**(8): 2768-2783, 2001.
9) Tailor DR, Finkel L, Buchsbaum G: Color opponent receptive fields derived from independent component analysis of natural images. *Vision Research*, **40**(19): 2671-2676, 2000.
10) Hanazawa A, Komatsu H, Murakami I: Neural selectivity for hue and saturation of colour in the primary visual cortex of the monkey. *European Journal of Neuroscience*, **12**(5): 1753-1763, 2000.

3

神経生理 II ―高次の視覚領野―

　高次の視覚領野では，V1 で検出された局所的な方位，動き，奥行き，色彩などの情報を使って，視覚系の最終目的である視覚認識が行われることになる．視覚認識には大きく分けて 2 種類の課題があり，情報の流れも大きく 2 つに分かれる．課題の 1 つは，時々刻々と変化する身の周りの 3 次元構造をとらえ，障害物をよけて移動したり，何かをつかんだりといった，体を動かし，周囲の環境や物体と相互作用するために必要な情報を得ることである．この目的のためには，周囲の物体の位置や動き，自分の動き，環境の 3 次元構造などについての情報が必要であり，またそれらを高速で処理することが必要になる．しかし，色や細かな形についての情報は比較的重要ではない．自分に向かって飛んでくるボールを捕ったり，人混みの中で他人にぶつからないように移動する，といった場合，それが何かということはさておき，とにかく高速に位置情報を処理し，捕る，よけるなどの反応をしなければならない．情報の処理スピードが遅いと頻繁に何かにぶつかり，怪我をすることになるだろう．またマカクザルなどの霊長類の場合は，木の枝から枝へ飛び移るというようなときに，次の枝をつかんだり，途中で別の枝にぶつかったりしないために，必要不可欠な機能である．

　もう 1 つの課題は，ある物体が何であるか，あるいは人の顔を見てそれが誰であるかを記憶と照らし合わせて識別する機能である．この場合は，色や，3 次元構造を含む細かい形の認識が必要になるが，情報処理にはある程度の時間がかかっても許容される．それよりも識別の正確さが求められる．人間社会においても，サルの社会においても他人，他個体の顔を見て誰かわからない，あるいは識別を間違えると大変なことになる．また，食べられるもの，食べられないもの，食べてはいけないものなど，食物の選択に関しても，識別ミスが重大な結果を招く．こちらの経路は，色彩の違いを識別でき，空間的解像度が高い．

　このように大きく異なる視覚情報処理の要求に対して，脳は 1 つのシステムで対応するのではなく，2 つの異なるシステムを並列に動かすことで対応している．この 2 つのシステムはそれぞれ，背側経路 (dorsal pathway)，腹側経路

(ventral pathway) と呼ばれる皮質領野で処理される (図3.1). 背側経路には, 動きや奥行きに感受性を持つ細胞が存在し, 運動中に時々刻々と変化する外界に対応できるよう, 高速な情報処理が可能な仕組みが採用されている. 腹側経路には, 物の形, 微小な3次元構造, 色, テクスチャーといった視覚特徴やパターンに感受性を持つ細胞が存在し, 顔に特異的に応答する細胞も報告されている. また, さまざまな視覚的パターンや物体の記憶にも関与している. これら2つの大きな流れは, 網膜から始まる大細胞系, 小細胞系に端を発しており, 眼球レベルからすでに2つのシステムが並列で動いていると考えることができる. 大細胞系は細胞体が大きく, 軸索は髄鞘と呼ばれる一種の絶縁膜で覆われており, 電気信号が高速に伝達される. 刺激のオンオフに対しても, 高い時間周波数まで追随できる. 小細胞系では細胞体が小さく, 髄鞘化の程度は低い. 信号伝達が遅く, 刺激のオンオフに対する追従性も悪いが, 空間解像度は高く, 高い空間周波数まで応答可能である.

　背側経路, 腹側経路ともに, 情報処理の階層を上がると, 神経細胞の特性に共通した変化が見られる. 受容野が大きくなり, 刺激選択性が複雑化する. 細胞の活動は, 知覚との対応関係が密接となり, また, 注意などのトップダウン的な情報処理の影響をより強く受けるようになる. 背側経路は上側頭溝内のMT, MSTおよび頭頂間溝内の領域 (intraparietal areas : IPA) から構成されている. 腹側経路はV4, および下側頭皮質 (IT) のTEO, TEから構成される. これらは, V2などの中間的な領野を介して分岐するが, 背側経路にはV1からの直接の結合もある. まず, 背側経路, 腹側経路の分岐がその構造に特徴的に反映されているV2について解説し, 次に, 動きや3次元構造, 物体の識別といった

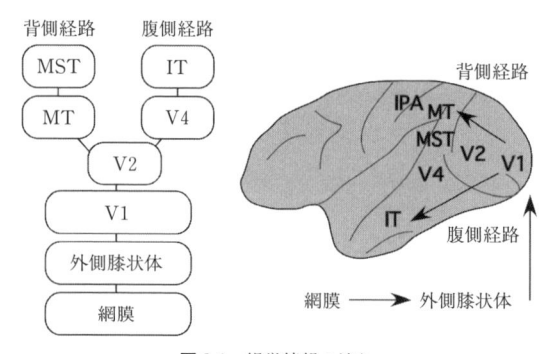

図3.1　視覚情報の流れ

視覚の各機能に，それぞれの経路がどのように関わっているか解説する．

3.1 V2

V2 は V1 の次に視覚情報が処理される場所であり，V1 同様，背側経路と腹側経路の両方の情報を処理している．また，組織学的には，ストライプ（stripe）と呼ばれる特徴的な構造が存在している．しかし，V1 の次のステップとしてどのような情報処理が行われているか，という機能的な面について明らかになっていることは少ない．fMRI による研究では，人間にも V2 が存在する．

V2 のストライプ構造とは，チトクロム酸化酵素染色の濃淡によって見られる縞模様のことである．濃く染色される幅の広い縞（広線条，thick stripe）と幅の狭い縞（狭線条，thin stripe），縞の間の領域（線条間，interstripe）の3種類の縞によって構成される．それぞれの縞は機能的に異なっている．図 3.2 のように，広線条へは，大細胞系から背側経路への情報が主に入力しており，動きや

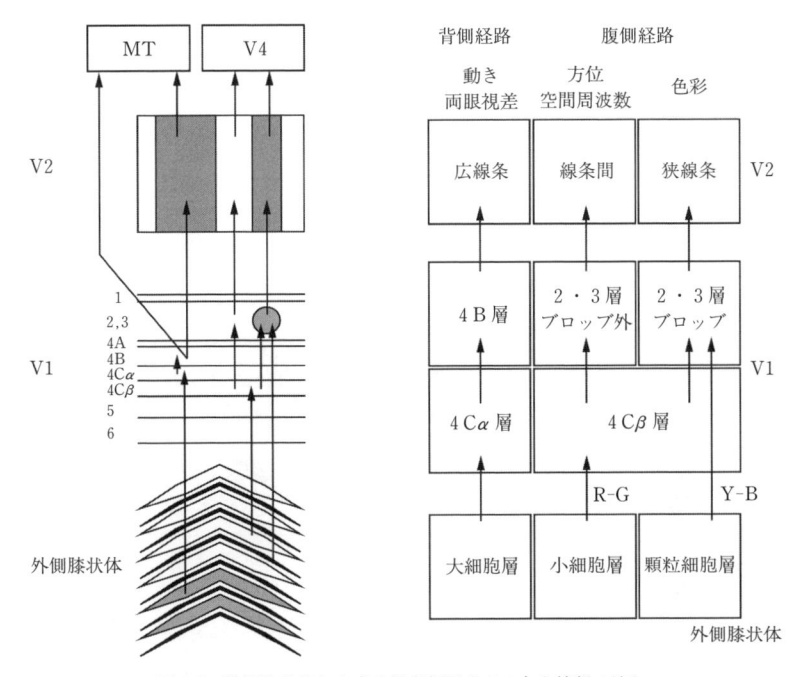

図 3.2 外側膝状体から高次視覚領野までの主な情報の流れ

両眼視差に関する情報処理が行われている．外側膝状体大細胞層からの出力はV1の4Cα層に入力し，4B層からV2の広線条に向けて出力される．広線条からはさらに動きの情報を専門に処理するMTに向けて出力がある．V1の4B層からの出力はMTに直接入力するものもある．狭線条，線条間へは小細胞系の情報が主に入力しており，それぞれ色および形（方位と空間周波数）の情報処理に関わっている．外側膝状体小細胞層からの出力はV1の4Cβ層に入力し，色の情報は2・3層のブロブ領域へ，方位と空間周波数の情報はブロブ外領域へと分かれる．ブロブ領域へはS錐体の情報を運ぶ外側膝状体顆粒細胞層からの直接入力もある．V1のブロブ領域からはV2の狭線条へ，ブロブ外領域からは線条間へ向けて出力される．さらに狭線条の中に色に反応する部位と明るさに反応する部位が存在するなど，それぞれの線条内に下部構造が存在し，より細かい機能分化がなされている可能性が高い．網膜部位再現については，V1同様よく保持されているが，ストライプの線条の間に連続したマップがあるのではなく，線条ごとに独立のマップに分かれている．狭線条の網膜部位再現マップが隣の線条間でもう一度繰り返され，さらにその隣の広線条にも同じマップが独立に存在している．つまり，機能的に異なる3つの領野を帯状に切り，1つの領野としてつなげたような構造をしている．この点は，方位選択性や眼優位性，色感受性などの各視覚属性のマップと絡み合いながらも全体として1つの網膜部位再現マップが存在するV1と大きく異なっている．

　V1とV2の機能的違いとして知られているのは，主観的輪郭に対する応答である．主観的輪郭とは図3.3の左および中央のように，本来線分の存在しないところに輪郭線があるように知覚される現象である．左の図形は，正方形の辺の部分に輪郭が存在しないが，4つの黒丸の上に，正方形の紙が置かれているように見える．中央の図形も，縦線は引かれていないが，パターンの境界に線が引いてあるように見える．白いテーブルの上に白い紙が置かれているとき，あるいは木

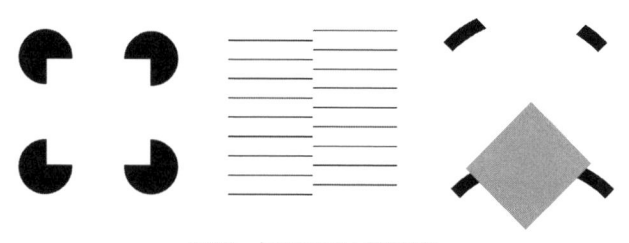

図3.3　主観的輪郭と遮蔽輪郭

の幹に蛾がとまっているとき，前景と背景の間で色や明るさ，パターンが似通うことになり，物体の輪郭を検出しづらい状況になる．視覚系は何らかの方法で本来存在しない輪郭を補っていると考えられる．図 3.3 の左，中央のような図形を視覚刺激とし，V1 と V2 の細胞の応答を比較すると，V1 の細胞は要素となる実線に対してのみ方位選択的な応答を示すのに対し，V2 の細胞は主観的輪郭に方位選択的応答を示す[1]．その性質はバー刺激によって調べられた方位選択性と一致する．このような結果から，何らかの方法で輪郭線の補完が行われており，V2 の段階でそれが線分として表現されていることが明らかとなっている．V1 にも主観的輪郭線に応答する細胞が存在するという報告もあるが，光学計測や，fMRI による人間の脳のイメージングによって，V1 より V2 が主観的輪郭に対し，強い応答を示すことが明らかになっている．また，図 3.3 右下のような図形では，黒い部分が灰色の長方形の後ろでつながっているような感じがする．これは遮蔽輪郭と呼ばれ，主観的輪郭のように，輪郭線が見えるような感覚はないが，つながっているような感じは，物体の認識にも強く影響する．その上の図形の場合には，手前に障害物があって遮蔽されているという感覚がないので，黒い部分がつながっている感じが乏しい．このような遮蔽輪郭に関する研究は，現在のところ V1 でのみ行われており，遮蔽輪郭を表現する細胞が発見されている[2]．下の図の灰色の部分には何も輪郭がないにもかかわらず，そこに受容野が位置したとき，応答する細胞がある．一方上の図のような条件では応答しない．このような主観的輪郭や遮蔽輪郭による，検出が困難な，あるいは検出できない輪郭線の補完は，物体の形からその物体を特定し認識する上で必要不可欠な機能である．

3.2 背側経路

背側経路では，動き，物体の位置，空間の3次元構造が表現されている．何かものをつかむには，その物体の位置や自分からの距離，その3次元構造を把握するとともに，動いている場合には，動きの方向や速度を把握する必要がある．さらに，自分自身の動きによってそれらが時々刻々と変化する状況を把握しなければならない．自分が走っているときに物にぶつからないようにしたり，何かものが高速で向かってくるのをよけたり，あるいは速く動くものを捕まえたり，といった用途のため，この経路の情報処理には時間の流れに対する追随性，リアルタイム性が求められる．

背側経路は各領野の面積が小さく，人とサルで相同性が高い．これは，身の周りの大まかな3次元構造とその動きをとらえる方が物体の認識よりも課題としては簡単であるが，その結果は直接生命に関わる重要な役割を担っているため，進化の過程で変化しなかったという可能性が考えられる．実際，MT野を損傷し，動きが知覚できなくなると，道路で車が自分に近づいてくるのもわからず，一人で外を出歩くことも困難になる．

3.2.1 MT

MTの細胞は，バー刺激や格子刺激の動きに対し，特定の方向の動きのみに応答し，その反対方向の動きには応答しないという，運動方向選択性を持つ．V1の複雑型細胞と同様の性質であるが，MTの方が受容野が大きく，速い動きを検出できる．V1では局所的な動きの検出が行われているため，V1で検出される動きの方向とわれわれが知覚する大局的な動きの方向が必ずしも一致するとは限らない．MTの細胞はV1よりも動き知覚に近い応答特性を示すことが明らかになっている．また，MTの細胞は動きと奥行きの両方に感受性を持つことが知られている．MTの細胞の応答特性は，動きの方向，速度，奥行きといった比較的単純な変数で記述され，また領野内の細胞の均質性が高いことから，研究対象として扱いやすく，多くの研究者によって研究されてきた．

a. 動き知覚との対応

MTが視覚的運動知覚に直接関わっていることが，サルを用いた一連の実験で示されている．破壊実験，細胞応答と知覚の比較，電気刺激実験のそれぞれで，コンピュータ画面に呈示した図3.4のようなランダムドット（random dot）の動きの方向を答える課題をサルに訓練した．破壊実験では，MTを選択的に破壊した結果，この課題ができなくなった[3]．神経細胞活動と知覚の比較では，課題を行っているサルのMTから視覚刺激に対する細胞の電気的活動を記録した．一方向に動く信号ランダムドットとさまざまな方向に動く雑音ランダムドットを混ぜ合わせると，信号ドットの割合が低いとき（図3.4下）は，行動課題の成績が悪く，細胞の応答においても最適運動方向とその逆方向の刺激に対する応答（図3.4右，実線と点線）に違いが見られない．雑音ドットが減り，信号ドットが増えると（図3.4上），行動課題の成績がよくなり，細胞の応答においても最適運動方向とその逆方向の刺激に対する応答が大きく異なるようになる（図3.4右，実線と点線）．図3.4右の図は，横軸に細胞の応答強度，縦軸に試行回数をとっている．たとえば，最適運動方向の刺激を50回呈示したとき，その

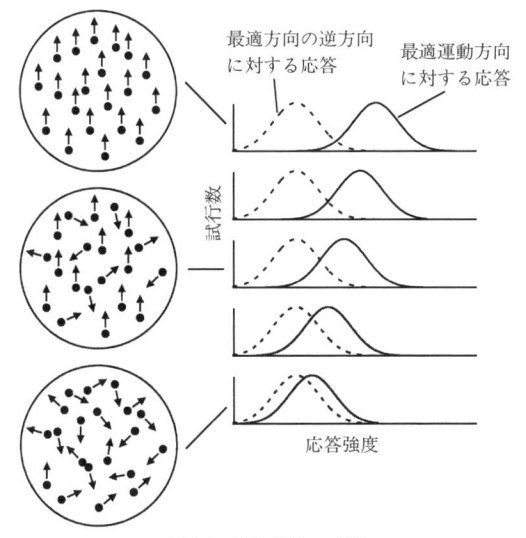

図 3.4 MT 細胞の応答

1回1回の呈示に対する細胞の応答にはばらつきがあり，大きかったり，小さかったりするが，ある平均値を中心とした正規分布に近い分布をする．雑音ドットが多いときは細胞の応答が小さくその平均値が小さくなり，逆方向の刺激に対する応答の分布との重なりが大きくなるが，雑音ドットが少ないときは平均値が大きくなり，逆方向の刺激に対する応答の分布との重なりは小さくなる．この違いが，行動レベルの運動方向識別の成績の違いに反映されていると考えられる．このような細胞の応答から導かれる運動方向の識別能力と行動課題の成績を直接比較した結果，両者はよく一致した[4]．さらに，このような細胞の記録部位に対して電気刺激を行うと，行動課題の成績に，細胞の性質から予測されるのと同じ性質の変化が見られた[5]．これらの結果から，MT の細胞の活動が，直接動き知覚の強度やその方向を決めているということが証明された．

b. 奥行き選択性

MT の細胞は，動きだけでなく，両眼視差による奥行きにも感受性を持つ．MT は網膜部位再現を保持しており，さらに動き選択性，奥行き選択性が似た細胞どうしが連続的に配置され，V1 のような規則正しい柱状構造を形成している．単に視差に感受性を持つだけでなく，動き同様，電気刺激によって奥行き知覚が影響を受けることから，奥行き知覚に直接関わっていると考えられている[6]．奥行きと動きは，さまざまな側面で関係がある．たとえば，同じ速さで動

く物体も，近い場所で動いている場合は，その像は網膜上で速く動き，遠い場合は遅く動くことになる．奥行きによらずに速度を正確に見積もろうとすると，検出された速度に対し，奥行きで補正を行う必要がある．この補正は，手前の点と奥の点が同一物体に属しているときに特に重要になり，同一速度の場合はその物体は一定の形を保っているが，速度が異なる場合には，その物体は変形していることになる．MTの奥行き選択性と動き選択性が，このような視覚機能とどう関与しているかは明らかになっていないが，奥行きと動きの関係からさまざまな情報を抽出している可能性は高い．

c. 周辺抑制

MT野の動き検出受容野は，周辺部分に抑制領域を持っている[7]．受容野の中心部と周辺部に同一方向の動きを呈示すると応答が小さくなり（図3.5右），逆方向の動きを呈示すると応答が大きくなる（図3.5左）．これは運動のコントラスト，つまり動いている領域と止まっている領域の境界，あるいは動いている領域と逆方向に動いている領域の境界に最も大きく反応することを示している．このような中心-周辺拮抗型の受容野構造は，視覚系全般に普遍的に見られるものであり，大細胞系網膜神経節細胞の同心円状のオン中心オフ周辺型受容野と同様，境界検出型あるいは情報圧縮型の受容野構造と考えられる．つまり，ある部分とその周囲がある視覚属性，MTの場合は動き，網膜の場合は輝度について全く同一であれば，そこには「変化なし」という符号（この場合は無応答）を割り当てておけば済み，変化の生じているところのみ，その動きの方向などの属性を表現・伝達すれば画像情報に損失は生じず，細胞を発火させるエネルギーを節約できるという，コンピュータの画像圧縮（この場合はファイルサイズの節約）と全く同様の考え方である．

d. 小窓問題と運動情報の空間的統合

動きの情報処理には，アパチャープロブレム（小窓問題）と呼ばれる問題が存

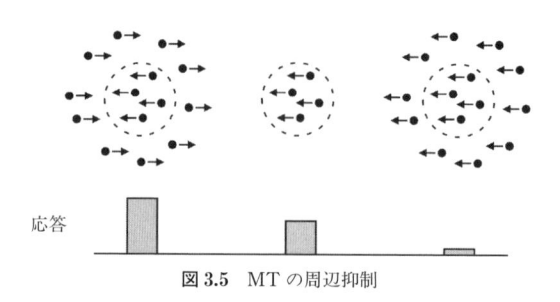

図3.5 MTの周辺抑制

在する．アパチャーすなわち小さな覗き窓から動いている物体を見た場合，必ずしもその物体の真の動きの方向を検出できるとは限らない．図3.6のように斜め縞模様の物体が右に移動しているのを，その中央部分だけを丸い覗き窓を通して見た場合，縞模様に垂直な右上方向への動きが見える．局所的な動きを検出しているV1やMTの細胞は，これと同様の状況に置かれている．しかし，われわれの動き知覚は，このように動いている物体全体を見たときに，中央部が右上に動いているとは感じず，全体が一体として右に動いているように感じる．これは，物体の端に受容野を持つ細胞と中央に受容野を持つ細胞の間の何らかの相互作用により，中央部の細胞の運動方向表現が影響を受けていると考えられる．MTでは，このような局所的な動き情報を総合して物体全体の運動方向を決定する運動情報の統合処理が行われている[8]．図3.6のような視覚刺激をMTの受容野に呈示し，右に動かした場合と斜め右上に動かした場合で細胞の応答を比較した．右に動かした場合には，刺激呈示後10 ms以下の応答しはじめと500 ms以降の応答では，その様式に違いが見られた．右方向の動きに選択的な細胞では刺激呈示後すぐには応答しないが，ある程度時間が経つと応答し始める．一方，右上方向の動きに選択的な細胞では，呈示後すぐに応答するが，時間が経つと応答しなくなる．これは，早い段階では刺激を構成する縞模様に対し，その垂直方向への動きが検出され，少し遅れて全体的な動きの方向が表現されることを示している．この時間差が，動き情報の統合にかかる時間であろう．斜め右上に動かした場合は，全体の動きと中心部を小窓から覗いているときの動きの方向は同一であり，応答の時間的な変化は起こらない．

e. 運動透明視

図3.7中央のように，左右反対方向に動くランダムドットを重ねると，右方向と左方向の動きが同時に知覚される．この現象は運動透明視と呼ばれている．このような知覚状態のときに動き検出細胞はどのような活動をしているのだろう

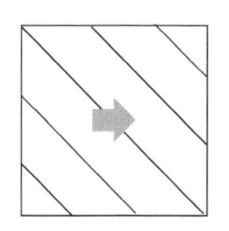

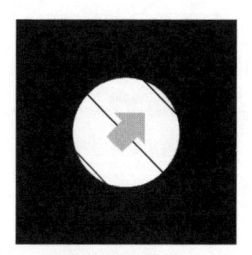

図 3.6 動き検出における小窓問題

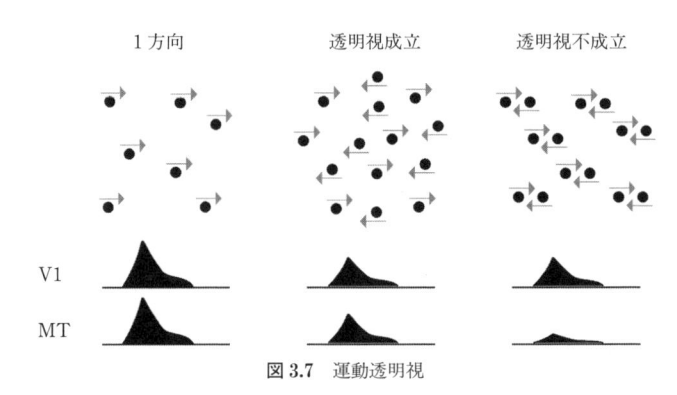

	1方向	透明視成立	透明視不成立
V1			
MT			

図 3.7 運動透明視

か？ 同じ場所に反対方向の動きが呈示されるので，V1 でも MT でも一方向の動きが呈示された場合と比較して細胞の応答が小さくなることがわかっている（図 3.7 左，中央）．さらに，図 3.7 右のように，2 つのドットを対にして，局所的な動きのバランスをとると運動透明視が消失する．中央と右で細胞の応答を比較すると，V1 では差がないが，MT では差が見られる．つまり，V1 の応答は透明視が成立するか否かに関係がなく応答するが，MT の応答はそのような知覚状態の違いと対応していることになる．V1 の細胞が検出する局所運動の不均一性をもとに，MT 野が運動透明視に対応する知覚を作り出しているのではないかと考えられている[9]．

3.2.2 MST

　MST には視野の大部分を覆うような大きな刺激の動きに対し応答する神経細胞がある．これらは MT のように左右や上下といった直線的な動きだけでなく，時計回り・反時計回りや拡大・縮小といった構造を持つ動きに対しよく応答する細胞がある（図 3.8）．これらの動きは，オプティカルフローと呼ばれる自分が動いたときに目にする周りの世界全体の動きに対応し，自己運動を検出していると考えられている．水玉模様の壁に対面し，眼球を動かさないようにして平行に左右または上下に動くと，壁の模様全体が左右または上下に動くことになり，壁に向かっていくと点間の距離が広がる拡大運動，壁から遠ざかるとその逆の縮小運動，首を傾けると時計回りまたは反時計回りの回転運動が生じる．また，電車に乗ったとき，隣の電車が動いているのに，自分の電車が動いていると錯覚するのは，MST の細胞が自己運動知覚に関与していることの現れと考えられる．実際，MST は加速度の感覚器官である前庭との連絡があり，自分の電車が動いて

拡大（前進）　　　　　　縮小（後退）

回転　　　　　　　　　　並進（横移動）

図 3.8 オプティカルフロー

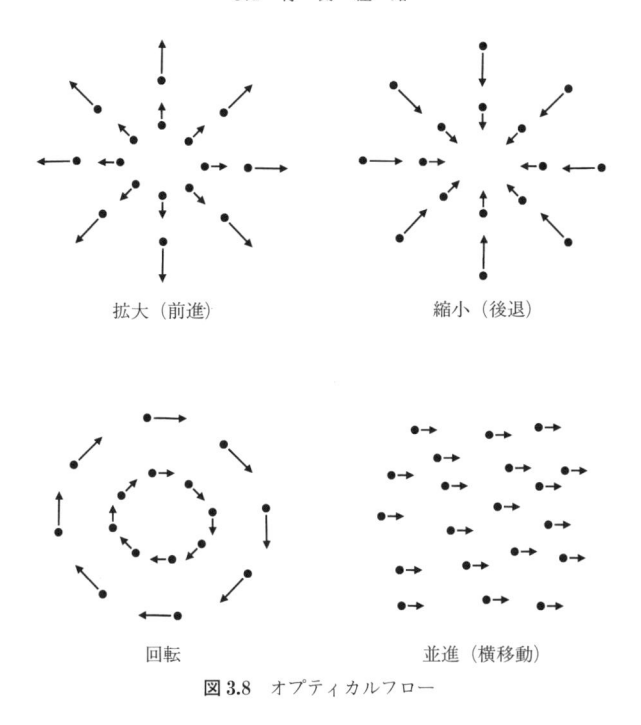

いないのに，広い範囲の画像の動きを見ただけで加速感が得られるのはこのためである．

　MST の活動は眼球の動きとも関係している．視線を一方向に固定し，眼球を動かさないようにして体を左右に動かすと，網膜に投影される外界の像はその全体が左右に動くことになるが，視線をある一点に固定し，それを見つめながら体を動かすと，網膜上の外界の像はほとんど変化しない．また，自分は静止した状態で，飛んでいる虫を目で追う場合にも，網膜上の外界の像はほぼ全体が動くことになる．つまり，自己運動の検出には，外界の像の流れと，眼球の動きの両方の情報が必要になる．MST には，眼球の動きのみに反応する細胞，画像の動きのみに反応する細胞，その両方の組み合わせに反応する細胞などが存在し，画像の動きの情報と眼球の動きの情報から，真の自己運動を計算するメカニズムが存在すると考えられる．また同様に，眼球を動かさないようにして，止まった背景上を動く物体を見ると，その物体が動いているように感じるが，動く物体を目で追う場合には，網膜上ではその物体は静止し，背景のみが動いているにもかかわらず，やはりその物体が動いているように感じる．このように，前景と背景の動

き，および眼球運動の情報から，真の物体運動の検出も行われているのではないかと考えられている．

3.2.3 頭頂間溝

背側経路は，物体や環境の動きの検出とともに，その3次元構造を検出し，身体運動に役立てていると考えられている．その詳細なプロセスは明らかになっていないが，環境の3次元構造の最終表現と考えられる性質を持つ神経細胞活動が見つかっている．頭頂連合野後部の頭頂間溝（intraparietal sulcus）内のCIPと呼ばれる領域で，両眼性の奥行き手掛かりであるランダムドットの視差によって定義された面の傾き，および単眼性の奥行き手掛かりであるテクスチャー勾配によって定義された面の傾きに対し，その手掛かりによらず，面の3次元的傾きに対して選択性を持つ細胞が発見された[10]．頭頂間溝およびその周辺領域は，高次視覚領野と体性感覚・運動に関係する領野の中間に位置し，視覚情報，体性感覚情報，運動情報などの組み合わせに応答する，複雑な応答特性を持つものが報告されている．前方部のAIPでは，手で何かを操作する場合，その運動に関連した応答が記録されているが，運動中に操作対象が見えなければ応答しない細胞，運動せずに操作対象を見ただけでも応答する細胞などが見つかっている．われわれは手で何か細かい作業をするときなど，視覚と手の体性感覚および運動機能を協調させて目的の行動を行っており，その協調に関連した細胞群と考えられている．さらに，MIP，LIPなど，物体への手の到達運動や視線の移動に関連し，視覚刺激の位置をコードする神経応答が見つかっていることから，頭頂間溝とその周辺領域は，背側経路で検出された3次元の位置情報や動き情報を身体運動に利用するための情報処理が行われていると考えられている．

3.3 腹側経路

腹側経路は，V2の狭線条，線条間からV4を経て，下側頭皮質（IT）に至る経路である．腹側経路では，物体の色や形から，その物体が何かという情報が処理されている．色や形からなるパターンに対する選択性は複雑化し，最終的には特定の人物の顔のみに応答する細胞など，応答の特異性の高い細胞が出現する．パターン選択性の複雑化は，V4からみられ，ITでは特に顕著になるが，その複雑化に関する法則性は明らかになっていない．背側経路同様，視差による奥行きに感受性を持っており，これは，物体の3次元形状を把握し，その識別に役立て

ているものと考えられる．腹側経路において，最終的にどのように物体認識に至るのかは，謎のままである．また，ある物体が何であるかを識別するためには，視覚入力と視覚的記憶との照合を行う必要がある．IT では，視覚的記憶と関係すると考えられる神経活動が報告されている．

3.3.1 V4

V4 は，V2 の色情報を担当する狭線条領域と方位・空間周波数情報を担当する線条間領域から入力を受け，形の情報処理を担当する IT に出力していることから，色と形の情報処理を主に行っていると考えられている．当初は色の中枢として考えられていたが，色に強い選択性を示すのは V4 の中の一部の領域である．V2 のように色に特化した領域と，形に特化した領域に分かれており，腹側経路の情報処理全体を担当していると考えられている．光学計測を用いた実験では，色情報の検出と形情報の検出を行う部位が V4 野内にパッチ状に分布することが判明しているが，V2 のストライプ構造のような規則性は見つかっていない．

a. 色選択性

V4 には色選択性を持つ細胞が多く存在する．V1 より色に対する選択性が鋭くなるという説や，色の恒常性に関係するという説があるが，はっきりした機能的役割はわかっていない．V4 では，受容野およびその周辺の抑制性の領域ともにその大きさが拡大することから，色誘導や恒常性など，空間的条件による色の見えの変化に関与している可能性は大きい．

b. 2次元形状選択性

V4 には，方位選択性，空間周波数選択性といった V1 の細胞同様の性質を持つ細胞が多く存在している．しかし一方で，複雑な刺激選択性を示す細胞群の存在も明らかになっている．直交座標系（図 3.9 左）ではなく，極座標系で表現されるような周期的なパターン刺激（図 3.9 中央）に対し，V4 細胞が選択性を持つことが示されている[11]．このことから，グラスパターンなど非直交座標系によって記述される視覚パターンの認知に対する V4 の関与が示唆されている．さらに複雑なエッジの折れ曲がり，曲線に対する選択性も報告されている．それら複雑な形状の線分を組み合わせたパターン（図 3.9 右）に対し，個々の細胞は局所的な線分の形状（たとえば点線部）に選択的に応答する[12]．これは，集団としてみると，特定の複雑な形状に対し，特異的な応答をしていることになることから，V4 細胞の集団は，そのような複雑なパターンの違いをコードしている，あ

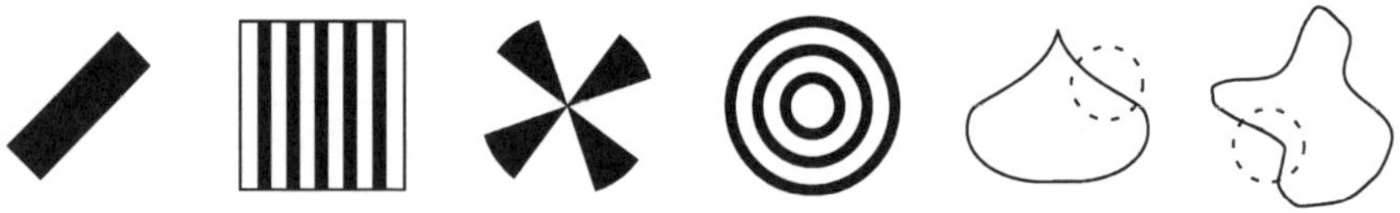

図 3.9 V4 の形選択性

直交座標系　　　　極座標系　　　　特定の位置，曲率の曲線

るいはコードするための情報をさらに上位の領野に提供しているという仮説が考えられている．

c. 3 次元形状選択性

V4 の細胞も，視差による奥行きに選択性を示す[13]．単なる奥行きだけではなく，3 次元的な線分の傾き，つまり奥行きの勾配に選択性を持つことも示されている[14]．これらの研究から V4 は 3 次元形状に関する特徴検出を行っていると考えられる．

d. 視覚的注意

V4 の細胞は，視覚的注意の関与によってその応答の大きさが変化するという報告が数多くなされている．視野内に 2 つの刺激が呈示され，そのどちらか一方の変化を検出するという行動課題において，どちらの変化を検出するかをあらかじめ指定されると，その一方の刺激に注意を向けることになる．その刺激が記録中の V4 細胞の受容野内にある場合は，刺激に対する応答が強くなり，もう一方の受容野外にある刺激に注意を向けるよう指定されると，受容野内に呈示された刺激に対する応答は小さくなる．このような応答の増減が，注意に関する情報処理にどのように関与しているかは，明らかになっていない．

3.3.2 IT

下側頭皮質，IT は V4 に隣接する TEO と，そのさらに前方の TE に分かれているが，TEO に関する知見は少ない．TEO，TE ともに，色に感受性の高い領域を限局して存在し，その領域が破壊されると，色知覚に重篤な障害が生じる．形に対する選択性は，TE では非常に複雑なパターンのみに応答する細胞が存在するのに対し，TEO は V4 と TE の中間的な性質を持っている．

a. 色選択性

IT にも色選択的な神経細胞が比較的限局した部位に存在し[15]，その応答特性も明らかにされている[16]．IT の色選択性細胞は，高次の色知覚機能である，色のカテゴリー化に関与しているという説もあるが，V1 や V4 との機能的違いは

はっきりしていない．特徴的なのは，ITの損傷によって，形は見えるが色だけが見えなくなる障害，つまり世界が白黒写真のように見える障害が報告されている点である．色と形の情報を主に処理する部位がITに至るまで分かれていることとあわせて，形情報と色情報の統合が視覚情報処理の最終段階の下側頭皮質で行われている可能性も考えられる．

b. 2次元形状選択性

ITでは，顔などの複雑な物体に特異的に応答する細胞が存在することがまず明らかになった．そして，ITの細胞1つ1つが特定の物体を検出，表現しているのか，あるいは1つの細胞はその画像中の何らかの要素に応答しているだけで，複数の細胞が集団としてその物体が何であるかを一意に決めているかが問題となった．複雑な実物体に応答する細胞に対し，その物体をより単純な2次元図形に変化させていったとき，どこまでその細胞が応答を示すか，という実験方法を用い，2次元形状に対する選択性が明らかにされた．その結果，数々の奇妙な形に応答する細胞の存在が明らかになった（図3.10）[17]．それらは特定の物体というよりも，その物体の構成要素を単純化したようなパターンだったため，複雑な物体の視覚認識は，比較的単純な要素パターンの組み合わせによって表現されるという仮説が提唱された．またそのようなパターン選択性を持つ細胞群は，V1やMT同様，よく似たパターン選択性を持つ細胞が集まり，柱状構造を形成していることが，電極を用いた実験および光学計測により示されている．このような一見複雑な刺激選択性が，より単純な要素に対する応答の和で説明できるというデータもある[18]．図3.11のA，B，Cのような曲線に対して応答する細胞に対し，これらを要素として持つ図形を呈示すると，図3.11右のように，形としては複雑になるが，その図形に対する応答は，図形に含まれる各要素に対する応答の和になるというものである．このような応答特性は，V4で見られる局所的な折れ曲がりや曲線に対する応答の統合によって形成されると考えることができる．このような物体情報の中でも，顔の識別は，複雑な社会を持つサルや人間にとって特に重要な課題であるが，ITには，顔に特異的に応答する細胞が集

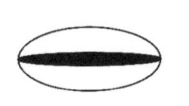

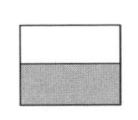

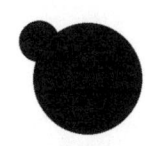

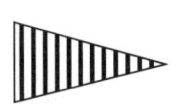

図3.10 TEの形選択性

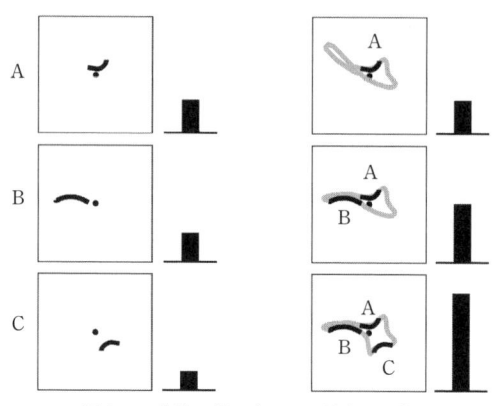

図 3.11 曲線の組み合わせに対する応答

まった場所が存在することが明らかになっている．そのうちの一部では，異なる角度から見た顔に対して，角度変化に伴い，応答する領域が連続的に移動することが明らかになっている[19]．これらの複雑なパターンに選択性を持つ細胞は，学習により変化すると考えられている．同じ種類のイヌやネコなどのペットの顔や，ジグソーパズルのピースなど，最初は識別が困難だが，慣れてくると識別ができるようになってくる．これと同様の変化が，行動課題の訓練に用いる視覚刺激によって引き起こされ，その刺激に対して応答する細胞が増えることが明らかになっている[20]．

c. 3次元形状選択性

ITの細胞は，両眼視差で定義される3次元構造や両眼視差でつくられた形に対し感受性を持っている[21,22]．頭頂間溝内のCIP同様にテクスチャーによる3次元構造にも選択性を示すことが示されている[23]．ITは2次元的なパターン同様，3次元性まで含めた物体形状やパターンに感受性を持っており，物体の識別に関与していると考えられる．背側経路のMTなどの奥行き選択性よりも，より微細な奥行き変化に感受性を持つことがわかっている．これはおそらく，大細胞系と小細胞系の空間解像度を反映し，物体認識に必要なより詳細な3次元形状の検出が，V4からITにかけて行われていると考えられる．

d. 視覚的記憶

短期記憶を伴う課題をサルに行わせたとき，その図形を覚えている期間に，細胞活動の持続的活動が発見された[24]．図3.12上のような遅延見本合わせ課題と呼ばれる行動課題が用いられた．サルがレバーを押すと，ある刺激が最初に呈示

3.3 腹側経路

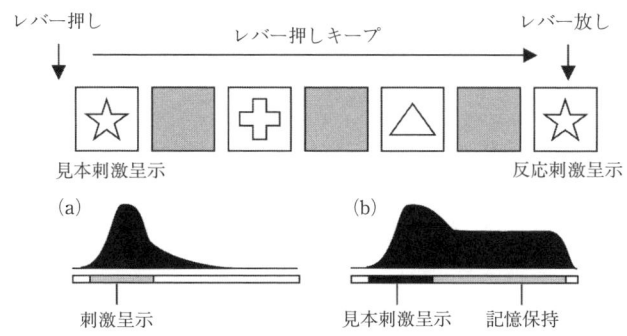

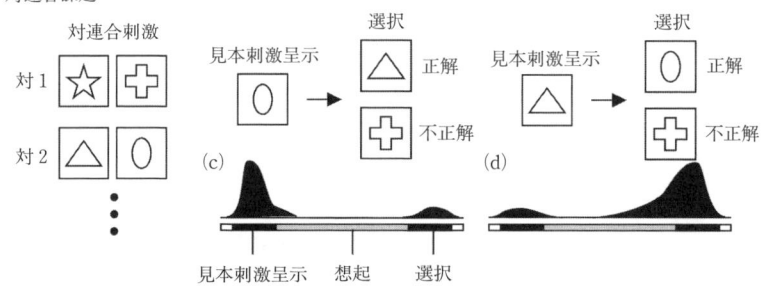

図 3.12 記憶の保持と想起に関連する神経活動

され（見本刺激），短時間のブランク（遅延期間）の後，別の刺激が呈示される．最初に呈示された刺激と同じ刺激（反応刺激）が再度出てきたときにレバーを放すと報酬がもらえる．このような課題では，反応刺激が呈示されレバーを放すまで，見本刺激を記憶しておかねばならない．ある刺激の呈示に対し，細胞は刺激呈示中のみに応答する（図 3.12 (a)）が，その刺激が遅延見本合わせ課題の見本刺激として用いられた場合，刺激の呈示されていない遅延期間中，つまり見本刺激を覚えておかねばならない期間にも，応答が持続する（図 3.12 (b)）ことが発見された．このような持続的応答は，見本刺激の情報を短時間保持し，次々と呈示される刺激と照合するために生じていると考えられている．

さらに，長期記憶を必要とする課題をサルに行わせることにより，長期記憶の想起と関連した活動が記録された[25]．図 3.12 下のような，対連合課題と呼ばれる行動課題において，最初に，2つ1組の刺激対が決められる．対連合課題を行

うには，この組み合わせを長期的に記憶しておく必要がある．刺激対の一方が最初に見本刺激として呈示され，ある程度の遅延期間の後，刺激対のもう一方および関係のない刺激が2つ同時に呈示される．その2つから，見本刺激と対の刺激を選ぶと正解となる．ある刺激が見本刺激として用いられた場合によく応答する（図3.12（c））細胞は，その刺激が反応刺激として使われた場合，その反応刺激が呈示される前から神経活動の上昇が見られた（図3.12（d））．これは，見本刺激が呈示された時点で，次にどのような反応刺激を選べばよいかがわかるため，遅延期間中にその刺激を思いだし，反応の準備をしている，ということに関係する活動と考えられた．

このような遅延見本合わせ課題および対連合課題によって，見たものを短期間保持し，覚えているための活動および，見たものと関係のあるものを想起する活動の存在が明らかになった．ITは，短期的記憶と関係する前頭前野および長期的記憶と関係する海馬およびその周辺領域と結合関係を持ち，これらの脳部位と協調して働くことにより，見たものを覚えたり，思い出したりしていると考えられる． 　　　　　　　　　　　　　　　　　　　　　　　　　　　　　（花沢明俊）

参考文献

1) von der Heydt R, Peterhans E, Baumgartner G: Illusory contours and cortical neuron responses. *Science*, **224**(4654): 1260-1262, 1984.
2) Sugita Y: Grouping of image fragments in primary visual cortex. *Nature*, **401**(6750): 269-72, 1999.
3) Newsome WT, Pare EB: A selective impairment of motion perception following lesions of the middle temporal visual area (MT). *The Journal of Neuroscience*, **8**(6): 2201-2211, 1988.
4) Newsome WT, Britten KH, Movshon JA: Neuronal correlates of a perceptual decision. *Nature*, **341**(6237): 52-54, 1989.
5) Salzman CD, Britten KH, Newsome WT: Cortical microstimulation influences perceptual judgements of motion direction. *Nature*, **346**(6280): 174-177, 1990.
6) DeAngelis GC, Cumming BG, Newsome WT (1998): Cortical area MT and the perception of stereoscopic depth. *Nature*, **394**(6694): 677-680, 1998.
7) Tanaka K, Hikosaka K, Saito H, *et al*.: Analysis of local and wide-field movements in the superior temporal visual areas of the macaque monkey. *The Journal of Neuroscience*, **6**(1): 134-144, 1986.
8) Pack CC, Born RT: Temporal dynamics of a neural solution to the aperture problem in macaque visual area MT. *Nature*, **409**(6823): 1040-1042, 2001.
9) Qian N, Andersen RA: Transparent motion perception as detection of unbalanced

参 考 文 献

motion signals, II, Physiology. *The Journal of Neuroscience*, **14**(12): 7367-7380, 1994.
10) Tsutsui K, Sakata H, Naganuma T, *et al*.: Neural correlates for perception of 3D surface orientation from texture gradient. *Science*, **298**(5592): 409-412, 2002.
11) Gallant JL, Braun J, Van Essen DC: Selectivity for polar, hyperbolic, and Cartesian gratings in macaque visual cortex. *Science*, **259**(5091): 100-103, 1993.
12) Pasupathy A, Connor CE: Population coding of shape in area V4. *Nature Neuroscience*, **5**(12): 1332-1338, 2002.
13) Watanabe M, Tanaka H, Uka T, *et al*.: Disparity-selective neurons in area V4 of macaque monkeys. *Journal of Neurophysiology*, **87**(4): 1960-1973, 2002.
14) Hinkle DA, Connor CE: Three-dimensional orientation tuning in macaque area V4. *Nature Neuroscience*, **5**(7): 665-670, 2002.
15) Tootell RB, Nelissen K, Vanduffel W, Orban GA: Search for color 'center(s)' in macaque visual cortex. *Cerebral Cortex*, **14**(4): 353-363, 2004.
16) Komatsu H, Ideura Y, Kaji S, *et al*.: Color selectivity of neurons in the inferotemporal cortex of the awake macaque monkey. *The Journal of Neuroscience*, **12**(2): 408-424, 1992.
17) Fujita I, Tanaka K, Ito M, *et al*.: Columns for visual features of objects in monkey inferotemporal cortex. *Nature*, **360**(6402): 343-346, 1992.
18) Brincat SL, Connor CE: Underlying principles of visual shape selectivity in posterior inferotemporal cortex. *Nature Neuroscience*, **7**(8): 880-886, 2004.
19) Wang G, Tanaka K, Tanifuji M: Optical imaging of functional organization in the monkey inferotemporal cortex. *Science*, **272**(5268): 1665-1668, 1996.
20) Kobatake E, Wang G, Tanaka K, *et al*.: Effects of shape-discrimination training on the selectivity of inferotemporal cells in adult monkeys. *Journal of Neurophysiology*, **80**(1): 324-330, 1998.
21) Uka T, Tanaka H, Yoshiyama K, *et al*.: Disparity selectivity of neurons in monkey inferior temporal cortex. *Journal of Neurophysiology*, **84**(1): 120-132, 2000.
22) Janssen P, Vogels R, Orban GA: Selectivity for 3D shape that reveals distinct areas within macaque inferior temporal cortex. *Science*, **288**(5473): 2054-2056, 2000.
23) Liu Y, Vogels R, Orban GA: Convergence of depth from texture and depth from disparity in macaque inferior temporal cortex. *The Journal of Neuroscience*, **24**(15): 3795-3800, 2004.
24) Miyashita Y, Chang HS: Neuronal correlate of pictorial short-term memory in the primate temporal cortex. *Nature*, **331**(6151): 68-70, 1988.
25) Sakai K, Miyashita Y: Neural organization for long-term memory of paired associates. *Nature*, **354**(6349): 152-155, 1991.

4

眼球運動

　眼球運動は，視覚からの感覚入力，あるいは視覚以外の感覚からの入力，あるいは眼球運動以外の身体運動に惹起されたコマンド入力，もしくは感覚入力も運動コマンドも伴わない中枢からの一方的な運動命令によって引き起こされた結果として生じる目に見える行動であると定義しておく．器官そのものが小さいこと，あるいは視覚を司るセンサーとして，もっぱら感覚器官としての性格が強調される研究が多く，その結果として眼球運動の本質が「運動」そのものであり遠心性コマンドによって制御されていることが忘れられることが往々にしてある．眼球運動のメカニズムの概略を知ることにより，視覚機能との関係を正確に理解することが，正しい眼球運動の研究に直接つながることになる．

4.1 眼球運動の仕組みと生理学的知見

　視知覚は網膜の光覚細胞が外界の光エネルギーを化学的変化としてとらえるところに源を発する．われわれが日常的に知覚する光覚は，視覚神経系を介して中枢にその情報を伝達した結果，初めて光覚としての認識が生じる．しかし，光覚の最初の入力部分にあたる網膜上の光覚細胞に関しては，その種類と分布の様相が一様ではなく，中心窩（fovea centralis）のきわめて狭い領域（角度にしてわずか2°以内）に稠密な錐体細胞の分布が観察される（図4.1）．中心窩では周辺の網膜部分（para-fovea）に比較して極端に解像力と感度が高く，この中心窩に視対象を移動させなければ見るべき対象（視対象）をよりはっきりと知覚できないという重要な問題が生じる．中心窩に視対象を捕捉するために眼球を巧妙に操作しているのが6種の外眼筋（extra-ocular muscle）であり，それらを精緻に操ることで「眼球運動」という1つのまとまった行動単位が成立する．

4.1.1 外眼筋

　外眼筋には，外直筋（lateral rectus），内直筋（medial rectus），上直筋

郵便はがき

|1|6|2|-|8|7|0|7|

恐縮ですが切手を貼付して下さい

東京都新宿区新小川町6-29
株式会社 朝倉書店
愛読者カード係 行

●本書をご購入ありがとうございます。今後の出版企画・編集案内などに活用させていただきますので,本書のご感想また小社出版物へのご意見などご記入下さい。

フリガナ お名前		男・女　年齢　　歳

ご自宅	〒　　　　　電話

E-mailアドレス

ご勤務先 学校名	（所属部署・学部）

同上所在地

ご所属の学会・協会名

ご購読 新聞	・朝日　・毎日　・読売 ・日経　・その他（　　）	ご購読 雑誌（　　　　　　）

本書を何によりお知りになりましたか

1. 広告をみて（新聞・雑誌名　　　　　　　　　　　　　　）
2. 弊社のご案内
   （●図書目録●内容見本●宣伝はがき●E-mail●インターネット●他）
3. 書評・紹介記事（　　　　　　　　　　　　　　　　　　）
4. 知人の紹介
5. 書店でみて　　　　　6. その他（　　　　　　　　　　）

書名『　　　　　　　　　　　　　　　　　　　　　　　　　』

お買い求めの書店名（　　　　　　　市・区　　　　　　　書店）
　　　　　　　　　　　　　　　　　町・村

本書についてのご意見・ご感想

今後希望される企画・出版テーマについて

- 図書目録の送付を希望されますか？
  - 図書目録を希望する
  → ご送付先　・ご自宅　・勤務先

- E-mailでの新刊ご案内を希望されますか？
  - 希望する　・希望しない　・登録済み

ご協力ありがとうございます。ご記入いただきました個人情報については，目的以外の利用ならびに第三者への提供はいたしません。また，いただいたご意見・ご感想を，匿名にて弊社ホームページ等に掲載させていただく場合がございます。あらかじめご了承ください。

朝倉書店〈科学一般関連書〉ご案内

手の百科事典
バイオメカニズム学会 編
B5判 608頁 定価(本体18000円+税)（10267-3）

人間の動きや機能の中で最も複雑である「手」を対象として，構造編，機能編，動物編，人工の手編，生活編に分け，関連する項目を読み切り形式で網羅的に解説した．工学，医学，福祉，看護，スポーツなど，バイオメカニズム関連の専門家だけでなく，さまざまな分野の研究者，企業，技術者の方々が「手」について調べることができる内容となっている．さらに，解剖や骨格も含め「手の動きと機能」について横断的に理解でき，高度な知識も効果的に得られるよう構成されている．

暦の大事典
岡田芳朗・神田 泰・佐藤次高・高橋正男・古川麒一郎・松井吉昭編
B5判 528頁 定価(本体18000円+税)（10237-6）

私たちの生活に密接にかかわる「暦」．世界にはそれぞれの歴史・風土に根ざした多様な暦が存在する．それらはどのようにして生まれ，変遷し，利用されてきたのだろうか．本書は暦について，総合的かつ世界的な視点で解説を加えた画期的な事典である．〔内容〕暦の基本／古代オリエントの暦／ギリシャ・ローマ／グレゴリオ暦／イスラーム暦／中国暦／インド／マヤ・アステカ／日本の暦（様式・変遷・地方暦）／日本の時刻制度／巻末付録（暦関連人名録，暦年対照表，文献集等）

現代科学史大百科事典
太田次郎総監訳 桜井邦朋・山崎 昶・木村龍治・森 政稔監訳 久村典子訳
B5判 936頁 定価(本体27000円+税)（10256-7）

The Oxford Companion to the History of Modern Science(2003)の訳．自然についての知識の成長と分枝を600余の大項目で解説．ルネサンスから現代科学へと至る個別科学の事項に加え，時代とのかかわりや地域的視点を盛り込む．〔項目例〕科学革命論／ダーウィニズム／（組織）植物園／CERN／東洋への伝播（科学知識）証明／エントロピー／銀河系（分野）錬金術／物理学（器具・応用）天秤／望遠鏡／チェルノブイリ／航空学／熱電子管（伝記）ヴェサリウス／リンネ／湯川秀樹

視覚情報処理ハンドブック
（新装版）
日本視覚学会 編
B5判 676頁 定価(本体19000円+税)（10289-5）

視覚の分野にかかわる幅広い領域にわたり，信頼できる基礎的・標準的データに基づいて解説．専門領域以外の学生・研究者にも読めるように，わかりやすい構成で記述．〔内容〕結像機能と瞳孔・調節／視覚生理の基礎／光覚・色覚／測光システム／表色システム／視覚の時空間特性／形の知覚／立体（奥行き）視／運動の知覚／眼球運動／視空間座標の構成／視覚的注意／視覚と他感覚との統合／発達・加齢・障害／視覚機能測定法／視覚機能のモデリング／視覚機能と数理理論

視覚実験研究ガイドブック
市原 茂・阿久津洋巳・石口 彰 編
A5判 320頁 定価(本体6400円+税)（52022-4）

視覚実験の計画・実施・分析を，装置・手法・コンピュータプログラムなど具体的に示しながら解説．〔内容〕実験計画法／心理物理学的測定法／実験計画／測定・計測／モデリングと分析／視覚研究とその応用／成果のまとめ方と研究倫理

食行動の科学 —「食べる」を読みとく—
今田純雄・和田有史 編
A5判 244頁 定価(本体4200円+税)（10667-1）

「人はなぜ食べるか」を根底のテーマとし，食行動科学の基礎から生涯発達，予防医学や消費者行動予測等の応用までを取り上げる．〔内容〕食と知覚／社会的認知／高齢者の食／欲求と食行動／生物性と文化性／官能評価／栄養教育／ビッグデータ

情動学シリーズ
現代社会がかかえる情動・こころの課題に取り組む

1. 情動の進化 —動物から人間へ—
渡辺茂・菊水建史 編
A5判 192頁 定価(本体3200円+税) (10691-6)

情動の問題は現在的かつ緊急に取り組むべき課題である。動物から人へ、情動の進化的な意味を第一線の研究者が平易に解説。〔内容〕快楽と恐怖の起源／情動認知の進化／情動と社会行動／共感の進化／情動脳の進化

2. 情動の仕組みとその異常
山脇成人・西条寿夫 編
A5判 232頁 定価(本体3700円+税) (10692-3)

分子・認知・行動などの基礎、障害である代表的精神疾患の臨床を解説。〔内容〕基礎編(情動学習の分子機構／情動発現と顔・脳発達・報酬行動・社会行動)、臨床編(うつ病／統合失調症／発達障害／摂食障害／強迫性障害／パニック障害)

3. 情動と発達・教育
伊藤良子・津田正明 編
A5判 196頁 定価(本体3200円+税) (10693-0)

子どもが抱える深刻なテーマについて、研究と現場の両方から問題の理解と解決への糸口を提示。〔内容〕成長過程における人間関係／成長環境と分子生物学／施設入所児／大震災の影響／発達障害／神経症／不登校／いじめ／保育所・幼稚園

4. 情動と意思決定 —感情と理性の統合—
渡邊正孝・船橋新太郎 編
A5判 212頁 定価(本体3400円+税) (10694-7)

意思決定は限られた経験と知識とそれに基づく期待、感情・気分等の情動に支配され直感的に行われることが多い。情動の役割を解説。〔内容〕無意識的な意思決定／依存症／セルフ・コントロール／合理性と非合理性／集団行動／前頭葉機能

5. 情動と運動 —スポーツとこころ—
西野仁雄・中込四郎 編
A5判 224頁 定価(本体3700円+税) (10695-4)

人の運動やスポーツ行動の発現、最適な実行・継続、ひき起こされる心理社会的影響・効果を考えるうえで情動は鍵概念となる。運動・スポーツの新たな理解へ誘う。〔内容〕運動と情動が生ずる時／運動を楽しく／こころを拓く／快適な運動遂行

6. 情動と呼吸 —自律系と呼吸法—
本間生夫・帯津良一 編
A5判 176頁 定価(本体3000円+税) (10696-1)

精神に健康を取り戻す方法として臨床的に使われる意識呼吸について、理論と実践の両面から解説。〔内容〕呼吸と情動／自律神経と情動／香りと情動／伝統的な呼吸法(坐禅の呼吸、太極拳の心・息・動、ヨーガと情動)／補章：呼吸法の系譜

7. 情動と食 —適切な食育のあり方—
二宮くみ子・谷 和樹 編
A5判 264頁 定価(本体4200円+税) (10697-8)

食育、だし・うまみ、和食について、第一線で活躍する学校教育者・研究者が平易に解説。〔内容〕日本の小学校における食育の取り組み／食育で伝えていきたい和食の魅力／うま味・だしの研究／発達障害の子供たちを変化させる機能性食品

8. 情動とトラウマ —制御の仕組みと治療・対応—
奥山眞紀子・三村 將 編
A5判 244頁 定価(本体3700円+税) (10698-5)

根源的な問題であるトラウマに伴う情動変化について治療的視点も考慮し解説。〔内容〕単回性・複雑性トラウマ／児童思春期(虐待、愛着形成、親子関係、非行・犯罪、発達障害)／成人期(性被害、適応障害、自傷・自殺、犯罪、薬物療法)

脳・神経科学の研究ガイド
小島比呂志 監訳
B5判 264頁 定価(本体5400円+税) (10259-6)

神経科学の多様な研究(実験)方法を解説。全14章で各章は独立しており、実験法の原理と簡単な流れ、データ解釈の注意、詳細な参考文献を網羅した。学生・院生から最先端の研究者まで、神経科学の研究をサポートする便利なガイドブック。

脳科学ライブラリー3 脳と情動 —ニューロンから行動まで—
小野武年 著
A5判 240頁 定価(本体3800円+税) (10673-2)

著者自身が長年にわたって得た豊富な神経行動学的研究データを整理・体系化し、情動と情動行動のメカニズムを総合的に解説した力作。〔内容〕情動、記憶、理性に関する概説／情動の神経基盤、神経心理学・行動学、神経行動科学、人文社会学

質感の科学 —知覚・認知メカニズムと分析・表現の技術—

小松英彦 編
A5判 240頁 定価(本体4500円+税)(10274-1)

物の状態を判断する認知機能である質感を科学的に捉える様々な分野の研究を紹介〔内容〕基礎(物の性質,感覚情報,脳の働き,心)/知覚(見る,触る等)/認知のメカニズム(脳の画像処理など)/生成と表現(光,芸術,言語表現,手触り等)

文化財保存環境学(第2版)

三浦定俊・佐野千絵・木川りか 著
A5判 224頁 定価(本体3500円+税)(10275-8)

好評テキストの改訂版。学芸員資格取得のための必修授業にも対応し,自主学習にも最適。資格取得後も役立つ知識や情報が満載。〔内容〕温度/湿度/光/空気汚染/生物/衝撃と振動/火災/地震/気象災害/盗難・人的破壊/法規/倫理

シリーズ現代博物館学1 博物館の理論と教育

浜田弘明 編
B5判 196頁 定価(本体3500円+税)(10567-4)

改正博物館法施行規則による新しい学芸員養成課程に対応した博物館学の教科書。〔内容〕博物館の定義と機能/博物館の発展と方法/博物館の歴史と現在/博物館の関連法令/博物館と学芸員の社会的役割/博物館の設置と課題/関連法令/他

世界自然環境大百科〈全11巻〉
大澤雅彦総監訳 地球の生命の姿を美しい写真で詳しく解説

1. 生きている星・地球
大原 隆・大塚柳太郎監訳
A4変判 436頁 定価(本体28000円+税)(18511-9)

地球の進化に伴う生物圏の歴史・働き(物質,エネルギー,組織化),生物圏における人間の発展や関わりなどを多数のカラーの写真や図表で解説。本シリーズのテーマ全般にわたる基本となる記述が各地域へ誘う。ユネスコMAB計画の共同出版。

3. サバンナ
大澤雅彦・岩城英夫監訳
A4変判 500頁 定価(本体28000円+税)(18513-3)

ライオン・ゾウ・サイなどの野生動物の宝庫であるとともに環境の危機に直面するサバンナの姿を多数のカラー図版で紹介。さらに人類起源の地サバンナに住む多様な人々の暮らし,動植物との関わり,環境問題,保護地と生物圏保存を解説。

6. 亜熱帯・暖温帯多雨林
大澤雅彦監訳
A4変判 436頁 定価(本体28000円+税)(18516-4)

日本の気候にも近い世界の温帯多雨林地域のバイオーム,土壌などを紹介し,動植物の生活などをカラー図版で解説。そして世界各地における人間の定住,動植物資源の利用を管理や環境問題をからめながら保護区と生物圏保存地域までを詳述。

7. 温帯落葉樹林
奥富 清監訳
A4変判 456頁 定価(本体28000円+税)(18517-1)

世界に分布する落葉樹林の温暖な環境,気候・植物・動物・河川や湖沼の生命をカラー図版を用いてくわしく解説。またヨーロッパ大陸の人類集団を中心に紹介しながら動植物との関わりや環境問題,生物圏保存地域などについて詳述。

8. ステップ・プレイリー・タイガ
大澤雅彦監訳
A4変判 480頁 定価(本体28000円+税)(18518-8)

プレイリーなどの草原およびタイガとよばれる北方林における,様々な生態系や動植物と人間とのかかわり,遊牧民をはじめとする人々の生活,保護区と生物圏保存地域などについて,多数のカラー写真・図表を用いて詳細に解説。

9. 北極・南極・高山・孤立系
柴田 治・大澤雅彦・伊藤秀三監訳
A4変判 512頁 定価(本体28000円+税)(18519-5)

極地のツンドラ,高山と島嶼(湖沼,洞窟を含む)の孤立系の三つの異なる編から構成されており,それぞれにおける自然環境,生物圏,人間の生活などについて多数のカラー図版で解説。さらに環境問題,生物圏保存地域についても詳しく記述。

10. 海洋と海岸
有賀祐勝監訳
A4変判 564頁 定価(本体28000円+税)(18520-1)

外洋および海岸を含む海洋環境におけるさまざまな生態系(漂泳生物,海底の生物,海岸線の生物など)や人間とのかかわり,また沿岸部における人間の生活,保護区と生物圏保存地域などについて,多数のカラー写真・図表を用いて詳細に解説

科学英語とプレゼンテーションの本

アブストラクトで学ぶ 理系英語 構造図解50
斎藤恭一・梅野太輔 著
A5判 160頁 定価(本体2300円+税)(10276-5)

英語論文のアブストラクトで英文読解を練習。正確に解釈できるように文の構造を図にしてわかりやすく解説。強力動詞・コロケーションなど,理系なら押さえておきたい重要語句も丁寧に紹介した。研究室配属後にまず読みたい一冊。

理系英語で使える強力動詞60
太田真智子・斎藤恭一著
A5判 176頁 定価(本体2300円+税)(10266-6)

受験英語から脱皮し,理系らしい英文を書くコツを,精選した重要動詞60を通じて解説。〔内容〕contain / apply / vary / increase / decrease / provide / acquire / create / cause / avoid / describe ほか

書ける! 理系英語 例文77
斎藤恭一・ベンソン華子 著
A5判 160頁 定価(本体2300円+税)(10268-0)

欧米の教科書を例に,ステップアップで英作文を身につける。演習・コラムも充実。〔内容〕ウルトラ基本セブン表現／短い文(強力動詞を使いこなす)／少し長い文(分詞・不定詞・関係詞)／長い文(接続詞)／徹底演習(穴埋め・作文)

自然・社会科学者のための 英文Eメールの書き方
坂和正敏・坂和秀晃訳　Marc Bremer 著
A5判 200頁 定価(本体2800円+税)(10258-1)

海外の科学者・研究者との交流を深めるため,礼儀正しく,簡潔かつ正確で読みやすく,短時間で用件を伝える能力を養うためのEメールの実例集である。〔内容〕一般文例と表現／依頼と通知／訪問と受け入れ／海外留学／国際会議／学術論文／他

理科系のための 実戦英語プレゼンテーション [CD付改訂版]
廣岡慶彦著
A5判 136頁 定価(本体2800円+税)(10265-9)

豊富な実例を駆使してプレゼン英語を解説。質問に答えられないときの切り抜け方など,とっておきのコツも伝授。音読CD付〔内容〕心構え／発表のアウトライン／研究背景・動機の説明／研究方法の説明／結果と考察／質疑応答／重要表現

英語学習論 ―スピーキングと総合力―
青谷正妥著
A5判 180頁 定価(本体2300円+税)(10260-4)

応用言語学・脳科学の知見を踏まえ,大人のための英語学習法の理論と実践を解説する。英語学習者・英語教師必読の書。〔内容〕英語運用力の本質と学習戦略／結果を出した学習法／言語の進化と脳科学から見た「話す・聞く」の優位性

学生のための プレゼン上達の方法 ―トレーニングとビジュアル化―
塚本真也・高橋志織著
A5判 164頁 定価(本体2300円+税)(10261-1)

プレゼンテーションを効果的に行うためのポイント・練習法をたくさんの写真や具体例を用いてわかりやすく解説。〔内容〕話すスピード／アイコンタクト／ジェスチャー／原稿作成／ツール／ビジュアル化・デザインなど

化学英語[精選]文例辞典
松永義夫編著
A5判 776頁 定価(本体14000円+税)(14100-9)

化学系の英文の執筆・理解に役立つ良質な文例を,学会で英文校閲を務めてきた編集者が精選。化学諸領域の主要ジャーナルや定番教科書などを参考に収集・作成した決定版。附属CD-ROMで本文PDFデータを提供。PC上での検索も可能に。

ISBN は 978-4-254- を省略　　　　　　　　　　　　　　(表示価格は2017年8月現在)

朝倉書店
〒162-8707 東京都新宿区新小川町6-29
電話 直通(03)3260-7631　FAX(03)3260-0180
http://www.asakura.co.jp　eigyo@asakura.co.jp

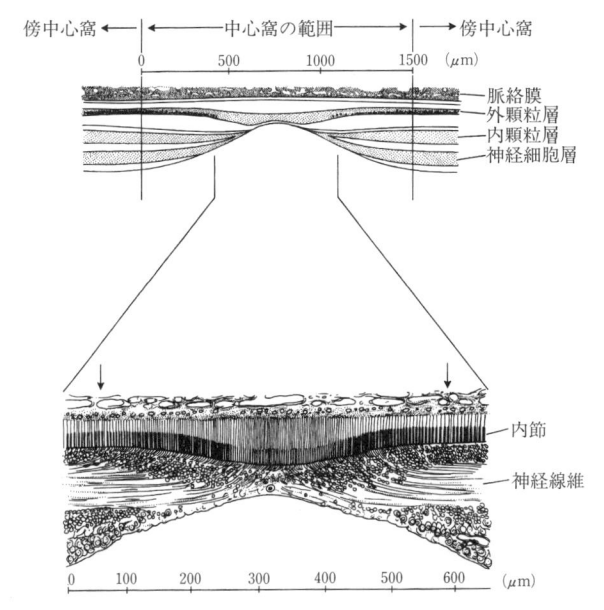

4.1 眼球運動の仕組みと生理学的知見

図 4.1 網膜中心窩近傍の断面図[1]

中心窩は最大でも 600 μm 程度であることが解剖学的に示されている．また中心窩では視細胞が密集するあたりで網膜の厚さが半分以下になっていてより多くの外光を取り入れることが可能である．

(superior rectus)，下直筋（inferior rectus），下斜筋（inferior oblique），および上斜筋（superior oblique）の 6 種類の異なった筋肉があり，それらは相互に連携しながら中心窩を視対象に素早く向ける運動を実行している（図 4.2）．眼球の動作には，両眼がほぼ同時に同じ方向に運動する両眼共役運動（binocular conjugate eye movements）と，3 次元空間内で異なった距離にある視対象に眼球の位置を変化させるときの非共役眼球運動（輻輳・開散：convergence, divergence）がある．前者は左右両眼の眼球が同じ方向へ，後者では両眼が水平方向でお互いに逆の方向へ運動するために両眼の外眼筋が拮抗的に動作する点で運動制御の神経支配が大きく異なっている．

単独の眼球について考えてみると，内・外直筋は相互に拮抗筋であり，眼球が内，外転するときにお互いに異なる筋収縮を行う．腕を曲げ伸ばしする場合と同様である．右に眼球を動かすときには右目の外直筋は収縮するが内直筋は伸展して拮抗的に動作する．一方右眼の内直筋と左眼の外直筋，あるいは左眼の内直筋と右眼の外直筋は同じ方向に働く協動筋であるから両眼の内直筋どうし（外直筋

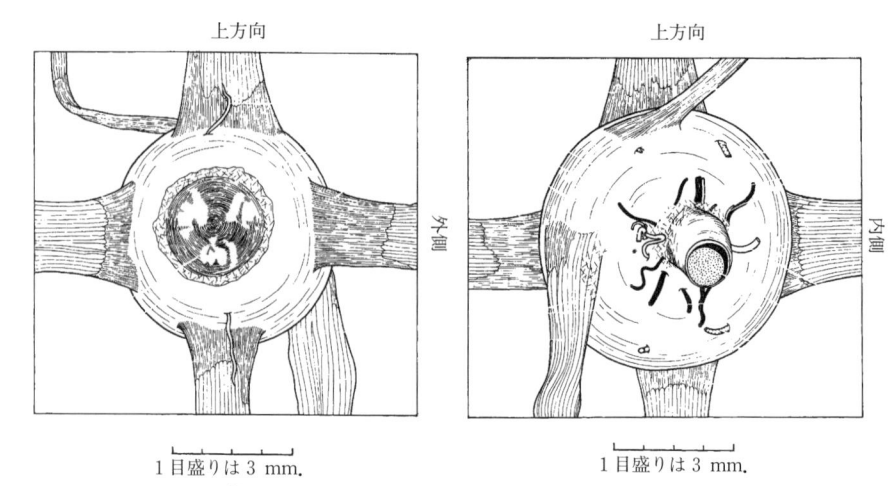

図4.2 眼球運動を可能にする6種類の外眼筋が眼球に付着している様子を眼球全面および背後から見た様子[2]

どうし）は拮抗的に動作する．しかし上・下直筋は単独の眼球についてみると内外直筋と同様に拮抗筋であるが，両眼についてみると上直筋どうし，下直筋どうしは協動筋である．すなわち内・外直筋は中枢の両側の支配が反対側の支配を受けるが，上・下直筋は同側の支配を受けるという点で大きな違いがある[2]．

　斜筋は眼球への付着位置と方向が特殊な位置関係にあり，上直筋と下斜筋は眼球が上転するときには協動筋として働く．上・下斜筋の特殊な働きとして，眼球の位置が正面を向いているとき（第1眼位），前後方向の軸に関して回転方向の運動（回旋運動）を制御していて，眼球をその他の位置（第2・3眼位）に移動させるときひねりを加えることでより高速に運動させることに大きく寄与している．内，外，上，下の4種類の直筋さえあれば眼球の2次元的な運動は可能なように思われるが，一見無駄に見える上・下斜筋が加わることによってもっと精緻で高速な眼球の位置変位が可能になる．動作可能な眼球模型（ロボット）を作製し，眼球にあたる部分を運動させてみると，上下・左右4種類の直筋だけで構成した模型では，眼球模型を水平方向，垂直方向に運動させるときは滑らかに動くが，第3眼位にあたる位置の斜め上・下方向に眼球模型を運動させてみると，一定の距離を越えると運動にかなりの円滑さを欠くことがわかった．このことからも上・下斜筋が高速な眼球運動にきわめて重要な役割を占めていることがわかる．また眼球運動の1つに「回旋運動（counter-rolling, torsion）」があるが，この運動は上・下斜筋によってもっぱら動作が制御されている．回旋（眼球）運

動は首や体軀を左右に傾斜させたときに一定の角度までは眼球が身体の傾きとは逆の方向に回転する反射的な運動であるが，運動する視覚刺激によっても生起する．身体の傾斜は前庭器に刺激を与えるが，この入力が回旋（眼球）運動入力となる神経支配が確認されている．また全額平行面で回転する刺激を与えると視性眼振が回転方向に生じるが，このときにも上・下斜筋が主な働きをしている．

4.1.2 外眼筋の神経支配

6種類の外眼筋は異なった脳神経系（神経核）の支配を受けている．

内直筋，上直筋，下直筋，および下斜筋は動眼神経核（oculomotor neucles, 第III核）の支配下にある．上斜筋は滑車神経核（trochlear neucles, 第IV核）によって神経支配され，外直筋は外転神経核（abducens neucles, 第VI核）によって支配され，眼球の外方向への回転の制御を司っている．この他にすべての外眼筋は前庭神経核（vestibular neucles）の支配も受けており，前庭動眼反射（vestibulo-ocular reflex, VOR）はこの系によって運動が制御されている．

動眼神経核（第III核）は中脳の中心灰白質腹側に位置し上記4種類の外眼筋の他にも上眼瞼挙筋の制御も同時に支配する．内直筋，下直筋，下斜筋は同側性の神経支配を受けるが，上直筋だけは反対側の神経支配を受けており，これが目に見える行動とどのような関係にあるかを研究することはたいへん興味深い．滑車神経核（trochlear neucles, 第VI核）は動眼神経核の後方に位置しており外眼筋のうちの上斜筋だけを大部分両側交差性に神経支配している．外転神経核（abducens neucles, 第VI核）は前記の両神経核と少し離れて延髄に近い位置にあるが動眼神経核に対しても入力経路を持っており，両眼の共役性水平眼球運動（一側の外直筋と内直筋が同方向に運動する）が可能であるように反対側への入力を持ち制御を行っている．一方前庭神経核からの投射も確認されており，水平方向の前庭動眼反射はこの神経核で制御されていることになり，その源は身体の外部からの傾斜や回転にある．

このように6本の外眼筋は主として3種類の異なった脳神経によって制御されている．眼球運動は表面的には単純な動作に見えても複数の異なった神経系によって支配を受けながら，統一性のとれた運動を行っていることになる．たとえば前庭動眼反射は，頭部や身体の動揺に付随して起きる眼球の反射方向への運動であるが，この種の反射的な眼球の位置変位が起こる場合は，水平方向と垂直方向では全く異なった脳神経核による神経支配がなされていることに加え，頭部の位置変位の水平，垂直方向が異なった半規管コンポーネントからの出力がさらに

68   4 眼球運動

加わるというきわめて複雑な系を構成している．眼球運動がヒトの行動や運動のなかでどのような神経支配のループの中で成立しているのか，についての事実関係の解明が行動の理解のためにもたいへん重要である．

　眼球運動は後に述べるように複数のカテゴリーに分類できるが，それぞれの運動は，背後に共通な神経生理学的な制御機構と，全く異なった機構の両者が併存する．一般的に眼球の位置の変化を制御する中枢性の信号は速度信号が最初に，終着点にあたる位置信号がその後形成されると考えられる．たとえば速度信号は動きが持続している間だけ発火が持続するバースト・ニューロンによって，位置信号は神経積分器と呼ばれる機構によって変換された結果が眼球位置があるポジションに到達してその後位置を保持している間は位置の違いによって発火頻度が異なるトーニック・ニューロンとなって最終的な運動ニューロンに情報が伝達される．眼球運動により，神経回路の源や大脳両側の制御構造は異なるが，上で述べた機構は基本的なメカニズムとなっている．

　バースト・ニューロンは眼球が急速に位置を変えるタイミングに10 ms程度先行して高頻度でスパイク活動を示すニューロンである．この高頻度なスパイクは眼球が運動している間にのみ活動が見られ，眼球が運動を停止させると同時にスパイク活動を停止する．またこの一過性のスパイク活動は外眼筋を直接制御するモーター・ニューロンのスパイクの発生とも同期する．抑制性バースト・ニューロン（inhibitory burst neuron：IBN）と興奮性バースト・ニューロン（excitatory burst neuron：EBN）の2種類があり，前者は急速な眼球運動の開

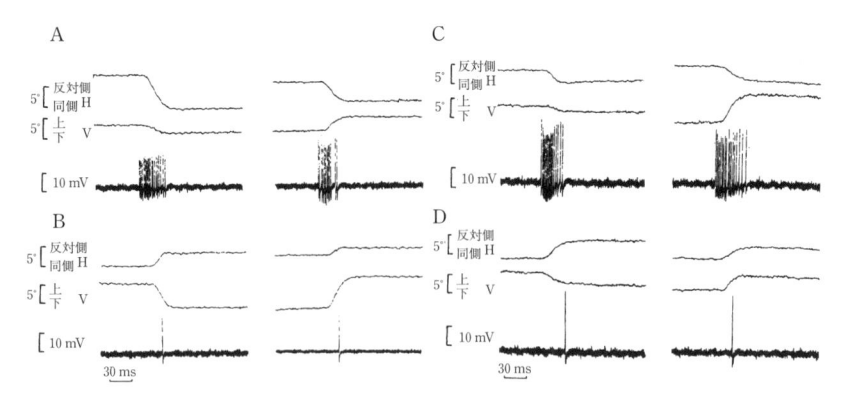

図4.3 外眼筋の運動を支配する興奮性バースト・ニューロン（A，B）および抑制性バースト・ニューロン（C，D）の発火タイミングと眼球位置の変位[3]
　　　それぞれの発火の様態は同側反側性に眼球が動く方向によって発火の頻度とタイミングが異なる．

始時の運動中にスパイク活動が見られ同側のモーター・ニューロンに投射している．後者の抑制性バースト・ニューロンは直接外転神経核運動ニューロンに結合して抑制的に働いている（図 4.3）[3]．

またポーズ・ニューロンといわれる一群のニューロンの存在も確認された．眼球がサッカード（saccade）によって位置を変化させるときにのみ活動を休止し，眼球が静止しているときのみ活動することで抑制性，興奮性バースト・ニューロンと相補的な活動関係にある．ポーズ・ニューロンは眼球のあらゆる方向のサッカードに対しても活動を示すことからオムニポーズ・ニューロンとも呼ばれる．

上丘（superior colliculus）からも外眼筋の制御が行われる．上丘の受容野は網膜の部位を再現するようにマッピングされており，網膜上に映じた2次元表現情報が上丘においては相似的にマッピングされているという特徴がある[4]．このマップを基に，上丘ではサッカードに数十ms先だってバースト性の発火を示すニューロンが特定されている（図 4.4）．視野内の座標と相似的な上丘のマップ

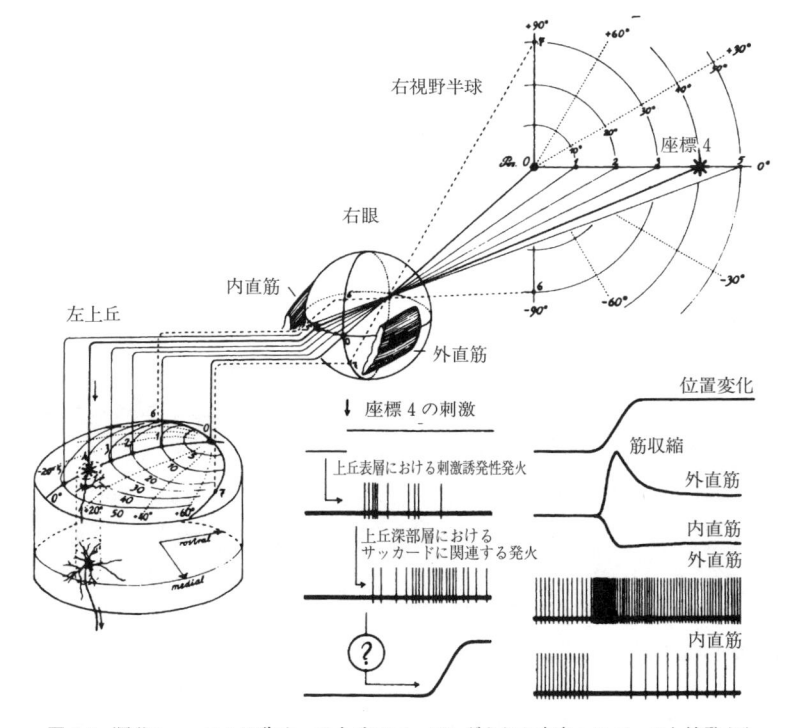

図 4.4 運動ニューロンに先立って上丘でマッピングされた方向へのバースト性発火[4]

上では，サッカードの速さと方向を特定するバースト発火が生じ，その信号はバースター，ドライビング・ニューロンを介して興奮性バースト・ニューロンに信号を送り，脳幹網様体内にあるプレモーター・ニューロンを介して運動ニューロンに運動コマンドが出された結果，最終的な行動としてのサッカードが実行される．上丘は他にも多様な運動制御の中枢操作を行っているが，特にサッカードの運動制御にはきわめて重要な役割を担っている．

4.2 眼球運動の種類

眼球運動には随意的眼球運動，不随意的眼球運動の2種類がある．視覚刺激やその他の感覚刺激を与えると一定の運動が起こることから，随意的眼球運動は刺激依存性の随意運動と呼ばれる．

不随意的に生起する代表的な眼球運動としては，ニスタグムス（眼振，nystagmus）と呼ばれる律動的な眼球運動がある．ニスタグムスには，視覚的な運動刺激で自動的に生起する視覚誘発性眼振（視性眼振，OKN：optokinetic nystagmus）と，前庭器官からの入力によって自発的に解発される前庭動眼反射（vestibulio ocular reflex：VOR）とがある．それぞれ水平，垂直方向成分としてリズミカルな緩徐相／急速相の交代眼球運動が起こることが最大の特徴である．

回旋眼球運動（counter rolling, torsional eye movements）は，身体や頭部を直立状態から左右に傾斜させたとき，眼球が身体の傾斜方向とは反対の方向に回転する不随意的な運動である．身体の傾斜で起こる反射は前庭器官の中の耳石器官からの入力の変化によって起こる反射で，先に述べた前庭性眼振と同じ機序で起こると考えてよい．またこの種の眼球運動は全額平行面内で回転する視覚運動刺激によっても起こる．眼前で回転する運動視覚刺激を与えると水平・垂直方向の急速相と緩徐相の交代によるリズミカルな回旋性眼振が観察されるが，この機序は視性眼振と同様なものと考えられる．

眼球運動は運動の速度で分類することもできる．運動速度を基準にすると複数の種類の眼球運動に分類することができるが，それぞれの制御機構と神経支配は異なっていることがわかっている．大別すると①非常に素早い速度で眼球が移動するサッカードと呼ばれる衝動性眼球運動，②比較的ゆっくりした速度を持つ滑動性眼球運動（smooth pursuiteye movement），③身体が動いたときに，早い速度と低速の速度が交代に現れる前庭動眼反射（VOR），④同じく高速，低速の交代相が現れるが，視覚的動刺激によって惹起される視運動性眼振（OKN），⑤

両眼の非共役的な運動で低速な速度を持つ眼球運動である輻輳・解散（vergence）の各運動の種類がある．これらはすべて眼球が運動中の状態を示しているので，眼球が休止した状態を特別に⑥固視（fixation）として分類することがある．

4.2.1 サッカード

サッカード＝衝動性眼球運動（saccadic eye movement）は視野内のある点からある点まで注視点（中心窩）を高速に移動させる眼球運動である．高速であるとともにいったん動き始めると最初に目指した位置まで停止しない（ballistic）運動である点が最も特徴的であり，中途で自分の意志によって眼球運動を止めたり方向を修正はできないので，和名では衝動性眼球運動と呼ばれる．

a. サッカードの制御

前節で述べたようにサッカードは中枢からのパルス様の速度信号とその積分したステップ状の位置信号によって制御される．水平方向と垂直方向のサッカードは異なった回路で生成されているが，水平方向のサッカードは脳幹網様体がその中枢となっており，バースト・ニューロンとポーズ・ニューロンがサッカードの制御を行っている（図4.5）．興奮性と抑制性のバースト・ニューロンは，前者は反対側に後者は同側性に投射することで，両眼の外転神経核を対抗的に制御して，水平眼球運動の共役的運動を実現する．ポーズ・ニューロンはサッカードとサッカード間の固視（fixation）中にのみ発火する一群のニューロンである．方向選択性がなくあらゆるサッカードとサッカードの間の固視のフェーズで高い頻度の発火を示す．またこのニューロンは前庭性眼振の緩徐相でも発火を示したり

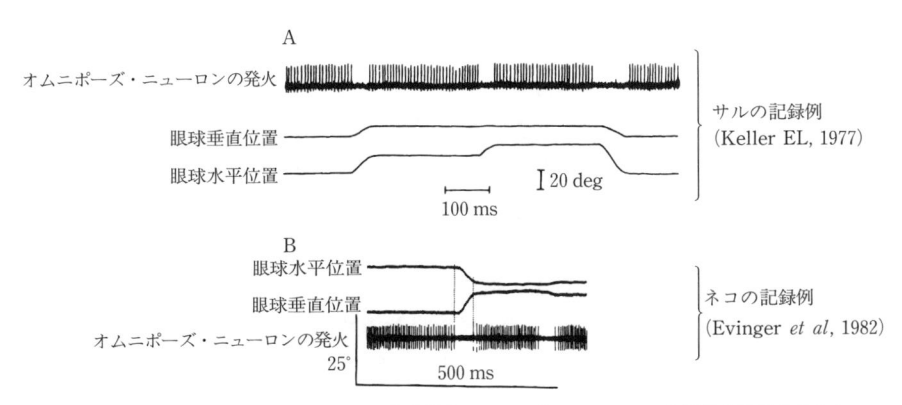

図4.5 眼球運動に対応してサッカードを支配するバースト・ニューロンと固視を維持するオムニポーズ・ニューロンの発火[3]

急速相で発火を停止したりすることや，方向選択性がないことも考慮すると，眼球の位置保持を持続させる信号をバースト・ニューロンに制御信号として送っているのではないかと考えられる．一方，垂直性のサッカードの制御機構は水平性のそれと少し異なっている．垂直性眼球運動の制御中枢は中脳であるがバースト・ニューロン等は同側性に投射していることから両眼の共役運動が垂直方向には同一の方向に運動することが容易に理解できる．

b. サッカードの中枢

前頭前野（frontal eye field：FEF）はとりわけ重要な制御を行う高次中枢であり，そこからの指令によって一定の方向に眼球運動が誘発される．前頭前野には視覚性ニューロンが確認されていて視覚性受容野に光覚としての刺激が与えられるとこのニューロンが活動を開始するが，サッカードによってニューロンの発火は促進（enhance）される．自発性サッカードでは活動しないが目的を持ったサッカードが生じたときにのみ活動するニューロン（サッカード・ニューロン）も確認されている．外眼筋の運動を制御するニューロンとしてオムニポーズ・ニューロンがあることは先に述べたが，その期間にだけ活動するニューロン（固視ニューロン，visual fixation neuron）もある．このようにサッカードをどのような様態に生起させるかということを決定するさまざまな中枢コマンドを発生させる部位として補足眼野（supplementary eye field：SEF）や視床（pulvinar）あるいは小脳（cerebellum）等に関して多くの研究がなされている．これらの中枢ではサッカードの特性（方向や速度）が決定され，いったんサッカードが開始されるとその抑制制御を行うようになるが，そのような制御機構が視覚そのものに与える影響に関する研究は端緒についたばかりである．

c. サッカードの機能

サッカードは大別して自発性サッカード，走査性サッカード，視覚刺激依存性誘発サッカードに分けられる．自発性サッカードは，中枢から特定の意図的な制御コマンドを受けなくても自然に生じるタイプであるが，走査性サッカード，視覚刺激依存性誘発サッカードは，外部の視覚刺激に誘発されて生じる特徴がある．走査性サッカードは，スキャン・パスと呼ばれる連続した複数のサッカードと固視の繰り返しによって視対象の特徴部分を経時的に走査する運動である．また視覚刺激依存性誘発サッカードは，周辺視野のキューに対して中心窩をそこに移動させるときのサッカードである[9]．眼球運動を測度とした実験的研究では主として後者の2つに対応するサッカードが対象になることが多い．

サッカードはターゲットの少し手前で停止し，再度小さなサッカード（修正

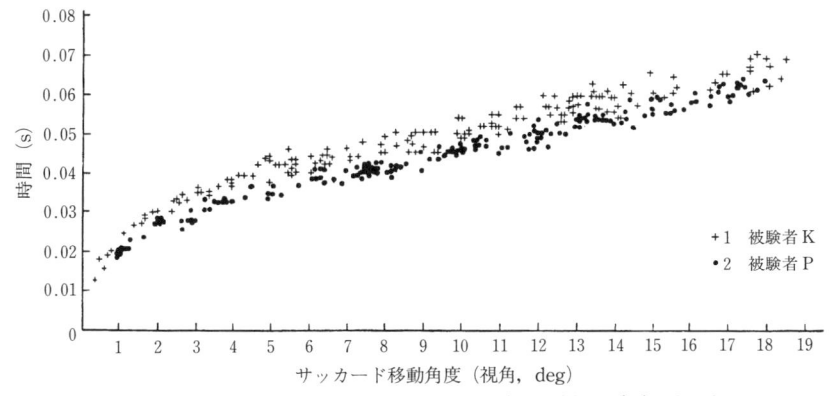

図 4.6 サッカードの速度はサッカードする距離に比例して高速になる[5]

サッカード，corrective saccade）を行い最終的にはターゲットの位置に停止することが多い．サッカードの最大速度は運動の振幅と正の相関関係にあり，移動距離が大きくなると眼球運動の速度も速くなる（図 4.6）．最大速度は 1000°/s を越えることもあるが，個人差と覚醒水準の状態によってその速度はかなり異なる．実験時には充分覚醒水準を維持する方策をとるとともに，測定機器の調整などの準備不足によって被験者を長時間拘束して覚醒水準を下げないようにしないと速度が緩慢になる．サッカード持続時間は振幅（サッカードがなされる距離）と比例関係にある[5]．振幅が 20°のとき，サッカード時間は 60〜80 ms 必要だが，40°の距離では 100 ms 以上の時間を必要としている．また，サッカードの開始には一定の潜時（刺激が呈示されてから一定の速度で眼球が動き始めるまでの時間）がありその値は 150〜250 ms の範囲にある．潜時の大部分は中枢の運動コマンドの生成に費やされるが，一部網膜内の光化学的処理，脳幹での処理に必要な時間であることがわかっている．

サッカードに関連する重要な現象としてサッカード抑制（saccadic suppression）がある．われわれの身体や頭部はいつも不安定に移動していて，さらに眼球が休む暇なく運動しているのに，われわれの視覚世界はつねに安定している．われわれの日常生活において視覚世界が安定な視野が得られることを説明する1つのメカニズムとして考え出されたのがサッカード抑制という概念である．網膜上の視覚情報がサッカード中にそのまま忠実に中枢に送られたなら，眼球運動中の知覚はブレた映像を知覚することになる．中枢から「眼球運動を開始せよ」という遠心性の運動コマンドが出されると，サッカードが行われている間は

網膜から中枢への求心性の知覚情報が抑制され，その結果情報量のない映像が知覚されないという目的論的な考え方である．この考え方はわれわれの知覚世界を理解するのにかなり説得的であって，サッカード中に刺激の輝度を上げると知覚の閾値が比較的下がるという最近の研究による実験結果から考えても抑制説には有利な状況となっている．ただし，この抑制は運動知覚などに関わる大細胞経路に選択的に起こっており，映像のブレが知覚されないのはおもにマスキング効果であるという考え方もある[6]．

4.2.2 滑動性眼球運動

滑動性眼球運動（smooth pursuit eye movement）はサッカードにくらべて非常に速度の遅い眼球運動であるが，その制御メカニズムはサッカードとは全く異なる．滑動性眼球運動は，必ず，運動する視覚刺激に追従して起きる眼球運動であることが最大の特徴である．追従できる視覚刺激の速度の範囲は5〜60°/s内にあり，比較的ゆっくりと運動する視覚刺激に対して，眼球をほぼ同じ速度で追従させることができる．もし運動する視覚刺激がこの速度の範囲を越えたときは眼球運動は素早くサッカードへと切り替わってしまう．追従可能な速度の範囲は動物の種によって異なるともいわれているが，これは生物の生態学的な特性の観点から考えてみると，その生物が持つ身体機能や生活する環境に適応して成立した眼球運動であると考えることもできる．サッカードの中枢制御と異なって，滑動性眼球運動は，網膜上の刺激位置情報を考慮しながら行われるので，運動視覚刺激による網膜上の情報のフィードバックを必要とする閉ループ性の制御下に行われる眼球運動であると定義することができる[7]．

滑動性眼球運動が生じるには外界の運動視覚刺激が必要だが，そのためには最初に外界の運動視覚刺激を受容する中枢が刺激されなければならない．第1次視覚野の中でもMT野は視覚刺激の運動に対して反応する中枢であることがよく知られているが，その他に関連する中枢部位としてサッカードを解発する前頭前野の特定の部分やMST野（medial superior temporal area）や連合野の一部，小脳，脳幹等が滑動性眼球運動に関係していることも知られている．これらの複雑な経路が網膜から得られる運動視覚刺激の情報と閉ループを形成しながら外眼筋の緩やかな運動を制御してゆくことが想定されている．閉ループの概略は，外界の動的な情報が網膜上で位置を変えると第1次視覚野の運動を検出するMT野，MST野を経て前庭神経核，脳幹を介して運動コマンドを生成し外眼筋にフィードバックされるという回路である．すなわち網膜上で取得された感覚情報

が運動コマンドをアクティベートするという求心-遠心系の閉回路が成立したことによって運動刺激に追従する滑らかな眼球運動が完成することになるが，他方では頭部を動かしたときの頸筋，前庭三半器官等からの入力や，頭を動かしたときの網膜上の運動視覚刺激の位置変動などをフィードバックしながら滑動性眼球運動が成立するとすれば，さらに複雑なループを考えなければならないだろう．

4.2.3 前庭動眼反射

ヒトが外界を視認する過程では眼球が格納されている頭部と，頭部を支持する体軀を含めたシステムを動かすことによって日常の行動がなされる．このことによって視覚的探査行動の自由度は増大し視覚による探索行動の守備範囲はますます拡大する．したがって外界の視認という行動は，それらの身体の運動に支えられた総合的なシステムのなかで可能性を広げているといえる．しかしこのようなシステムは，身体という土台自体がつねに動くという特徴があるために，動的な特性が網膜を常に不安定な支持系の下に置くという不利な側面を持つことにもなる．このような状況では網膜上の映像はつねに不安定で，何らかの特別なシステムを導入しなければ中心窩に視対象を補捉し続けることがたいへん困難である．

身体が動いても網膜上の映像の安定化を維持，改善する仕組みが前庭動眼反射（VOR）あるいは前庭性眼振と呼ばれる反射性の眼球運動である．この仕組みは，電車や自動車の中で安定した網膜像を得ることで新聞や書物を読んだり，あるいは窓外の風景を視認することができることの説明として多用される．頭部の運動には受動的／能動的の別がある．前者が関与する補償性眼球運動は，外力によって頭部ないしは胴体が運動するときに生じたものを指し，この場合の眼球運動を前庭動眼反射という．一方自分が首を回転させたときに反対方向に眼球運動が生起する反射は前庭頸反射として分けて考えられている．前庭刺激から動眼神経に至る神経経路では，反対側からは興奮性の，同側からは抑制性の支配を受けている．したがって前庭から刺激が加わったときは両眼ともに同じ方向への反射性の眼球運動（VOR）を起こすことになる．

頭部の運動は3次元空間内では3軸の回転と平行移動の6種類の自由度がある．頭部の回転は回転加速度として前庭の三半規管によって，平行移動は三半規管の基部にある2種類の耳石器官（卵形嚢，球形嚢）によって感受される．いずれの感覚器官でも有毛細胞が機械的刺激を電気信号に変換して身体の回転加速度と直線加速度の変化を求心性信号として中枢に情報を送っている．一方の方向へ連続した加速度（回転，直線のどちらも）が与えられると反対の方向へのゆっく

りした眼球運動と同側への急速な眼球運動の交代相（前庭性眼振，nystagmus）が現れる．この特異的な眼球運動には興奮性前庭核ニューロン，抑制性前庭核ニューロンが1方向だけに加速度が加わる不均衡な状態に対して動眼神経への入力として作用するが，さらに興奮性バースト・ニューロンや抑制性バースト・ニューロン，あるいはバースト・ドライビング・ニューロン等の制御下でサッカードの制御機構とは比較にならないほどの複雑な作用を与えることで前庭動眼反射は形成されている．

4.2.4 視運動性眼振

外界の視覚刺激が動いているとき，これを網膜上に固定するために起こる眼球運動の1つが視運動性眼振（OKN：optokinetic nystagmus）である．OKNは代償性眼球運動（compensatory eye movement）の1つであり，その機能は運動する視対象を網膜上に固定させることにある．このような機能には前庭動眼反射（VOR：vestibulo-ocular reflex）もあるが，OKNはVORが補償しきれない網膜上のスリップをさらに微調整する機能を持っている．OKNは急速相と緩徐相の2種類の成分からなる眼球運動から構成される．緩徐相は運動する視対象を忠実に追尾する成分であるが，一定の距離を移動した後，急速相によって後退

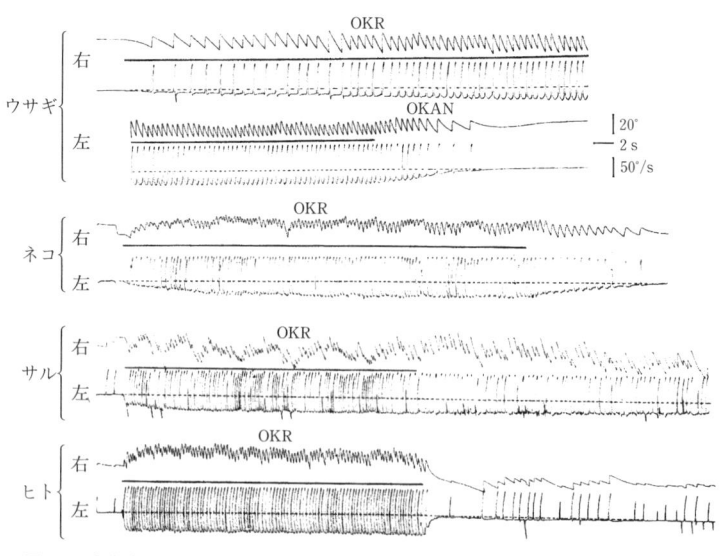

図4.7 左右方向に連続して移動する視覚刺激を見せたときの視運動性眼振，および運動が停止した後にも残存する視運動性後眼振の例[7]

性の眼球運動を起こし，再度緩徐相によって追視を継続する．緩徐相には約100 ms程度の潜時を伴うが，一定の時間の後には運動視覚刺激に対して確実の追尾を行うことでゲイン（運動する視覚刺激の速度と眼球運動の緩徐相の速度の比）が1になるという過程をたどる．また視運動性眼振は，一定の時間が経過した後に視覚刺激を取り去っても長時間眼振の継続が観察される．この現象は視運動性後眼振（OKAN：optokinetic after nystagmus）と呼ばれるが，OKNが身体を回転させたときに前庭からの入力に対応してVORを起こさせることと密接に関係していることから考えて，前庭からの抑制入力が深く関係しているものと考えられている．前庭の両側迷路を破壊した動物実験ではOKANが消失することからもこのような考え方が支持される．

視運動性眼振に関与する神経系には，①皮質下経路を中心とする経路と，②外側膝状体，視覚領を経由する経路の2種類がある．前者の中には視索核に存在するニューロンで網膜上の全域の動きに反応するものが確認されている．このニューロンは比較的低次な生物から中心窩を有する高等な生物まで広く確認されている．一方，大脳皮質を経由する経路は滑動性眼球運動の制御に大きな役割を占めているが，視運動性眼球運動の緩徐相成分との関連性が積極的に検討されている．視運動性眼振の最も重要な役割は網膜上に運動する視覚刺激を固定することにあり，そのために視覚刺激の運動方向に眼球運動を滑らかに運動させ（滑動性眼球運動）一定の距離を眼球が移動した直後，元の位置に眼球を急速に（サッカード）戻してリセットするのだが，ここでは視覚刺激を網膜の中心窩に固定するという役割が重要であることから，このときの眼球運動の制御機構は先に述べた滑動性眼球運動と同種のメカニズムが想定されるのである．

4.2.5 輻輳・開散

輻輳・開散運動は両眼の網膜上のズレ（視差，binocular disparity）に代表される奥行き方向への手がかりに呼応して生じる眼球運動である．また両眼視差が最小となるように神経支配がなされていて単純に閉ループ制御されているだけではなく，中枢からのより高次な機能である記憶や経験などの高次認識機能によっても修飾されるという実験結果も示されている．

輻輳・開散（vergence eye movement）はこれまで述べてきた両眼の共役的な眼球運動ではない．この眼球運動に関与する神経系としての運動神経核は，内直筋支配に含まれている神経核および外転神経核である．輻輳・開散の眼球運動はサッカードに比べてその最大速度が遅いため特異的な運動ニューロンによる神

経支配があるものと考えられていたが，現在ではニューロンの発火頻度が少ないことによって十分な速度が出ないためであると考えられている．輻輳・開散は3次元空間内における奥行き方向の「見え」を可能にするために水晶体の調節とほぼ同期して起こる眼球運動である．最近の知見では動眼神経核近傍に「近見反応ニューロン」と呼ばれる核上性ニューロン群が確認されているが，これは輻輳ニューロンが開散ニューロンに比較して多数確認されたことにより近見反応ニューロンと呼ばれる理由である．このニューロン群は外眼筋の非共役運動時だけに発火するが，通常の共役眼球運動には全く関与しない点に特徴がある[10]．

4.2.6 回旋性眼球運動

　回旋性眼球運動は眼球を正面から見たときの前後方向の軸回り (rolling) で左右に回転する眼球運動を指す．この運動には2種類の刺激によって生起するモードがある．1つは前庭，特に耳石器官からの刺激によって生じる運動であり，他の1つは視覚刺激によって惹起される眼球運動である．前者は「前庭性反対回旋」(vestibular counter-rolling あるいは vestibular torsional counter rolling) と呼ばれている．身体，あるいは頭部を左右どちらかの方向に傾斜させると，眼球は身体（頭部）の傾斜とは反対の方向にちょうど「起き上がりこぼし」のように回転する（図4.7）．回旋性眼球運動には，①静的なものと，②動的な

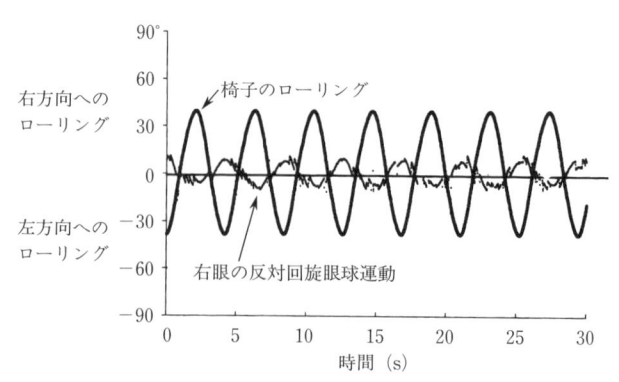

図 4.8　身体を左右方向にそれぞれ 30°，0.25 Hz の速度でサイン波状に 30 秒間スイングさせたときに生じた眼球の回旋運動[13]
30°の身体のローリングに対して眼球の回旋の角度は左右15°以内であり，身体の運動方向と完全に逆位相になっていることがよくわかる．回旋運動中に回旋性ニスタグムスが観察されているのは，身体の運動と同時に全額平行面内で回転する視覚刺激を見せたことによって生じたものである．

ものがある．静的回旋性眼球運動は，身体，頭部が一定位置に傾斜したとき眼球が反対側に回転してある限界の角度で停止する場合を指し，動的な回旋性眼球運動は身体あるいは頭部が絶え間なく揺さぶられたときに追従して起きるものを指す．この反射性の回旋眼球運動は前庭器官のなかでも，耳石（卵形嚢）の入力変化に応じて生じている．また回旋性眼球運動は視覚的に誘発しても生じる．目の前で回転刺激を与えると，急速相と緩徐相が交代する回旋性の眼振（opto-kinetic counter-rolling）が生じる．この運動は運動視覚刺激を水平，あるいは垂直に運動させたときに生じる視性眼振と同様のふるまいであるが，回旋の運動範囲は解剖学的にみて最大でも45°を越えることはできないという物理的な制限があるので振幅の範囲が異なっている点が通常の視性眼振とは異なっている．

4.3 測定法

眼球運動の測定は多くの場合多種多様な器具を使用することが多く，時には被験体に電極を装着し医用増幅器などを使用することから生理学的な測定法であると認識されているふしがあるが，それは間違いである．これまで述べてきたように眼球運動はマイクロではあるが明確に目に見える行動の範疇に入るものであるから眼球運動の記録は「行動記録」であると考えなければならない．眼球運動を記録するためには，最新型のパソコンを特殊用途に改造し，外部入出力に高精度の光学部品をインストールし，生体への安全性を確保するために厚生労働省の基準をクリアし，被験者には自然で安楽な適用を確保しなければならない．さらに，最終的には研究者の独善的ともいえるスペックを満足させるといった多様な技術が必要である．ここでは現時点で使用されている代表的な測定法のいくつかについて解説する[13]．

4.3.1 リンバス・トラッカー法

リンバス・トラッカー法（limbus tracker method）は強膜反射法とも呼ばれる計測法である．計測方法の原理は，眼球上の角膜部分と強膜部分の色彩と明度が大きく異なる部分に赤外光を照射し，眼球が移動したときに照射位置における反射光の反射率が異なる特性を利用して，眼球運動の位置変化を測定するものである．虹彩部分はメラニン色素の沈着の量によって茶色に見えたり緑色あるいは青色に見えたりするが強膜部分に比較して外光に対する反射率は低い．一方，角膜の周辺が強膜に接するあたりから外縁部分は一様に白色の強膜で占められてお

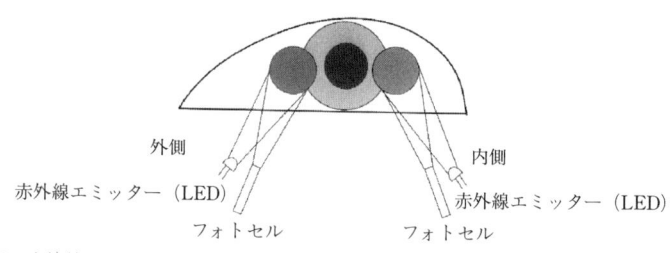

図4.9 赤外線LEDとフォトセルを用いて水平方向の眼球運動を記録するリンバス・トラッカー法

眼球の強膜と虹彩にまたがる左右部分に赤外光を照射し反射成分を両方のフォトセルで受光し両者を差動増幅すると眼球の左右方向の位置変位を記録することができる．眼球が上下方向に変位したときは左右両方の反射光が同じ量だけ変化するので差動増幅の結果に変化は見られない．

り，虹彩部分に比較してこの部分の外光に対してする反射率はきわめて高い．この境界部分に赤外光を照射すると，眼球の位置変位に伴い瞳孔／光彩部分と強膜の面積の割合が変化するので反射光量もほぼ線形に変化する（図4.9）．瞳孔・強膜の境界の水平位置の外・内側の両側に光を照射してその反射光を差動増幅すれば眼球が水平方向の移動量を記録することができる．

この手法で誤った計測記録が生じるのは，光源として赤外光を使用するため光源からの照射位置の確認が視認できないところに原因がある．改善方法の1つとしては，光源の照射装置部分に可視光と赤外光の切り替え装置を組み込むことで解決される．また測定用光源以外からの外乱光によるアーチファクトの混入も問題である．眼球運動の計測が外光を排除した完全暗室で行われることはまずなく，たとえば実験室や検査室には蛍光灯を初めとする交流照明や，被験者への視覚刺激としてのビデオ映像やコンピュータの端末ディスプレー上に生成した画像等のフリッカーする映像はつねにノイズの源となると考えなければならない．

強膜トラッカー法による測定装置の多くは頭部搭載型である．頭部搭載型の測定機器が被験者へのストレスの低減やフィールド・リサーチの可能性を広げるという実際的な事情以外に，両者の計測法には基本的に大きな問題が潜んでいることを認識しておかなければならない．問題は計測のデバイスや装置自体を頭部搭載型にしてしまうと強固な頭部の非動化はもはや必要でなくなると考えがちだが，このときの頭部の位置変位は必ず反射性の眼球運動を伴うので，計測後の眼球運動の記録には，頭部運動に伴う反射性眼球運動とそうでない要素に起因する眼球運動が混在している．もし仮に身体や頭部を非動化せずに束縛を解いたとし

たら，眼球運動には必ず反射性成分が混在している．つまり，「頭部の非動化を行うと被験者が不愉快である」から「したがって非動化を排して頭部搭載型の計測装置が望ましい」という理由でヘッド・マウント形式の記録装置を使用することが推奨されているが，この理解は明らかに誤りであることがわかる．

このようなことを考慮して頭部搭載型の眼球運動計測装置を導入するのであるなら，①眼球運動の記録には必ず頭部運動の同時記録を行うか，②頭部搭載型装置を用いてなお頭部の非動化を強固に実施するかのいずれかの環境を整えなければならない．このことは眼球運動の計測にはきわめて重要な制限条件であるにもかかわらず多くは無視されるか看過されている．この事情はリンバス・トラッカー法による測定に固有の問題ではないが，特に頭部搭載型になりやすい記録法であるという理由で常に留意する必要がある．

4.3.2 角膜反射光法

ヒトの角膜表面は光をよく反射する．角膜からの反射で眼球の回旋角が計測できる原理は，角膜の曲率中心が眼球の回旋点から離れた位置にあることに着目した計測法である．個人差や民族による差異はあるが，平均的な眼球の直径は 24 mm（半径は約 12 mm）程度で角膜の半径は 7〜8 mm ほどである．角膜の曲

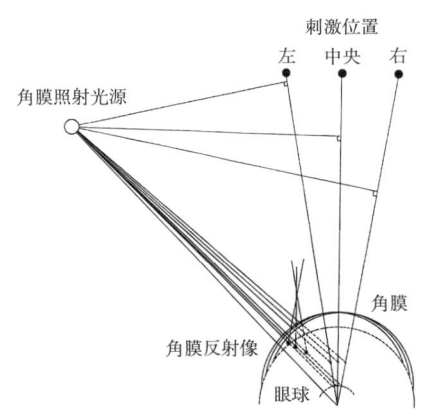

図 4.10 眼球を左右に変位させたとき，角膜に照射した光が角膜表面で方向を変えて反射されたときの光航路
実際に撮影機材で反射光を捕捉するときは虚像位置に生成された反射光を追跡することになるが，その変位する距離はきわめて微小である．撮影するときの光学系は少なくとも数十倍程度の倍率を持ちながら被験者の視野を妨げない長いワーキング・ディスタンス（少なくとも 10〜20 cm）を維持しなければならないことがこの種の測定法の大きなネックとなっている．

率中心は眼軸の回旋点から前方4 mm程度離れた位置にあってサッカーボールの表面に小型のハンドボールがめり込んだような形状になっている．このような状態で眼球が回旋点を中心にして回転すると，角膜はその回転角に応じて3次元的に振り回されるが，このとき角膜は光源からの光を光学的法則に従って反射し，反射された光路は眼球の回転角に従って変化する（図4.10）．この特性を用いることで光源からの反射光を何らかの媒体に記録するのが角膜反射光法である．

角膜反射光法では，①被験者（被検眼）②光源，および③記録測定用光学装置の相互位置関係が重要である．較正作業によってデータの線形変換は可能だが，測定の基本となる精度（撮影倍率）の決定と撮影時の光学的な歪曲はこの段階で可能な限り除去しておかなくてはいけない．角膜反射光法による眼球運動の計測では，角膜表面の第1プルキンエ像（角膜表面からの反射光で最も明るい像）を捕捉するが，角膜は凸面鏡に近似されるから，表面で反射されてできる虚像はかなり小さくなり，角膜からの反射光の移動量もきわめて小さくなる．その位置の変位量を補捉するには高倍率でかつ微調整可能な光学系を準備しなければならない．被測定眼の近傍に光源を設けることが可能なら高輝度赤外LEDを用いたり，離れた位置に設置した光源を極太のオプティカル・ファイバーで適当な位置に引き回してやるような手段を講じると，角膜上での反射光量は十分となり被験者へグレアを与えるような負担は軽減される．

被験者ごとに異なる角膜反射光を捕捉する位置に高倍率の光学系を定めなくてはならないが，そのためには装置全体が精密な微動装置で操作できなくてはならない．同時に反射光を迅速に補捉する粗動装置も必要である．すなわち，粗調整，微調整の二重操作を独立に可能にする機構が必要な上にさらに光学系のフォーカシングが必要である．したがって角膜反射光法による測定を行うには測定用の機器の操作にかなりの熟練が必要となる．

頭部の自由な運動を許容したデータの中には，眼球運動の記録の中には前庭動眼反射成分が必ず混入していることについてはすでに前節で詳述した．つまり簡便な頭部非動化装置では精密な角膜反射光測定用には適さないと考えて間違いない．そこで，頭部の非動化を確実に実現するために，被験者専用の「歯形」を用いた固定器具の使用が不可欠である．正確な歯形を作製し使用することは頭骨から頭部の非動化を行うことになり，その程度はきわめて確実なものとなる．それら全体を高さの調節を可能にしながら相当な重量がある専用の実験台に固定して初めて角膜反射光法による測定は可能になる．

4.3.3 サーチ・コイル法

サーチ・コイル法は，最初 Robinson によって開発され，強膜サーチ・コイル法（scleral search coil technique）と呼ばれていた．より正確な測定方法を表現するために，強膜誘導（インダクション）コイル法（scleral induction coil technique）と呼ばれることもある．この計測法は，磁界の中を導電性の金属が運動したとき，金属中に誘導電流が生じる原理を利用している．①細いコイルを埋め込んだ強膜コンタクトレンズを被検査眼に装着し，②被験者の周囲には一様な磁界を生じさせる．③周囲に生じさせた磁界のなかを眼球が動くとき，④眼球と同時に移動するコンタクトレンズ内のコイルに生じる誘導電流を外部に導出し，⑤電圧の強弱として増幅記録する．ここで使用されるコイルが scleral search coil と呼ばれるため，一般にはこの方法がサーチ・コイル法と呼ばれる．

コンタクトレンズ内には半円形に配置されたコイルが包埋されていて，それぞれの側が水平方向と垂直方向の眼球運動を導出できるようになっている．頭部の周囲には，水平方向，垂直方向の2方向に平行で一様な磁界を発生させなければならない．この時，磁界発生用コイルの支持具は一様な磁界の発生を乱さないように木材やプラスティックの非金属部材で作製する．測定時の空間的精度はきわめて高く，現在最も精密な記録法の1つとされている．しかし，コンタクトレンズ法に常に付きまとう角膜とコンタクトレンズの間のスリップが測定の障壁となることは依然として解決されてはいない．サーチ・コイル法は動物実験にも頻繁に使用されている．動物実験では多くの場合ヒトで用いている計測法が適用できないケースが多いことから，外科的手術によって角膜内に直接サーチ・コイルを挿入することで眼球運動位置の測定を行うサーチ・コイル法が多用される．

4.3.4 EOG 法

Electro-oculography 法を省略して EOG 法と呼ぶ．臨床的にニスタグムスの記録に多様されることから，ENG（electro-nystamograph）と呼ぶこともある．ヒトの眼球は，角膜側が正に，網膜側が負に static に帯電している．この電位は静止電位（standing potential）である．眼球がこのように dipole に帯電している理由は，細胞の活動が不活性な角膜側は網膜側に比較してプラスに帯電しているので眼球全体が dipole に帯電することになると考えられている．ただし，この帯電している状態はいつも安定的ではなく，大体一様に電荷の状態が維持されているという程度である．眼球が第1眼位からどちらかの眼位に変位すると眼窩周辺の電位勾配は眼球の変位の大きさに依存して2次元的に変化する．この電

位の変化を皮膚表面電極によって導出する測定法が EOG 法である．

このような記録が可能になるには，①生体に使用しても安全で高感度かつ安定的な増幅器が開発されること，②一定の電位に晒しても電極自体が分極しない性能を持つ不分極電極が安価に供給されること，③電極と皮膚を連絡する安定的な導電性ペースト（電極糊）の開発等の問題が解決されなければならなかった．

安定した直流増幅器の記録には生体側からの入力に対してつねに一定の状態を保持できる電極が不可欠であるが，そのような電極は一般に不分極電極といわれ，広く使用されているものは，銀-塩化銀（Ag-AgCl）電極である．このタイプの皮膚表面電極は，高純度の銀粉と塩化銀の細粒を焼結してつくられている．現在では高品位な不分極電極が適価で購入できるので安定した記録が日常的に可能である．電極の分極を抑制する電極糊を使用するとさらに効果的である．

電極の装着位置も正確な測定には重要である．最初に注意すべきことは眼球運動のどの成分を計測したいかである．水平眼球運動を計測したいのか，垂直眼球運動なのか，などを十分吟味した後に，必要な電極の数，電極を貼付する場所の決定などを行わなければならない．全般的に注意しなければならないことは，①水平／垂直の両チャンネル間のクロストークを最小限にする位置を見つけ出すこと，②そのためには電極を一時的に貼付した後の較正作業の際に，正確に頭部を直立させた位置でその較正作業を行うことである．電極は眼球の近傍に貼付すれ

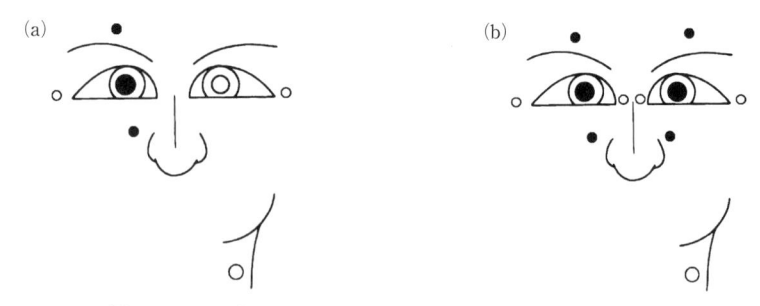

図 4.11 EOG 法による眼球運動を測定するときの電極の装着位置

図（a）では左右方向の眼球運動を白色で上下方向は黒色で示した電極位置で検出する．左右方向の眼球の位置変位は両眼の眼球が共役的な運動をするという前提に立って図に示した電極位置で記録する．頸部に貼付した電極は基準電極であるとともにボディー・アースの役割を持つ．しかし眼球運動には輻輳運動があり，この場合は両眼が左右方向に反対方向に運動する．この場合の記録は図（b）に示すような電極位置で記録をすることが奨励されている．しかし実際には鼻梁の両側に貼付した電極は鼻梁を挟んだ両眼の位置変動に伴う電位変化の影響を受ける．この影響を避けながら独立して両眼の水平方向の電位変化を記録するには左右両眼の両端の電極と基準電極との間で単極誘導記録を行った方がよいともいえる．

ば，その距離が近いほど高い電位を記録できるが，眼窩周辺の皮膚は眼球運動が起こったときその形状が大きく変形するので電極相互の位置が眼位変化に伴って変わってしまい結果的にはアーチファクトとなりやすい．仮に右眼の上下方向と両眼込みの水平眼球位置の計測なら，最も通常の電極貼付位置は図4.11 (a) のようになる．この場合必要な電極の個数は不感電極を含めて5個である．必要な増幅器は水平眼球運動用，垂直眼球運動用に各1チャンネル，計2本の増幅器が必要となる．両眼の水平／垂直を独立に測定しようとするなら図4.11 (b) のような電極貼付位置となり，増幅器は水平，垂直にそれぞれ2チャンネル，両眼用に2組，したがって4本の増幅器が必要となる．

本節では現在一般に使用されている代表的な計測法について解説を加えた．ここで述べた以外にも多くの計測法があり，それらに特有の留意すべきことがある．また測定法全般に関係する較正の問題も重要であるが，それらについては他書に解説を譲る． 〔古 賀 一 男〕

参 考 文 献

1) Oyster CW: The Human Eye: Structure and Function, Sinauer Associations, 1999.
2) Bassett DL: A Stereoscopic Atlas of Human Anatomy: Head and Neck, Sawyer's, 1954.
3) Wurz R, Goldberg ME (Eds.): Neurobiology of saccadic eye movements. *Reviews in Oculomotor Research*, **3**, Elsevier, 1989.
4) Buettner-Ennever JA (Ed.): Neuroanatomy of the oculomotor system. *Reviews in Oculomotor Research*, **2**, Elsevier, 1988.
5) Yarbus AL: Eye Movements and Vision, Plenum Press, 1967.
6) 塩入 諭：眼球運動. 日本視覚学会（編）：視覚情報処理ハンドブック, pp.379-413, 朝倉書店, 2000.
7) Berthoz A, Melvill JG: Adaptive mechanizms in gaze control. *Reviews in Oculomotor Research*, **1**, Elsevier, 1985.
8) Grantyn R: Gaze control through superior colliculus: Structure and function. Neuroanatomy of Oculomotor System, Elsevier, 1988.
9) Carpenter RHS: Movements of he Eye, 2 nd Ed., Pion, 1988.
10) Kenneth J, Ciufferda OD: Eye Movement Basics for the Clinician, Mosby, 1995.
11) Polyak SL: The Retina: The Anatomy and the Histology of the Retina in Man, Ape, and Monkey, Including the Consideration of Visual Functions, the History of Physilogical Optics, and the Histological Laboratory Technique, The University of Chicago Press, 1941.
12) Chalupa LM, Werner JS: The Visual Neurosciences, Vol. 2, A Bradford Book, 2003.
13) 古賀一男：眼球運動実験ミニ・ハンドブック, 労働科学研究所出版部, 1998.

5

光の強さ

5.1 絶対閾

　真っ暗な環境の（暗黒）中であっても，刺激光が極端に弱ければ見ることはできない．もちろん急に暗黒中に入ったときには何も見えないが，しばらくすると目が慣れてくるという現象（暗順応）はある．この暗順応については 5.3 節で詳しく説明することにして，本節では暗黒中に長時間（30 分以上）いて眼が順応したとき（暗順応が安定状態となった絶対暗順応状態）に，どのくらいの強さの光なら見ることができるかについて考える．

　この暗黒中でぎりぎり見えることのできる光の強さ（強度）とは，実は絶対閾値の定義そのものである．そのときの感度は，閾値が低いほど高いわけであるから，絶対閾値の逆数を（必要ならば正規化も行って）とればよい．刺激光の波長など，そのときの実験条件を反映した絶対感度となる．ところが，絶対閾値を測定しようとすると，この「ぎりぎり」という強度をとるのが難しい．刺激光の強度が少しでも強いと，光は見えっぱなしになるし，逆に少しでも弱いと光は全く見えなくなるので，微妙な光の調整が必要となる．これが実験手法上の難しさである．それのみならず，絶対閾の測定においては，閾値付近での光量があまりにも少ないことによる別の困難さも発生する．それが，光量子のゆらぎの問題である．以上を順を追って考える．

5.1.1　絶対閾の測定手法

　最初に実験手法について考える．上で述べたように刺激光強度を微妙に調整する方法（調整法：5 巻参照）では，なかなか正確に閾値を決めることはできない．これはその被験者個人の上手い下手の問題ではなく，閾値の定義そのものが要因である．強すぎでも弱すぎでも閾値とはいえないから，見えそうで見えない光強度でなければならない．では，見えそうで見えないとはどのような状態であ

ろうか．見える場合もあるし見えない場合もあるということだから，たとえば10回見た場合に，5回は見えたが5回は見えなかった，ということになる．これを科学的に記述すると「ある確率で光刺激が知覚される」ということである．

そこで実験の手法として，光刺激の強度を，全く見えない低強度から完全に見える高強度までの範囲で，いくつかの固定された強度のそれぞれで確率を測定するという方法を取る．これが恒常法といわれる方法である（5巻参照）．図5.1は恒常法による絶対閾測定実験の結果の典型的な例である[1]．横軸は光刺激の強度（平均光量子数）を対数軸でとってある．縦軸は知覚確率（その刺激が見えた確率）である．光が弱ければ確率は0％に近く，ほとんど刺激が見えていないことになる．光の強度が増加するにつれて刺激が見える場合が増え，光の強度が十分に大きいと刺激は必ず見える，すなわち確率100％まで増加する．

図5.1中のなだらかな曲線は，確率分布から計算した確率変化の予想曲線である．一般的な刺激条件の場合には，統計量はガウス分布に従うので，ガウス分布をそのときの強度の値まで積分した関数となる（実際にはもっと計算が楽な近似関数を用いる）．ただし今回の絶対閾の測定では，分布はポアソン分布(Poisson distribution，次項で詳述) となるので，ポアソン分布を積分した関数である．どちらの関数も確率が50％付近で急激に値が変化し，確率が低いか高いときにはほとんど変化していない．この関数形状を見ても，調整法で閾値ぴったりに調整することの難しさがわかる．実際には，関数のパラメータを変化させて測定点に最もよくフィットする知覚確率曲線を近似的に求め，その曲線上であらかじめ

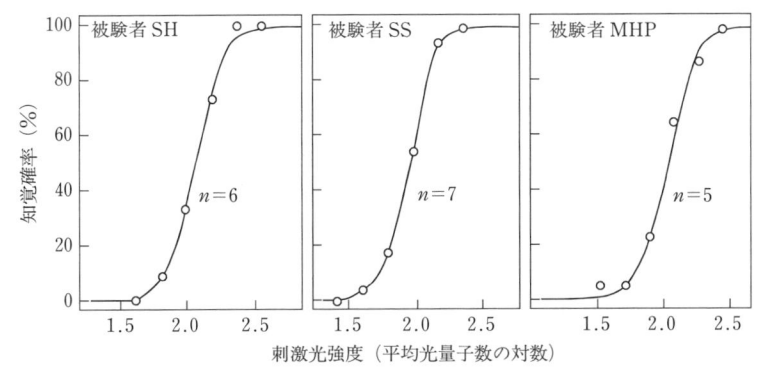

図5.1 典型的な恒常法の測定データとポアソン分布による心理応答関数[1]
それぞれのデータは異なる被験者より得られたものである．ポアソン分布による心理応答関数でデータを近似したときに得られた最善の n（知覚に必要な光量子数）を図中に記載した．

定めた確率（50％や75％のことが多い）における刺激強度を求めて閾値とする．この場合は暗黒条件下での閾値であり，絶対閾と呼ばれる．この絶対閾は，眼光学媒体の濃度と桿体の感度によって決定されるため刺激光波長により変化する．可視領域外の波長ではもちろん閾値は無限大，すなわち感度は0となる．

5.1.2 絶対閾に必要な光量（光量子の数）

絶対閾を，現代的な手法で最初に正確に測定したのは，Hechtら[2]の実験であるといわれている[3]．彼らは桿体を最もよく刺激する刺激条件を設定している．30分以上暗順応した絶対暗順応状態において，耳側20°に刺激を呈示して測定した．刺激サイズは，桿体の臨界刺激面積である30′よりも小さい10′とし，刺激呈示時間を，桿体の臨界呈示時間である200 msよりもはるかに短い1 msとしている．また刺激光として，桿体（ロドプシン）の感度がほぼ最高となる510 nmの単波長光を使用した．実験の結果は，知覚確率60％のときの刺激強度を閾値としたときに，角膜上での光量子数は54～148個であった．角膜反射の比率を4％と見積もり，さらに使用した刺激光波長（510 nm）の水晶体，硝子体，黄斑色素などの光学媒体に吸収される光量子数がほぼ50％であることから，閾値において網膜上の桿体に到達する光量子数は，26～71個になる．

ただし，このうちの何％の光量子が桿体の光吸収物質（視物質）であるロドプシンに吸収されるかという吸光率については直接的には調べることができない．そのため，Hechtらは，吸光率を変えたときに分光感度関数の形が変化する性質を利用して推定した．関数の形が変化する理由は，吸光率が高いと光量子が吸収される確率も高くなるため，感度が最もよい（ピーク）波長付近では，多少ずれた波長でも分光感度が比較的高くなるのに対し，吸光率が低いと逆の作用により，ピーク波長から離れると感度が急に低下するためである．桿体の分光感度関数に相当する暗所視の比視感度関数に対して，関数の形がよく近似する吸光率範囲が5～20％であることから，Hechtらは上限の20％をロドプシンの吸光率と推定した．これらにより，実際に桿体に吸収される光量子数は5～14個ということになる．

刺激呈示場所である耳側20°において刺激光サイズの10′の範囲には，桿体が約500個存在することが，当時から知られていた[2]．もし1つの桿体が反応するのに2つ以上の光量子数が必要であるとすると，光量子数が5～14個の場合，反応する桿体が存在しうる確率は2～17％となるから，これは実験の知覚確率である60％と合わない．よって1つの桿体はたった1つの光量子によって十分反

応が可能であることになる．ただし，反応する桿体が1つだけでは光覚が生じず，反応する桿体が5～14個集まってはじめて光覚が生じることになるという結論が導かれる．

また少数の光量子による吸収で光覚が生じるという結果から，絶対閾は光量子特有のゆらぎの効果の影響を受けることが明らかである．何故なら，刺激として照射される光量子数が毎回厳密に同じ数となるように，刺激を照射することは量子力学的に不可能であり，桿体に到達する光量子数は必ずある確率を持って分布する（これをポアソン分布という）からである．また光量子のゆらぎだけではなく，ロドプシンや神経のゆらぎによる影響も同様に存在すると考えられている[3]．これら要因によってそれぞれの刺激呈示の場合ごとに，刺激光が見えたり見えなかったりということが起こる．すなわち絶対閾値における知覚が確率的になるということである．

このように，人間の1つの桿体は光量子1個に対して反応し，光量子が数個あれば光の知覚が生じる．光検出装置として人間の眼が大変高性能であることがわかる．また今回紹介したHechtの実験では，刺激光の波長を510 nmとしていたが，刺激光波長を順次変えながら絶対閾を測定していくことにより，桿体の分光感度を求めることができる．これについては，5.4節で述べる．

5.2 増分閾

日常生活で容易に体験できるように，刺激光の周りが明るければ，弱い刺激光は見えにくくなる．つまり，背景を明るくすればするほど一般に刺激光の閾値は上昇するはずである．それでは，背景光の強度と閾値とにはどのような関係があるだろうか．この疑問に心理物理学的実験で答えるべく，背景としてサイズの大きい円形の順応光の上に，それよりもサイズの小さい円形のテスト刺激光を呈示したときの，テスト刺激光の閾値を測定する実験が行われている．このときの閾値は，背景である順応光の強度が，テスト刺激光の場所においてのみ増加したという観点から，増分閾値と呼ばれる．実験では，順応光強度を増加させたときの閾値の変化（増分閾曲線という）を調べるために，さまざまな順応光強度で閾値が測定された．また順応光とテスト刺激光の色や波長をさまざまに変えることによって閾値がどのように変化するかも調べられた．

増分閾値を測定する別の利点もある．それは，錐体あるいは錐体からの出力信号を受ける神経経路（詳細は後述）の閾値を測定できることである．順応光なし

の実験においては，実験中も被験者の暗順応が進んでいくため，結局，テスト刺激光に対する閾値は絶対閾値，つまり桿体の閾値を測定していることになる．その一方，十分強い順応光強度を呈示し続けた場合は，桿体は順応光に対して順応することによって感度が低下するため，閾値は錐体で決まることが期待される．つまり，きちんと順応光とテスト刺激光の条件を設定すると，順応光呈示によって桿体以外の感度について測定できることになる．

このような理由から，増分閾についてはさまざまな条件下で詳細に測定された．しかし，その結果明らかとなったのは，実験条件によっては十分強い順応光強度のときの閾値が，錐体そのものの感度で決まっていると考えられる場合もあるけれども，多くの場合は錐体だけではなく，錐体以降の神経経路（主に色チャンネル）の影響を受けて閾値が決まる，ということである．つまり増分閾値の実験結果は，ある1種類の錐体の感度や，輝度チャンネルなどのある1種類の神経経路の感度で決まる，と言い切れるような単純なものではなかったということである．5.4節で述べる明るいところでの視覚系の感度（明所視分光視感効率）も，増分閾値の結果からは定義されなかった．そのため，最近では以前ほど増分閾は取り上げられない，しかし，学術的にはたいへん興味深いので本書では一節を設けて解説する．

5.2.1 桿体の増分閾

最初に桿体の増分閾を測定した[3] Barlow の実験の結果[4]をみることにする．この図5.2で，横軸は順応光の光量子数，縦軸は閾値におけるテスト刺激光の光量子数（それぞれ1 s，1 deg^2 あたり）を，それぞれ対数で表している．異なるグラフは実験条件の違いに対応する．これら増分閾曲線は tvr 曲線（threshold versus radiance curve）ともいう．テスト刺激光のサイズとしては，桿体の空間的な完全足し合わせ範囲である30′よりもずっと小さいサイズ，あるいはそれよりもずっと大きいサイズの刺激を用い，また呈示時間は，桿体の時間的な完全足し合わせ時間である200 msよりもずっと短時間，あるいはそれよりもずっと長時間の刺激呈示時間を用いている．

どの実験条件の場合でも，順応光の光量子数が増加するにつれて閾値でのテスト刺激光の光量子数も増加する．しかし対数軸グラフにおける傾きは条件によって異なる．テスト刺激光のサイズが微小のとき（シンボルは●か×）は，呈示時間によらず，順応光の光量子数が比較的少ないときに傾きが約0.5になっている．その一方で，順応光の光量子数がさらに増大した場合や，サイズが大きい場

5.2 増分閾

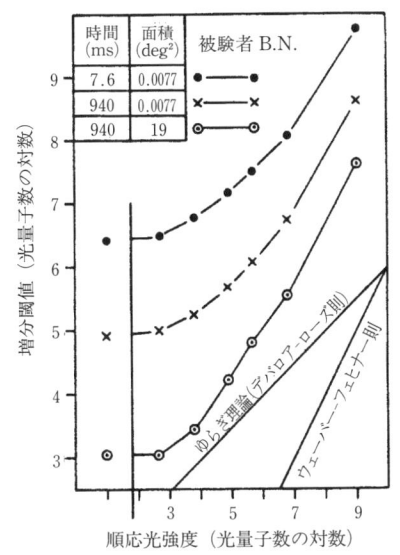

時間 (ms)	面積 (deg²)	被験者 B.N.
7.6	0.0077	●
940	0.0077	×
940	19	⊙

図 5.2 増分閾値測定結果における tvr 曲線[4]

●はテスト刺激光の呈示時間が短時間（7.6 ms）で刺激面積が小さい（0.0077 deg²）場合，×はテスト刺激光の呈示時間が長時間（940 ms）で刺激面積が小さい（0.0077 deg²）場合，⊙はテスト刺激光の呈示時間が長時間（940 ms）で刺激面積が大きい（19 deg²）場合の結果を示す．デバロア・ローズ則（ゆらぎ理論）とウェーバー-フェヒナー則がそれぞれ成立したときの傾き（0.5 と 1）を直線で示す．

合（シンボルが⊙）では，傾きが約 1 になる．この理由について考えよう．

前述のように閾値における桿体の感度は，量子力学における量子ゆらぎの影響を受ける．ゆらぎの影響は，桿体に吸収される光量子数の確率的な分布（ポアソン分布）における分散で表すことができて，吸収される平均光量子数が n 個のときに，分散は $\sqrt{n}$ となる．ここで，増分閾値という順応光上に呈示されるテスト刺激光の検出を考えた場合，テスト光の光量子数がこのゆらぎの範囲を超えなければ，順応光とは別のテスト刺激光としては知覚できないことになる．ゆらぎの範囲内であればテスト刺激光は順応光と区別されないからである．よって順応光の光量子数を I とすると増分閾値は $\sqrt{I}$ に比例して増加することになる．これがデバロア-ローズ（De Vries-Rose）の法則である．横軸，縦軸とも対数をとった tvr 曲線においては，傾きが 0.5 の直線で閾値が増加することを意味する．テスト刺激光サイズが微小で，順応光の光量子数もそれほど多くないときには，桿体（およびそれ以降の神経経路）は，理想的な検出器として機能するた

め，この条件における閾値は，光量子のゆらぎの影響を直接的に受けたわけである．

ところが，順応光の光量子数が比較的多くなってくると，あるいはテスト刺激光サイズが大きくなり刺激光に対する空間的足し合わせが完全に成立しなくなってくると，増分閾値は，光量子数の分布や量子ゆらぎによる影響よりも，視覚系における刺激量とそれに対する応答量との関係で決まるようになる．一般的な知覚作用において，刺激の変化を知覚する閾値は，刺激の強度に比例する，という法則が知られており，これをウェーバー（Weber）則という（5.5.1項参照）．このウェーバー則を増分閾の実験にあてはめると，順応光の上にテスト刺激光が呈示されるときの閾値は，テスト刺激光の場所のみの局所的な順応光強度の変化（増加）を知覚できるかどうかの閾値と同じであるから，順応光強度に比例すると予測される．このウェーバー則から，知覚応答の強さは刺激強度の対数値に比例するというフェヒナー（Fechner）則が導かれる．このフェヒナー則の導出については，5.5節に詳しく述べる．これらをまとめてウェーバー–フェヒナー（Weber-Fechner）の法則と呼ぶ．この法則に従うときは，横軸，縦軸とも対数をとった tvr 曲線においては，傾き1の直線で閾値が増加する．これが図5.2にみられる傾き1の部分である．

それでは，どのようなメカニズムで，ウェーバー–フェヒナー則が生じるのであろうか．これを中野[3]は次のように説明している．視細胞における対数入力光量と出力電位の関係を示す応答曲線は，刺激強度を I，準飽和定数を σ として，次式のように双曲線関数で表されるが[3]，

$$\frac{V}{V_{\max}} = \frac{I^n}{I^n + \sigma^n} = \frac{1}{2}\left\{1 + \tanh\left(\frac{n}{2}\log_e \frac{I}{\sigma}\right)\right\} \tag{5.1}$$

このとき $n=1$ として σ を 1, 10, 100 と変化させると，図5.3 (a) のように，応答曲線が，順応に用いられた順応光強度に依存して，対数入力光量軸上を関数形状はそのままで左右にシフトする．この応答曲線によるテスト光の応答 V_{test} と順応光の応答 $V_{\text{adapt.}}$ との差分が一定値 δ になるときに，テスト光の知覚閾値になるとすると，テスト光の増分閾 ΔI について，次式が成立する．

$$\delta = V_{\text{test}} - V_{\text{adapt.}} = \frac{I + \Delta I}{I + \Delta I + \sigma} - \frac{I}{I + \sigma} \tag{5.2}$$

これより，増分閾 ΔI は，

$$\Delta I = \frac{\delta (I + \sigma)^2}{\sigma - \delta (I + \sigma)} \tag{5.3}$$

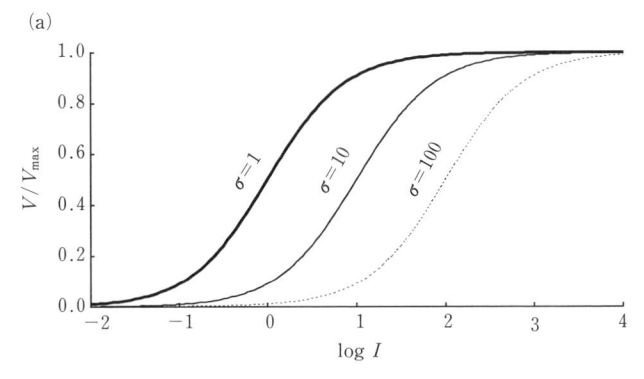

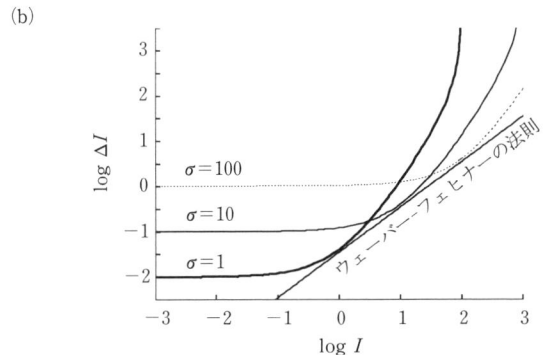

図 5.3 応答曲線モデル式 (5.1) による視細胞の応答曲線 (a) と増分閾値曲線 (b)[3]

飽和定数 σ を 1, 10, 100 と変化させると，関数曲線が移動する．(b) の場合に，閾値は各曲線の包絡線である傾き 1 の直線で決定される．これがウェーバー–フェヒナー則に相当する．

となる．式 (5.3) について，応答曲線と同様に，$\delta=0.01$ として σ を 1, 10, 100 と変化させると，図 5.3 (b) のように，$\log I$ と $\log \Delta I$ のグラフもまたシフトする．このシフト現象が連続的に生じることによって，増分閾値は，シフトしていくそれぞれの応答曲線によって決定される閾値群の最小値となる．すなわち，それぞれの順応光強度に対応した応答曲線が決定する閾値曲線の包絡線により，増分閾値曲線が決まることになる．このような順応光強度変化に対応して応答曲線が変化していくことによる順応効果を乗算的順応 (multiplicative adaptation) と呼ぶが，この考え方をもとに，双曲線関数より増分閾曲線を計算してみると，図 5.3 (b) のように，ウェーバー–フェヒナー則に従っている対数グラフにおける傾き 1 の増分閾曲線が得られる[3]．

5.2.2 錐体が関与する場合の増分閾

前項で紹介した増分閾値は，桿体により閾値が決まる実験条件での測定結果であった．桿体は1種類しかなく，その信号出力先は，（閾値決定の観点からは）輝度チャンネル（神経経路）のみである(6.4, 6.5節参照)．そのため閾値は，単純にただ1つのメカニズムにより決定される．ここでのメカニズムとは，視細胞とそれ以降の神経経路における処理過程をまとめて1つとしてとらえたものであり，上記閾値の場合は，桿体と輝度チャンネルからなるメカニズムで決まるわけである．このような場合は，図5.2にみられるように，tvr曲線は，ただ1回の「傾き0（絶対閾）から傾きが0.5や1に上昇（デバロアーローズ則やウェーバーーフェヒナー則)」という変化を見せる．

しかし絶対閾測定実験の場合と異なり，増分閾の場合は順応光強度が高くなるとその光により桿体が褪色して感度が低下するので，閾値が錐体や錐体以降の神経経路で決定されるようになる．桿体と錐体の両方が閾値決定に関与している例として，視角5°で増分閾を測定した実験の結果[5]を図5.4に示す．順応光強度を増加させていくと，ウェーバーーフェヒナー則に従って桿体で決定される閾値は増加していき，ついには比較的明るい所で用いられる錐体の絶対閾値よりも大き

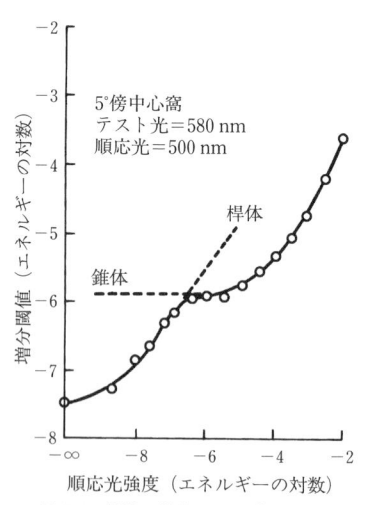

図5.4 桿体と錐体のtvr曲線[5]

順応光の波長が500 nmでテスト刺激光の波長が580 nmである．このとき最初のtvr曲線は桿体（rod）によって決まる閾値曲線であり，それよりも高順応光強度で出てくるtvr曲線は錐体（cone）で決まる閾値曲線である．

くなる(桿体 tvr 曲線の点線部分).さらに,順応光強度を増加させると,しばらくは閾値は錐体の絶対閾値のままであり,それから閾値が増加するという桿体の場合と同様の錐体 tvr 曲線が生じる.

ところが,錐体が寄与可能である場合には,実際の閾値のデータはずっと複雑になってしまった.順応光とテスト刺激光の条件(強度や波長)を変えると tvr 曲線がさまざまに変化し,かつ桿体が寄与できないような条件(たとえば中心窩での測定)でも複数の tvr 曲線が得られたからである.図5.5は,桿体の存在しない中心窩において増分閾を測定した結果の例である[6].桿体の寄与がないのに2つの tvr 曲線が生じていることがわかる.この理由は,第1に,順応光による順応の影響が錐体だけではなく錐体以降の過程に対しても同時に起こるため,錐体の感度特性だけではなく,それ以降の過程の感度特性も含めたメカニズムとしての感度が現れてしまうためである.第2に増分閾の測定においては,その順応光強度も含めた実験条件下で最も感度がよいメカニズムが閾値を決定したこと,による.つまり,錐体が3種類あり,閾値決定に寄与する神経経路には,輝度チャンネルだけではなく2種類の色チャンネルもあるため,それらの組み合わせとしてのメカニズムがいくつも存在しうることに起因して,それぞれのメカニズムのうち,最も感度が高いものが増分閾を決定するからである.

そこで,錐体が寄与する場合の増分閾は,単に錐体の閾値としてではなく,メ

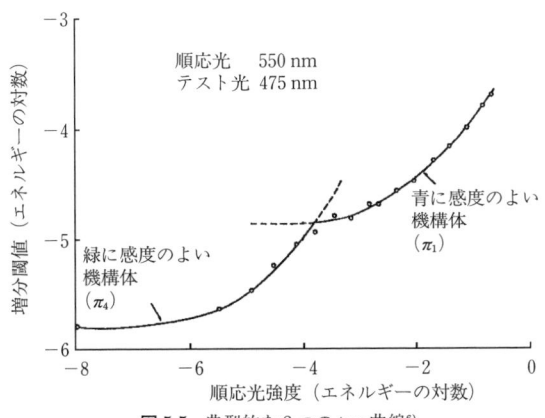

図5.5 典型的な2つの tvr 曲線[6]

順応光の波長が 550 nm でテスト刺激光の波長が 475 nm である.中心窩での測定.このとき最初の tvr 曲線は π_4 メカニズムによって決まる閾値曲線であり,それよりも高背景光強度で出てくる tvr 曲線は π_1 メカニズムで決まる閾値曲線である.

カニズムの閾値として取り扱うことにした．これを特に π メカニズム（π 機構体）という．どの錐体や神経経路が寄与しているかを判断するためには，それぞれの π メカニズムの分光感度を求めて，各錐体の分光感度と比較する作業が必要である．順応光の波長を変化させると，テスト刺激光の増分閾値を，ある一定値だけ絶対閾値（水平部分）より増加させるのに必要な順応光のエネルギー量（あるいは光量子数）は変化する．つまり少ない順応光のエネルギー量でテスト刺激光の閾値を増大させる波長と，多くのエネルギー量が必要な波長とがある．エネルギー量が少ないときの順応光波長は，その π メカニズムにおいて感度が高いことになるので，順応光の波長を変えたときの感度を測定していくとこの π メカニズムの分光感度が得られることになる．この場合は順応光に対する感度であるのでフィールド感度と呼ぶ．同様に，ある順応光に対するテスト刺激光の波長を変えていっても同様に分光感度（テスト感度）を求めることができる．

　この π メカニズムの分光感度と錐体感度との関係については，1939 年から 1960 年代に到るまで Stiles によって精力的に調べられた．その結果，π_1，π_2，π_3，π_4，π_5，π'_4，π'_5 の 7 種類もの π メカニズムが得られている．ただし事前の予想とはやや異なり，これらの分光感度を錐体の分光感度と対応させることには困難が伴った．1970 年代ぐらいまではおおむね π_1 が S 錐体に，π_4 が M 錐体に，π_5 が L 錐体に対応していると考えられていたが[7]，順応光の強度を非常に強くして測定した Wald の結果[8]より，π_5 については，M 錐体と L 錐体の感度の包絡線（感度のよい方）であるという考え方も出てきた．さらに 1980 年代に入って，π メカニズムが単に錐体の感度を表しているのであれば，順応光を 2 つの波長からなる混色光にしても加法性が保たれるはずである（univariance）ことから，この検証が行われた．また刺激光の呈示時間とサイズを変えたときの影響を調べた結果から，短時間呈示でテスト刺激光のサイズが小さいときのテスト感度は錐体の感度特性に対応する一方で，そうでない場合には錐体以降の神経機構の感度特性の影響を受けることが示された．これらをふまえて，増分閾値法によって得られた π_3 が S 錐体に，π_5 は L 錐体に対応していると考えられるようになった[9]．いずれにしても，このような複雑さから，増分閾値法による結果は，錐体分光感度（6.1 節参照）や明るいところにおける輝度効率（明所視分光視感効率，5.4 節参照）の基礎データとしては用いられなかった．

5.2.3　減　分　閾

　減分閾とは，増分閾の場合とは逆に刺激呈示部分の輝度が背景である順応光よ

りも低くなるような刺激である．このように書くと特殊な刺激のように感じるが，われわれは文字を見るときに黒背景に白文字（輝度増分刺激）を見ることよりも，白背景に黒文字（輝度減分刺激）の方が多いわけであり，実際にはごく日常的な刺激である．そして背景と文字色が入れ替わっても文字認識に何ら違和感はない．

これは視覚系が，輝度処理において刺激の輝度増加に応答するオン（on）型輝度チャンネルだけではなく，輝度減少に応答するオフ（off）型輝度チャンネルも持っていることによると考えられている．ただし，減分閾を集中的に調べた研究は少ない．1つには，空間周波数特性（8章参照）を調べるのにグレーティングを用いる場合には一般的にグレーティング平均輝度を背景輝度に合わせるため，オン型とオフ型の両方の輝度チャンネルの感度を同時に調べていることになることもある．時間特性を調べた研究結果[10]においては，増分刺激に対する時間応答関数と減分刺激に対する時間応答関数において正負以外の差は見られなかった．

5.3 視環境の明るさ変化への対応

前節では，刺激の周りの順応光による順応効果について述べた．このような順応効果は，視環境全体における光の強さに対しても起こりうる．すなわち，日中の野外など明るい環境にいる場合には，視覚系はその明るさに順応した上で機能するし，月がない夜など暗い環境に対しても，視覚系は順応する．ただし，視環境の明るさが急に変わった場合に，直ちに新しい明るさに順応できるものではない．順応のためにある程度の時間が必要である．前よりも暗い環境に順応することを暗順応，明るい環境に順応することを明順応と呼ぶ．順応過程における視覚系の変化や，ある程度の時間が経ったときに，それぞれの順応状態における視覚系の状態は，視覚系の構造を明らかにする上でも興味深い．

本節ではこの暗順応と明順応について述べるが，順応状態について考える前に，まず視覚系がどのようにして非常に幅広い視環境の明るさ変化に対応しているかについて考える．

5.3.1 明所視と暗所視

人間の生活環境においては，視環境の明るさは，月がなく星明かりだけがあるような真っ暗な状態（約 0.001 ルクス（lx））から真夏の太陽の下（約 10000

lx) まで 10^7 もの照度変化が存在する．このような大きな照度変化に対応することは，人工的な光計測装置（照度計など）でもきわめて困難である．視覚系の場合は，眼球内に入射する光を網膜上で電気信号に変換する光受容器を2種類持つことによりこの困難に対応している．人間における光受容器は3種類の錐体（cone）と1種類の桿体（rod）から構成されている．錐体と桿体の最も大きな違いの1つは，それぞれの機能する光強度が大きく異なることである．

　桿体は星明かりの下でものを見るような弱い光強度のときに機能する光受容器である．この位暗い場合には，もう1つの光受容器である錐体は光強度が弱すぎるため機能しない．よって，そのときに体験する外界の見え方は，桿体の特性を示すことになる．桿体は1種類しかないため，桿体の発生する信号強度はすべて刺激の光強度を表現するために用いられる．つまり，波長の区別を行うことが原理的にできないため，桿体で色を見分けることはできない．さらに桿体は最も解像度の高い視野中心部に相当する網膜上（中心窩）に存在しないことから，空間的な分解能は低い．実際に，星明かりの下で物を見ようとすると，すべての物体が青白く見えてしまって物体間の色の相違を感じない．また物体の輪郭はあいまいである．しかも視線の中心でははっきり見えず，かえって視線をちょっとはずした付近の方がより見えやすいことを体験できる．この場合のような桿体のみが働くような光強度レベルを暗所視（scotopic vision）と呼び，輝度では 0.001 cd/m^2 以下，照度では 0.01 lx 以下に相当する．

　一方，昼光の下などを含め，数 lx 以上，輝度なら数 cd/m^2 以上の光強度レベルがある場合は，明所視（photopic vision）と呼ぶ．ごく日常的に物を見るときの生活環境における明るさである．このときは逆に3種類ある錐体のみがそれぞれ機能している．一方，桿体内の光吸収物質（ロドプシン，rhodopsin）は，強い光を受け続けて光化学反応によりすべて異性体に変化してしまっており，もはやどのような光を受けても電気信号を出すことができない状態（褪色）にある．よってこのような明るい環境下では，桿体は視機能に関与していない．このときの見えは，ごく日常的な視環境での見えであり，ふだん見ているような物体の色や形を知覚することができる．

5.3.2　薄明視とプルキンエ現象

　暗所視と明所視の間であり，薄明かりのときのような視環境では，桿体と錐体の両方が部分的に機能しているような状態になる．このような光強度レベルを薄明視（mesopic vision）と呼ぶ．輝度では暗所視の上限である 0.001 cd/m^2 付近

から明所視の下限である数 cd/m²付近に相当する．薄明視では，暗視視や明所視とは異なり，光強度レベルによって桿体と錐体の寄与が変化する不安定で複雑な状態である．たとえば両者の寄与量は刺激の色や作業によっても異なり，また両者の重み付き平均で予想できるものでもない[11,12]．このため薄明視の視感効率を予想するシステムはさまざまに提案されているが，未だに国際標準とはなっていない．

ただ，一般的な傾向として，光強度レベルが低下していくにつれて，錐体の寄与が下がり，桿体の寄与は増加する．このため，5.4 節の図 5.7 にあるように，分光視感効率が最大となるピーク波長が，錐体系で決まる輝度チャンネルのピークである 555 nm から，桿体の感度のピークである 507 nm にシフトする．それとともに，相対的に長波長の視感効率が低下し，短波長の視感効率が上昇する．これにより，日が暮れるに従って，日中は同じ程度の明るさであった赤の物体が相対的に暗くなり，逆に青の物体が相対的に明るく見えるように感じられる．この変化をプルキンエ・シフト（Prukinje shift）と呼ぶ．

薄明視は，暗所視ほど特殊な見えにならないが故に人々の自覚が少ない．その一方で，プルキンエ・シフトなどの効果が顕著である．このような薄暮や夜間における色の見えへの影響があるため，信号や標識の色設計においては特に配慮が必要とされる．

5.3.3 暗順応と明順応

以上のように錐体と桿体は用いられる光強度レベルが大きく異なるため，例外的な薄明視の状況を除くと，一般的な視環境では，どちらかのみが使われている．昼光下や通常の照明下では十分な光強度があるため，錐体のみが用いられている．このような状態から，急に視環境の光強度レベルが低くなる場合，視覚系は直ちに新しい明るさに順応して十分な機能を発揮することはできない．たとえば照明が消されている映画館内部に入ったような場合，しばらくは何も見えない．

これは錐体が機能するような十分強い光がなくなる一方で，桿体内のロドプシンが光に対して感受性を持つ状態に回復する（異性体からの回復）のに時間がかかるため，桿体もまた機能していないことが主要因である（5.3.4 項も参照）．

時間とともに，錐体の方も光強度レベルの減少に合わせてある程度まで光感度が向上する．約 5 分間程度で錐体の方は最大感度に達してそれ以上感度が上昇しないという平衡状態に達する（図 5.6）．桿体のロドプシンも感度を回復してい

くが，やや時間がかかり30分程度で最大感度の平衡状態に達する．このような暗闇状態の中で光感度を回復していく過程を暗順応（dark adaptation）と呼ぶ．時間とともに閾値が減少する（感度が上昇する）変化は，暗順応曲線と呼ばれ，図5.6に例を示す．錐体と桿体の両方が機能可能な場合であるから，網膜部位は中心窩ではなく周辺視（たとえば視角約20°程度）であることに注意しなければならない．錐体カーブは錐体の閾値減少（＝感度上昇）を，桿体カーブは桿体の閾値減少を示す．途中（約15分後）で，光覚に用いられる光受容器が錐体から桿体に移行していることがわかる．この点をコールラウシュ（Kohlrausch）の屈曲点と呼ぶ．

その一方，暗所から急に明るいところへ移動したような場合の順応が明順応である．明順応の場合には，もとは暗所にいたために，順応開始時点で視物質が感受性を持った状態にある．そのため，暗順応よりもはるかに早く順応が進み，明順応では大きな感度変化は数秒で終了する．ただし，安定状態への移行には2～3分，完全に明順応が終了するのは約10分後といわれている[14]．

5.3.4 順応の要因

順応過程が生じる主な要因として，暗順応の所で述べたように錐体および桿体

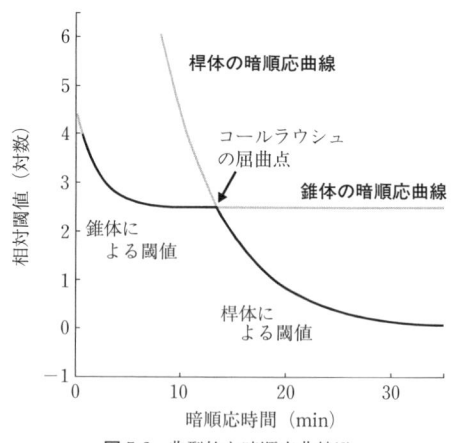

図5.6 典型的な暗順応曲線[13]

周辺視野20°程度で測定した場合の理論的な暗順応曲線．最初の段階では，錐体の暗順応曲線により閾値が決定されるが，約15分後程度で桿体の暗順応曲線により閾値が決定されるようになる．この転換点をコールラウシュの屈曲点と呼ぶ．

5.3 視環境の明るさ変化への対応

内部の視物質の再生が挙げられてきた．明所では褪色していたロドプシンが感光性を持つ状態に回復すれば，感度が上昇して閾値は下がる．錐体の場合も同様である．実際，図 5.6 で示した錐体や桿体の暗順応曲線，すなわち閾値減少曲線は，視物質の再生率曲線とよく一致する．しかし，その一方で，視物質の再生率が 90% と 100% のときの濃度変化が 1.1 倍なのに，閾値が 1/100 になっていることから，視物質の再生だけでは，順応過程をうまく説明できないことが指摘された[3]．

主要因として考えられるのは，視物質よりも光受容器（視細胞）自体の順応である．5.2 節で述べたように，ウェーバー-フェヒナー則が成立するような順応光とテスト光の条件では，順応光強度が変化することによって，視細胞における入力光量と出力電位の関係を示す応答曲線のシフトが起こる．これによって乗算的順応が生じているわけであるが，この順応は桿体の場合は約 200 ms 程度という短時間で発生することから[15]，カルシウムイオンの濃度で決定される視細胞外節におけるイオンチャンネルの開閉，などの化学的変化によって生じるのではないかと考えられている[3]．

他の要因として，神経ネットワークの再構成，すなわち空間的な受容野構造と受容野のサイズが，視環境の明るさにより変化することも挙げられる．ある一定以上の光量があるときは，刺激光による応答を空間的に足し合わせる範囲（空間的足し合わせ範囲，8.2 節参照）は小さく，かつ輝度チャンネルの場合などは，中心部が興奮性，周辺部が抑制性という受容野構造を持っていて空間解像度を高める仕組みになっている．その一方で，光量が低いときには抑制部分が消失し出来るだけ広い範囲で光を足し合わせるように変化する．これにより多くの視細胞からの信号が足し合わされることになるので，結果として視環境の明るさが減少するときの，感度の上昇に寄与することになる．

さらに，眼光学的な要因として，瞳孔径の変化も挙げることができる．暗所での最大直径はおおよそ 8 mm であり，明所での最小直径はおおよそ 2 mm である．そのため眼球内に入る光量を 16 倍程度変化させることができる．視環境の明るさ変化量（最大〜10^7）に比べると大した順応効果ではないが，4 mm 程度の範囲の瞳孔径減少は高速（おおよそ 300 ms 程度）であるため，明順応のための機能としては重要である．ただし，最大直径から最小直径への変化にはある程度の時間を必要とする．

ある程度の時間をもって上で述べたような変化が生じることから，暗順応および明順応過程が生じる．それら順応の結果として，非常に範囲の大きい視環境の

明るさ変化量（最大～10^7）に対応可能となる．このようなメカニズムが視覚系に備わっているために，われわれ人間はさまざまな環境で生存することが可能であったといえよう．

5.4 視感効率（比視感度）

これまでに，絶対閾，増分閾，および視環境の明るさ変化に対する対応という観点から，桿体系によって決まる閾値や，錐体系によって決まる閾値，また視覚が桿体と錐体を視環境に応じて使い分ける構造や順応についてみてきた．

そこで次の興味は，視覚系全体において刺激光の物理的強度とそのときに知覚される刺激の強さとの関係について考えることと，さらに，刺激光の波長がどのように影響するかということである．

単位時間で同じエネルギー量（たとえばワット（W）で定義）であっても，波長が異なる光では，桿体や錐体の出力信号の大きさは異なる．またそれら光受容器以降の神経回路網の影響もある．これらにより，刺激光の波長により感度が変化することになる．これを分光感度という．となれば，桿体と錐体の分光感度，およびそれらがどのようにして測定されたかについて考えなければならないが，事はそれほど単純ではない．

まずは，視覚系全体が，光の強度をどのようにとらえるかという観点から，輝度について考えることにする．

5.4.1 視覚系における輝度

輝度（luminance）は，心理計測量として厳密に定義されている（5.4.3項の式（5.5））こともあり，単純に一般物理量の一種であると誤解されることも多い．しかし，もともと，輝度の定義は，刺激光に対する人間の視覚系の応答にその基礎をおいている．よってここではまず人間の視覚系ありきで輝度について考える．

視覚系の観点から俯瞰すると，輝度とは人間の視覚系における輝度チャンネル（luminous channel あるいは輝度神経経路）の応答である．人間の視覚系では，刺激光により網膜上の桿体や錐体からの出力信号が生じる．しかし，網膜における神経回路網，あるいは外側膝状体などそれ以降の神経回路網の働きにより，刺激の光の強さの情報と刺激光の色の情報とは別々の神経経路で処理される．刺激光の光の強さを処理する経路が輝度チャンネルであり，光強度の情報が「輝度」

として処理・伝達される．一方，刺激光の色の情報を処理する経路が（反対）色チャンネル（chromatic channel）であり，刺激光の色（波長）に関する情報が「色相」や「彩度」として処理・伝達される．この色チャンネルについては6章で詳しく述べる．

　輝度チャンネルは，3種類ある錐体のうち，長波長領域に感度のあるL錐体と，中波長領域に感度のあるM錐体の2種類の入力を受けている（各錐体については6.1節参照）．また桿体からも入力を受けている．刺激光の光の強さが強ければ，錐体あるいは桿体の出力する電気信号の強さも大きくなる．これを反映して，輝度チャンネルの媒介する信号の強さも増えることになるという単純な原理で，刺激光の光強度の情報を伝えている．錐体のみ機能している明所視では，L，Mの2種類の錐体からの信号の加算により輝度が決定される．また暗所視では，桿体のみが機能しているため，桿体からの信号により輝度が決定される．よって輝度は明所視と暗所視でそれぞれ別個に検討されなければならない．この輝度チャンネルが媒介する輝度情報は，色情報を用いる処理以外のあらゆるところで用いられる大変重要な情報である．たとえば，物体の形状知覚，奥行き知覚（立体視），運動知覚などは，色情報をほとんど利用しておらず，ほぼ輝度情報のみにより処理されていると考えられている（2巻参照）．

　次の課題は，刺激光の物理的な強度と，人間の視覚系における輝度とを関連づけることである．ここで，あえて「輝度」としたのは，人間の知覚する物体表面の明るさ感は，必ずしも輝度とは一致しないからである（明るさ感と輝度との差違については6.4節で詳述）．光の物理的強度はWを単位とする放射輝度（radiance）で表される．WはJ/sであるから，放射輝度は単位時間あたりのエネルギー量である．これを人間の視覚系における輝度と結び付ける際に2つのことを考えなければならない．まずは刺激光の波長である．可視域外の波長の光がいくら高エネルギーでも眼へのダメージはあるかもしれないが，光自体を知覚することはできない．したがって，分光感度の概念が導入されなければならない．輝度においてこれは比視感度，あるいは最近は視感効率と呼ばれる波長依存性のある係数で表現される．視感効率は波長間の相対的な感度の比であり，最大感度の波長のときの値を1として，他の波長での分光感度を表現している．

　2つ目はエネルギー量と知覚される光の強さとの関連である．刺激光のエネルギー量が2倍になっても，それがそのまま知覚される光の強さが2倍になることを意味しない．つまり視覚系が刺激量を信号化する（coding）にあたって単純な正比例の関係を採用するとは限らない，ということである．したがって刺激の

物理強度と知覚される光の強さとの関係は別途検討されなければならない。この変換の関係を intensity coding という。和訳はややわかりにくく「明るさ知覚」と呼ばれている。わかりにくいのは，物体表面の明るさ感とは多少別の意味で明るさを用いているからである。これについては5.5節で詳しく述べることにするが，輝度量を考えるに当たっては，この明るさ知覚（intensity coding）という変換関係がどのような関数で表現されるかはとりあえずおいておき，ある特定波長をもつ単波長光のエネルギー量と輝度量には正比例の関係があるとして，輝度量を考えることにしたのである。これにより intensity coding としての明るさ知覚は，刺激の輝度量と知覚される光の強さとがどのような関係にあるか，ということになる。

以上をふまえ，次項以降で，分光視感効率を考えながら輝度をどのように求めるか，ということと，輝度と桿体や錐体の分光感度との関係はどうであるか，について考えることにする。

5.4.2 暗所視輝度と桿体の分光感度

5.3節で述べたように，桿体の用いられる光強度レベルと錐体の用いられる光強度レベルが明確に分離できるため，桿体系の光覚の分光感度を比較的容易に測定することができる。実際にはさらに，5.3.3項で述べた暗順応曲線をとることにより，桿体によって閾値が決定されていることを確実に検証しながら分光感度の測定が行われた。

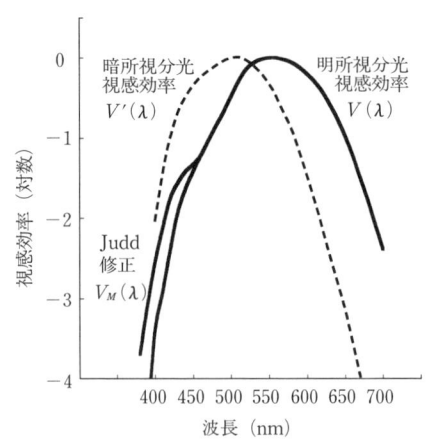

図5.7 暗所視分光視感効率 $V'(\lambda)$（点線）と明所視分光視感効率 $V(\lambda)$（実線）および $V_M(\lambda)$（短波長領域での感度上昇部分）

図5.7の点線は，国際照明委員会（Comission Internationale de l'Eclairage：CIE）が各種の人間の被験者に対する実験結果を基にして，1951年に国際的に定めた暗所視における分光感度である[16]．これを暗所視の分光視感効率（scotopic luminous efficiency）$V'(\lambda)$ と呼ぶ．

ここで注意しなければならないのは，この暗所視分光視感効率とは，桿体系によって決まった角膜上での分光感度であるということである．つまり，角膜，水晶体，黄斑色素などの眼光学媒体による分光吸収も加味された分光感度であり，直接的な桿体（あるいは桿体の視物質ロドプシン）の分光感度ということはできない．ただし 5.1.2 項でも述べたように，ロドプシンの分光感度（分光吸収曲線）は，その吸光率によって変化する．これは網膜上においては，桿体の外節がどのくらい長いか，光が網膜神経細胞層をどの程度透過するか，等によって決定される光学濃度によって，分光感度が変化することを意味する．よって人間の視覚系の感度とは別個に，桿体（あるいはロドプシン）の分光感度を考えることは，水晶体濃度の変化を測定するといった場合以外は，あまり意味がない．そこでこの暗所視分光視感効率を桿体の感度とみなして考える場合がほとんどである．

暗所視における輝度は，桿体系の出力のみによって決定されることになる．そこで，この暗所視分光視感効率に基づいて輝度は計算され，このときの輝度を，特に暗所視輝度 L'（scotopic luminance）と呼ぶ．次式で定義されている．

$$L' = K'_m \int L_e(\lambda) \; V'(\lambda) \, d\lambda \tag{5.4}$$

ただし，$L_e(\lambda)$ は分光放射輝度，K'_m は暗所視最大視感効果度で1700（scotopic lm/W）である[*1]．通常用いる輝度（明所視輝度ともいう）と分光視感効率や係数が異なっているため，直接比較することができない点には，注意が必要である．

5.4.3 明所視輝度と錐体の分光感度

一方，明所視における分光感度の測定は，暗所視よりも困難を伴った．暗黒の中で閾値実験を行うと桿体の分光感度を測定することになるため，刺激光に加えて順応光を呈示する増分閾の測定を行う必要があった．しかし，増分閾値実験の結果を明所視分光視感効率の基礎データとして用いることはできなかった．順応

[*1] スコトピックルーメン パー ワットと読む．

光の条件（波長やサイズなど）や呈示時間を変えると分光感度がさまざまに変化したためである．理由については，5.2.2項で述べたように，増分閾の測定ではおおむねその実験条件下で最も感度がよい錐体が閾値を決定することや，順応が錐体だけではなく錐体以降の過程に対しても起こるため，錐体の感度特性だけではなく，それ以降の過程の感度特性も現れてしまうためである．当時は視覚系の錐体やそれ以降の過程に対する研究が進行中であったこともあり，明所視分光視感効率の導出にはもっと単純で明快な手法が求められたし，さらに重要なことは，時代的には後からわかったことではあるが，各錐体の分光感度に近い π メカニズムの分光感度は，光の強度情報を伝達する輝度チャンネルの分光感度ではないためである．

そのため，別の手法が検討された．単純に考えると明所視における視感効率の測定は，強度一定にした参照光（白色）と強度を調整できる単波長光との間で，同じ明るさ感を感じるように単波長光の強度（あるいは白色光の強度）を調整することによって求められるはずである．通常は両者を比較しやすいように，円形形状の刺激を，微小な間隔をもって真ん中で左右に2分割して片側に白色光，片側に単色光を呈示する2分視野（bipartite field）を刺激に用いる．この手法を直接比較法と呼ぶ．ところが実験データは被験者間で大きな相違を示し，かつ分光感度曲線もスムースではなかった．そのためこの手法によるデータも明所視分光視感効率として採用されなかった[17]．さらに時代を経て明らかになったのは，この直接比較法で測定しているのは，5.4.1項で述べた輝度チャンネルの信号量としての輝度ではなく，6.4節で述べる明るさ感であったということである．輝度チャンネルの信号量ではないという理由で，明るさ感を視感効率として用いること自体が直ちに否定されるべきものではない．しかし，最大の問題は，明るさ感では加法則が成立しないということであった．つまり式（5.4）のように（分光放射輝度×視感効率）を波長ごとに足し合わせた合計では，全体の明るさ感と一致しないという問題である．これは測色や測光に用いられる量としては致命的な欠点である．そのため現在でも，この手法によって，輝度の分光感度である明所視分光視感効率の場合のような，工業的に用いられる標準的な明るさ視感効率といった関数や計算式は確立していない．

そこで，より簡便な方法で，より被験者間で一致した視感効率を求める方法として，交照法（フリッカー法）が導入された．これは，ある基準光（白色）とテスト光（単波長光）とを色の変化がわからないくらい早い時間周波数（10～15 Hz．ただし，ちらつき自体はわかる程度には遅い周波数）で交互に交代させ，

5.4 視感効率（比視感度）

そのときに生じるちらつき（flicker）を最小とするときのテスト光強度を閾値とする方法である．結局，この実験データを基に（ここでは取り上げなかった逐次比較法のデータを加味して[17]），1924 年に国際照明委員会により明所視分光視感効率 $V(\lambda)$ が定義された．これを用いて輝度（暗所視輝度と区別するために明所視輝度といわれることもある）は次式で定義されている．

$$L = K_\mathrm{m} \int L_\mathrm{e}(\lambda)\, V(\lambda)\, d\lambda \tag{5.5}$$

ここで，$L_\mathrm{e}(\lambda)$ は分光放射輝度，K_m は明所視最大視感効果度で 683 lm/W である．人間に対する測定結果をもとにしているものの，あくまでも心理計測的（psychometric）な量として定義されているので，もちろん各個人における実際の輝度チャンネル信号量としての輝度測定値とは異なる．この差の大きな部分は，個人や年齢によって変化する水晶体濃度の影響である（7.5 節参照）．

現在の知識からは，この交照法で用いられた刺激光の短時間交代によって，色チャンネルが時間的に追随することができなくなり，輝度チャンネルの応答のみを取り出していることが明らかとなっている．またここで得られた分光視感効率は，MDB（minimal distinct boader）法で測定されたものとよく一致している．MDB 法というのは，直接比較法でも用いられた 2 分視野における境界間隔をなくした上で，被験者に左右の刺激光の境界線が最も弱く感じられるように，単波長光の強度（あるいは白色光の強度）を調整する方法である[18]．この MDB 法によって測定しているのは物体の境界情報を伝達する神経経路出力の分光感度，ということになるが，実はこれは輝度チャンネルが媒介している輝度情報で行われている．このことからも輝度チャンネルの役割とその測定に対する考え方が正しいことが示されている（6.4 節も参照）．

図 5.7 の実線が，定義された明所視分光視感効率 $V(\lambda)$ である．実は，これは各錐体の分光感度のどれとも一致していない．5.4.1 項で述べたように，明所視分光視感効率が錐体単独ではなく，光の強度信号を扱う輝度チャンネルと呼ばれる神経経路の出力で決まっているからである．逆にいえば，暗所視分光視感効率を眼光学媒体が含まれてはいるが桿体の分光感度といえたのに対し，明所視分光視感効率をある錐体の分光感度ということはできない．錐体の分光感度は別の手法によって導出されなければならなかった．この点については 6.1 節で詳しく述べる．

最後に，明所視分光視感効率 $V(\lambda)$ に関する問題について述べておく．実は 1924 年に明所視分光視感効率が国際照明委員会により決定された後で，青領域

の短波長の効率が低すぎるのではないか,という疑問が生じた.これに答えるべく追加の実験が行われ,1951年にジャッド(Judd)によりジャッド修正分光視感効率が提案された.このジャッド修正は,国際照明委員会により1988年に正式に $V_M(\lambda)$ として採用されている[11].ただし,実際に測光する輝度量は,依然として $V(\lambda)$ を用いて定義されており,このジャッド修正は視覚系の基礎研究でのみ用いられている.図5.7の実線で,短波長領域において感度が上昇している部分があるが,これが $V_M(\lambda)$ である.

5.5 明るさ知覚

本節では,5.4.1項で指摘したエネルギー量と知覚される光の強さとの関連である明るさ知覚(intensity coding)について考える.そこでも述べたように,ある特定波長を持つ単波長光のエネルギー量と輝度量には正比例の関係があるとして,輝度量を考えることにしたのであるから,エネルギー量ではなく,人間の視覚特性に基づいて刺激光波長を考慮している輝度(量)で考えれば問題がよりはっきりする.

その問題とは,刺激光の輝度(刺激強度,あるいはエネルギー量でも同じ)が2倍になっても,それがそのまま知覚される光の強さが2倍になることを意味してはいないことである.つまり視覚系は,刺激量を信号化する(coding)にあたって単純な正比例の関係を採用しておらず,刺激強度としての輝度が知覚される明るさの大小に変換されるときに,どのような式で表現されるように変換されているのか,ということである.

5.5.1 光強度の対数変換

5.2.1項で述べたように,増分閾の測定において,ウェーバー-フェヒナー則が観察された.順応光強度を I としたときの,テスト光の増分閾値を ΔI とすると,ウェーバー則の式は次のように表される.

$$\frac{\Delta I}{I} = W \tag{5.6}$$

これが図5.2にみられる傾き1の部分に対応する.W はウェーバー比である.

ここで,もし順応光と刺激光が同じ光(たとえば同じ波長で同じサイズ)であると仮定すれば,ΔI は,I がどれだけ変化したらその変化を知覚できるかという可知差異(just noticeable difference:JND)を生じさせる閾値と等価であ

5.5 明るさ知覚

る．なぜなら，増分であるテスト刺激光と順応光が同じ光であるので，テスト刺激光の増分を順応光の増分と考えることが可能だからである．このときに，それぞれの可知差異によって，被験者の感覚量 R に生じる変化を単位感覚量 ΔR とする．可知差異自体の定義から，どのような可知差異によっても感覚量の変化が同じになるはずであるので，これを定数である単位感覚量としたのである．このような等差的な感覚尺度（可知差異が等差になる）を距離尺度という[19]．

これより，ある定数係数 k を用いて，単位感覚量 ΔR についての次式が成立する．

$$\Delta R = kW = k\left(\frac{\Delta I}{I}\right) \tag{5.7}$$

ウェーバー比と単位感覚量がともに一定値であることを利用している．この式 (5.7) より，感覚量 R を刺激光強度 I の関数と考え，さらに $\Delta R = dR$，$\Delta I = dI$ という近似をとると，

$$dR = \frac{k}{I} \cdot dI \tag{5.8}$$

となる．これを不定積分することによって，対数関係を表す式 (5.9) を得る．

$$R = k \cdot \log I + C \tag{5.9}$$

これは「（光に対する）感覚量が，刺激の輝度（刺激強度）の対数に比例する」ことを示す．これをフェヒナー則といい，心理物理学の最も基本的な法則である．つまり刺激光強度と閾値との関係においてウェーバー–フェヒナー則が成立するような刺激光（と順応光）の条件においては，刺激光によって生じる感覚量（知覚量）は，刺激輝度の対数値に比例する，ということである．

ただし，明るさ感覚を考える上で，一点指摘しておきたい．それは，輝度と明るさ知覚の関係を記述する場合に，式 (5.9) で記述される対数関係だけではなく，べき（冪）関数で記述される関係もとりうるということである．たとえば，CIE 1976 $L^*u^*v^*$ の均等色空間における明度（lightness）と視感反射率（Y）との関係は，

$$L^* = 116\left(\frac{Y}{Y_0}\right)^{1/3} - 16 \tag{5.10}$$

と定義されている（明度計算に関する詳細は 5 巻参照．この場合のべき係数は各種実験結果より求められた 1/3 が用いられている）．これは，感覚尺度のとり方に本節で述べたような可知差異という等差的な関係だけではなく，等比的な関係

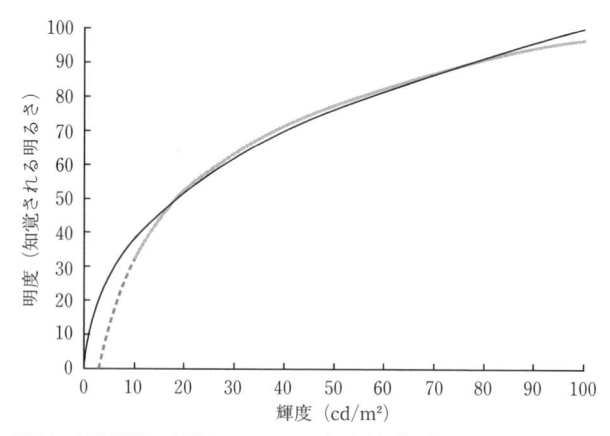

図 5.8 対数関数で表現された明るさ感（灰色曲線）とべき関数である CIE 1976 $L^*u^*v^*$ における明度（黒曲線）との比較
明度は反射率 100%（最大反射率）のときの輝度を 100 (cd/m²) として計算．対数関数は輝度範囲 10～100 で明度値に対する最適近似となる係数に調整．

をとる比率尺度という考え方でスケールをとる方法もあるためである[19]．ただし図 5.8 にあるように，実用的な輝度範囲（反射率範囲）では，両者の実質的な差は微小である．

5.5.2 ダイナミックレンジ

以上のように，刺激光の輝度と知覚される刺激光の強さが式 (5.9) で表されるということは，知覚される刺激光の強さを 2 倍にするためには，刺激光輝度を 10 倍にする必要があることを示している．5.3.1 項で述べたように，明所視の範囲は数 lx から，10000 lx 程度の範囲である．最大範囲で光の強さが変わったときに，知覚される光の強さはおおよそ 4 倍程度変化したという感覚になる．輝度のダイナミックレンジが 1 万倍であったのに比べると，視覚系における intensity coding により 4 倍程度の明るさの違いにダイナミックレンジが圧縮されたことになる．これは人間が実際に使用することのできる感覚範囲として適正といえるのではないだろうか．

このダイナミックレンジと関連して，環境に対する順応による明るさ知覚の変化について述べておく．5.5.1 項での明るさ知覚と輝度値との関係は，ウェーバー–フェヒナー則が成立するという仮定の下で求められたものである．つまり，刺激光が極端に暗かったり，明るかったりするなど，ウェーバー–フェヒナー則

が成立しない刺激光と順応光の条件であれば,式 (5.9) は必ずしも成立しない.また他の効果が影響を与えるような刺激条件でも成立しない場合がある.そこで,導出方法などの詳細は5巻に譲るが,各種の実験結果より構築された実用的な標準色系(カラーオーダーシステム)で,明るさ知覚の指標としての明度が,刺激呈示条件が変わったときにどのように変化するかを紹介しておく.NCS 標準色系では,NCS 明度 v(%)は,

$$v = (100 + Y_A) \cdot \frac{Y}{(Y + Y_A)} \tag{5.11}$$

で求められる.ここで,Y は視感反射率(%)で,Y_A は順応水準(背景刺激に用いられるグレースケールの反射率で%単位)である.これをいくつかの順応水準についてプロットしたのが,図 5.9 である.この図は,図 5.8 の場合と異なり,横軸は反射率の対数で表現されている.したがって,完全にウェーバー–フェヒナー則が成立する場合は,明度曲線は傾き 1 の直線となる.図 5.9 から明らかなように,そもそも反射率(すなわち輝度値に対応)が高い場合や低い場合に,直線からの逸脱がみられる.さらに,その傾きであるが,参照斜線の傾き 1 とは異なっているときの方が多い.すなわちウェーバー–フェヒナー則からの逸脱も顕著である.

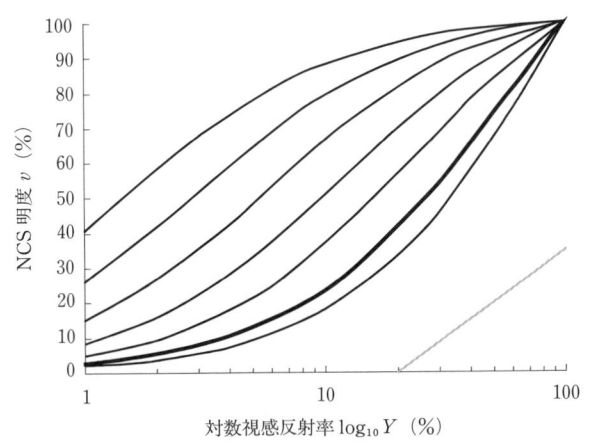

図 5.9 順応水準,Y_A(背景刺激の反射率)によって変化する NCS 明度曲線

横軸は対数視感刺激反射率である.明度曲線は左上から,$Y_A=1.5%$,3%,6%,12%,24%,56%(太線),100% である.NCS においては $Y_A=56%$ が標準観測条件である.右下の斜線はウェーバー–フェヒナー則が成立しているときの傾き 1 を示す.

また順応水準によって明度曲線が変化しており,輝度の変化に最も敏感な部分である「傾き最大」となるときの反射率(すなわち輝度値)がシフトしていることがわかる.このような順応レベルによる変化をみても,視覚系は,ある程度制限を受けているダイナミックレンジの中で,明るさ知覚の感度を必要とされている輝度レベル(反射率レベル)に合わせる機能を持っていることがわかる.この順応効果には同時対比や黒み誘導などの効果(7.1節で詳述)も当然含まれており,それらの効果もウェーバー－フェヒナー則からの逸脱に影響があると考えられる. 〔篠森敬三〕

参 考 文 献

1) Cohn TE: Visual Detection (Collected works in optics, 3), Optical Society of America, 1993.
2) Hecht S, Shlaer S, Pirenne MH: Energy, quanta and vision. *Journal of General Physiology*, **25**: 819-840, 1942.
3) 中野靖久:光覚. 日本視覚学会(編):視覚情報処理ハンドブック, pp.97-111, 朝倉書店, 2000.
4) Balow HB: Increment thresholds at low intensities considered as signal/noise discriminations. *Journal of Physiology*, **136**: 469-488, 1957.
5) Stiles WS: The directional sensitivity of the retina and the spectral sensitivities of the rods and cones. *Proceedings of the Royal Society of London B*, **127**: 64-105, 1939.
6) Stiles WS: Adaptation, chromatic adaptation, colour transformation. *Anales de la Real Sociedad Española de Fisica y Quimica: Seria A*, **57**: 149-175, 1961.
7) 池田光男:色覚のメカニズム. 応用物理, **40**: 236-253, 1971.
8) Wald G :The receptors of human color vision. *Science*, **145**: 1007-1016, 1964.
9) 江島義道:2色閾値法. 日本視覚学会(編):視覚情報処理ハンドブック, pp.120-122, 朝倉書店, 2000.
10) Ikeda M: Temporal summation of positive and negative flashes in the visual system. *Journal of Optical Society America*, **55**: 1527-1534, 1965.
11) 佐川 賢:分光視感効率と測光システム. 日本視覚学会(編):視覚情報処理ハンドブック, pp.161-166, 朝倉書店, 2000.
12) 佐川 賢:薄明視. 日本色彩学会(編):色彩用語事典, pp.375, 東京大学出版会, 2003.
13) 篠森敬三:色覚のフロントエンド－L, M, S錐体からXYZ表色系まで－. 映像情報メディア学会誌, **58**: 313-318, 2004.
14) Baker HD: The course of foveal light adaptation measured by the threshold intensity increment. *Journal of Optical Society America*, **39**: 172-179, 1949.
15) Adelson EH: Saturation and adaptation in the rod system. *Vision Research*, **22**: 1299-1312, 1982.
16) Wyszecki G, Stiles W: Color Science-Concepts and Methods, Quantitative Data and

Formulae, Second Edition, Wiley Inter-Science, 1982.
17) 池田光男：色彩工学の基礎, pp.28-53, 朝倉書店, 1980.
18) Wagner G, Boynton RM: Comparison of four methods of heterochromatic photometry. *Journal of Optical Society America*, **62**: 1508-1515, 1972.
19) 金子隆芳：色の科学－その心理と生理と物理, pp.32-45, 朝倉書店, 1995.

6

色覚 I —色の知覚と特性—

6.1 錐体分光感度

　明るいところで,刺激光を視覚系信号に変換するのが錐体である.この錐体の特性が,色覚を含めた視覚系の特性の多くに影響を与えている.色覚とは,ある意味で刺激光の波長分離能力であり,1種類の光受容器だけでは不十分である.異なる波長の光に対して感度が異なっていても,光受容器の出力信号の相違が刺激光強度に由来するか,刺激光波長に由来するか,わからないからである.最低でも,2つ以上の異なる分光感度を持つ光受容器が必要で,豊かな色覚のためには,さらに,分光感度が互いにオーバーラップしていることも必要である[1].

　色覚における知見の1つである「互いに独立した3色を適切に混色することにより,ある1つの色と同じ色の見えをつくることができる(グラスマン(Grassmann)の(加)法則)」という事実から,人間の視覚系は3種類の錐体を持っていることがわかる(6.5.1項の3色説の根拠).3種類の錐体は,分光感度のピークによって,最も短波長領域に感度を持つS錐体(short-wavelength-sensitive cone),中波長領域に感度を持つM錐体(middle-ws cone)および長波長領域に感度を持つL錐体(long-ws cone)と呼ばれる.

6.1.1 混同色線と混同色中心

　錐体系の光覚に対する分光感度,つまり明所視分光視感効率 $V(\lambda)$ は測定されている.しかし,単一の錐体の分光感度を示すものではなく,L,M両錐体からの信号の加算である(5.4.3項参照).桿体と異なり,錐体が3種類あるため,明所視分光視感効率や増分閾の結果を直ちにある1種の錐体の分光感度とすることはできない.短波長に感度を持つS錐体については,形態的にも視物質の化学的組成からも分離は可能であったが,残りの2つの錐体間についてはそれも困難であった.そこで,分光感度は次のように求められた.

6.1 錐体分光感度

　前出のグラスマンの加法則に準拠すると，ある任意の単波長光（波長 λ）を3つの原刺激 **R**, **G**, **B** によって等色できる．つまり，この単波長光を，それぞれの原刺激の光の強さ R_λ, G_λ, B_λ で表現できる．さらにこれら原刺激の強さを単色光のエネルギー量 L_λ で割ることで，刺激強度の影響を受けない波長のみに依存する値 $\bar{r}(\lambda)$, $\bar{g}(\lambda)$, $\bar{b}(\lambda)$ を求めて，これで単波長光の色を表現できる．これが等色関数である（詳細は5巻4章参照）．原刺激を等色関数の場合のように単色光ではなく，L, M, S 錐体の分光感度を分光分布とする色光と見なした場合でも，同様の関係が得られる．つまり，L, M, S 錐体の分光感度をそれぞれ $l(\lambda)$, $m(\lambda)$, $s(\lambda)$ とすると，これら錐体分光感度はある原刺激に対する一種の等色関数と見なせる．よって，等色関数と錐体分光感度とは単なる線形座標変換に過ぎず，錐体分光感度は3つの等色関数の線形和で表現可能であることがわかる．3刺激値 X, Y, Z のジャッド（Judd）修正に対応した等色関数 $\bar{x}'(\lambda)$, $\bar{y}'(\lambda)$, $\bar{z}'(\lambda)$ を用いて次式を得る．あとは9つの係数値 l_X〜s_Z の導出である．

$$\left.\begin{array}{l} l(\lambda) = l_X \cdot \bar{x}'(\lambda) + l_Y \cdot \bar{y}'(\lambda) + l_Z \cdot \bar{z}'(\lambda) \\ m(\lambda) = m_X \cdot \bar{x}'(\lambda) + m_Y \cdot \bar{y}'(\lambda) + m_Z \cdot \bar{z}'(\lambda) \\ s(\lambda) = s_X \cdot \bar{x}'(\lambda) + s_Y \cdot \bar{y}'(\lambda) + s_Z \cdot \bar{z}'(\lambda) \end{array}\right\} \quad (6.1)$$

　ここで遺伝的理由により3種類の錐体のうちの1つが実質的に機能していない2色覚者（dichromat）の色覚を考える（7.4節参照）．たとえば，L錐体が機能していないとすると，L錐体の出力信号によってのみ区別される色は区別できない（図6.1）．色度図の線上に区別できない色が存在する．これを混同色線（confusion line）と呼ぶ．混同色線は理論的には1点で交わり，交点を混同色中心（co-punctual point）という（図6.12参照）．この混同色中心から，錐体の分光感度を得るのがケーニッヒ（König）の理論である[2,3]．L, M, S 錐体の混同色中心がそれぞれ (x_L, y_L), (x_M, y_M), (x_S, y_S) であるとき，L錐体軸については，$M=0$, $S=0$ であるから，

$$\left.\begin{array}{l} m_X \cdot x_L + m_Y \cdot y_L + m_Z \cdot (1 - x_L - y_L) = 0 \\ s_X \cdot x_L + s_Y \cdot y_L + s_Z \cdot (1 - x_L - y_L) = 0 \end{array}\right\} \quad (6.2)$$

の2式が成立する．M錐体軸は $L=0$, $S=0$，S錐体軸は $L=0$, $M=0$ であるから，同様な式をそれぞれ2式ずつ得る．9変数なのであと3つ式が必要であるが，明所視分光視感効率がL, M錐体のみの出力和より得られるとすると，$V_M(\lambda)$

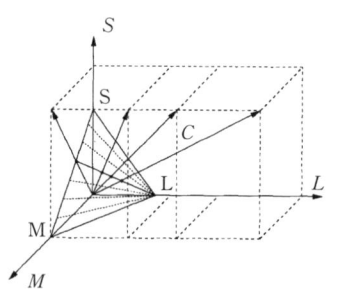

図 6.1 錐体応答量による色空間[1]
3錐体の出力信号量の軸により構成される色空間と3次元空間を切り取る三角形が2次元表示したときの色度図。2つの錐体しかない場合は、3次元色空間と2次元色度図において混同色線が生じる。

$=\bar{y}'(\lambda)=l(\lambda)+m(\lambda)$ となる。式 (6.1) を代入して、すべての波長 λ についてこの式が成立することから、$l_X+m_X=0$, $l_Y+m_Y=1$, $l_Z+m_Z=0$ となる。あとはこれらの式を解いて係数 $l_X \sim s_Z$ を求めればよい。

6.1.2 3錐体の分光感度

式を解くにあたって、どの混同色中心を採用するか、どの等色関数を採用するか、分光視感効率がどの錐体により決定されるか、に依存して、研究者により異なる錐体分光感度が得られている。Vos[4] と Walraven[5] のものも有名であるが、ここでは2つのみ紹介する。

Smith and Pokorny[6] は、混同色中心として、L錐体 (0.7465, 0.2535)、M錐体 (1.4000, −0.4000)、S錐体 (0.1748, 0.0000) を使用した。またかれらは、明所視分光視感効率へのS錐体の寄与はないと考えた (6.5.3項参照)。ただし、これによりS錐体の分光感度はL, M錐体の分光感度との相対的な関係を持たなくなる。かれらの分光感度は次式で表される。

$$\left.\begin{array}{rl} l(\lambda) = & 0.15514 \cdot \bar{x}'(\lambda) + 0.54321 \cdot \bar{y}'(\lambda) + -0.03286 \cdot \bar{z}'(\lambda) \\ m(\lambda) = & -0.15514 \cdot \bar{x}'(\lambda) + 0.45684 \cdot \bar{y}'(\lambda) + 0.03286 \cdot \bar{z}'(\lambda) \\ s(\lambda) = & 0 \cdot \bar{x}'(\lambda) + 0 \cdot \bar{y}'(\lambda) + 1 \cdot \bar{z}'(\lambda) \end{array}\right\} \quad (6.3)$$

これが Smith and Pokorny の錐体分光感度であり、最もよく使われる。かれらのL, M錐体の相対分光感度であるが、かれらは、$V_M(\lambda)=l(\lambda)+m(\lambda)$ としたため、網膜上の錐体比である $L:M \sim 2:1$ を考慮すると、L錐体1つあたりの感度の2倍となっている点に留意する必要がある[7]。色覚モデルにおいて $L-$

6.1 錐体分光感度

$2M$ など M 錐体の係数が 2 倍になっている場合があるのはこのためである（6.5.3 項参照）．

一方，Stockman らは，最新の測定結果[8]を用いて新しい錐体分光感度を提唱した[9]．かれらはケーニッヒの理論ではなく，直に錐体分光感度を測定した．方法は錐体置換順応法（cone silent substitution method）であり，2 つの背景光の波長および強度変化が，ある 1 つの錐体に対しては何の変化も生じないが（刺激光の波長と強度を同時に調整すれば達成可能），他の錐体に対しては刺激量が大きく変化しているため，色置換によって他の錐体応答が順応されるという原理である[*1]．錐体分光感度を得てから，それをどのような式で表現するかを考えた結果，かれらは 2° 視野においてはジャッド修正等色関数ではなく，Stiles and Burch の 2° 視野等色関数[2,10] $\bar{r}(\lambda)$, $\bar{g}(\lambda)$, $\bar{b}(\lambda)$ を使用した[*2]．一方，10° 視野については CIE 1964 10° 視野等色関数[2]を利用しており，次のように計算できる．

$$
\left.\begin{aligned}
l(\lambda) &= 0.236157\cdot\bar{x}_{10}(\lambda)+0.826427\cdot\bar{y}_{10}(\lambda)+-0.045710\cdot\bar{z}_{10}(\lambda) \\
m(\lambda) &= -0.431117\cdot\bar{x}_{10}(\lambda)+1.206922\cdot\bar{y}_{10}(\lambda)+0.090020\cdot\bar{z}_{10}(\lambda) \\
s(\lambda) &= 0.040557\cdot\bar{x}_{10}(\lambda)+-0.019683\cdot\bar{y}_{10}(\lambda)+0.486195\cdot\bar{z}_{10}(\lambda) \\
&\qquad\qquad (\lambda \leq 520\,\mathrm{nm}) \\
\log s(\lambda) &= \frac{10402.1}{\lambda}-21.7185 \quad (\lambda \geq 520\,\mathrm{nm})
\end{aligned}\right\} \quad (6.4)
$$

いずれも，1 に正規化されており，錐体間どうしの相対感度は定義されていない．L，M 錐体感度と分光視感効率の関連など，相対感度を求めるための仮定を導入していないためである．

図 6.2 は，Smith and Pokorny[6]の錐体分光感度と Stockman ら[9]の錐体分光感度を比較したものである．両者には特に 430～480 nm 付近で多少の差が見られる．Stockman らの錐体分光感度は確かにいくつかの心理物理学的実験結果に

[*1] 実際には，順応されないはずの錐体までが順応されるという結果となり，この方法で単一錐体の感度が測定されているという完全な信頼はない[8]．ただし，単一錐体の応答である場合に成立するはずの，単一変化（univariance）の条件，位相一定の条件，刺激光の色の見えが条件で変化しない（1 錐体では波長弁別ができないはず）という条件，のいずれもクリアしているため，これを錐体の分光感度とした[9]．

[*2] この関数は，CIE の等色関数のようには，容易に入手できないし，測光器に組み込まれてもいないため，式を書いてもすぐには計算できない．よって本書では式を記載しない．原文献[9]を直接参照されたい．

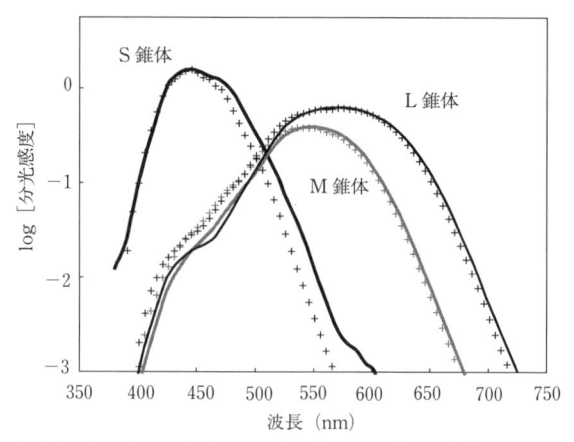

図 6.2 Smith and Pokorny[6]の錐体分光感度（実線）と Stockman ら[9]の錐体分光感度（＋）
ただし Stockman らの分光感度は Smith and Pokorny の分光感度とピーク感度が一致するように縦シフトさせている．

よりよく一致する[9]．しかし，錐体刺激量を計算するために刺激光の分光放射輝度のデータを取得して計算する必要があり，さらには錐体分光感度は，既存の明所視分光視感効率との理論的関係を持たない．そこでかれらの錐体分光感度から $1.55\,l(\lambda)+m(\lambda)$ で計算できる $V^*(\lambda)$ [11]が提唱されている．

その一方で，Smith and Pokorny の錐体分光感度[6]では，その測光器がジャッド修正等色関数[2,4]に対応したものであれば，3 刺激値 X, Y, Z から，つまり色度座標 (x, y) と輝度 L より，式 (6.3) を用いて各錐体に対する刺激量 L, M, S を簡単に導出できる[*3]．また正確さについても，実用上は十分である（次節も参照）．10°視野においては，Stockman らの錐体分光感度が CIE 1964 10°視野等色関数[2]を利用していることから，かれらの錐体分光感度を利用するのが合理的である．

6.1.3 角膜での感度と網膜での感度

前項で求めた錐体分光感度は角膜上の感度であり，錐体視物質の感度を直接表

[*3] かれらは，Judd が 1951 年に作成したオリジナルのジャッド修正等色関数[12]を用いることを提唱したが，実際には，Vos が補正し CIE が採用したジャッド修正等色関数[4]を用いて式 (6.3) から計算すればよい．

すものでも，網膜上の分光感度でもない．錐体応答量の導出にあたっては，まず水晶体や黄斑色素による分光吸収などの眼光学媒体の影響を受ける．それらの濃度は個人差が大きく，特に水晶体濃度は年齢によって大きく変化する（図7.20参照）．被験者間の相違あるいは加齢による影響をどう扱うかが問題で，個人差を無視した場合には，たとえば $V_M(\lambda)$ と $V^*(\lambda)$ の差もまた無視できるからである．網膜上の錐体の分光感度は，これらによる吸収の影響を計算により取り除くことによって求める[*4]．さらに，錐体内視物質の光学濃度によっても心理物理学的な錐体分光感度は変化する．またL錐体の視物質が実は2種類あり[*5]，552.4 nmに感度ピークを持つ Ala^{180} 視物質と，556.7 nmにピークを持つ Ser^{180} 視物質が存在する[14]．どちらの方のL錐体を持っているかは，被験者によって決まっている[15]（7.5節参照）．

以上のように，錐体分光感度の正確さを追求するときりがない．視物質の光学濃度の影響があることから，心理物理学的な測定をしなければ実際上の錐体分光感度の導出の意義は薄れてしまうが，誤差をある程度以上に小さくすることは生体ノイズなどの観点から難しい．実用的には，刺激光の分光分布が幅広い場合（単色光でない場合）がほとんどであるから，どの研究者の錐体分光感度を使用するかは，ほとんど結果には影響しない．基礎研究以外では測光データの変換が簡便であるなどの観点から選択したのでよい． 〔篠森 敬三〕

6.2 色弁別

6.2.1 色弁別の測定

色光は色空間内の1点として表される．図6.3に色空間（L, M, S）中に色光 C_1 (L_1, M_1, S_1) と色光 C_2 (L_2, M_2, S_2) が示されているが，この2点が違って見えるかどうかの色覚特性が色弁別（color discrimination）である．C_2 を C_1 からある方向にある距離だけ遠ざけていけば，ちょうど弁別できる差 ΔC が得られる．この ΔC が色弁別閾値（color discrimination threshold）となる．

色弁別の測定には図6.4に示すような2分視野（bipartite field）を用いる．片方の視野にテスト色光 C_1 を呈示し，もう片方の視野に比較色光 C_2 を呈示す

[*4] Smith and Pokorny[6]の錐体分光感度の場合，水晶体や黄斑色素の光学濃度（分光吸収率）についても，Vosの値[4]を用いるのが一般的である[13]．

[*5] 遺伝子多型によるバリエーションはもっと多数あるが，この2種類のみが正常型に分類される．なお $V^*(\lambda)$ ではこの2種類の多型の人口比が考慮されている．

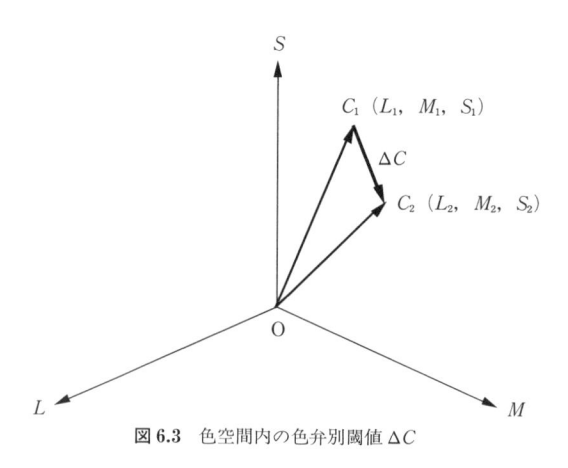

図 6.3　色空間内の色弁別閾値 ΔC

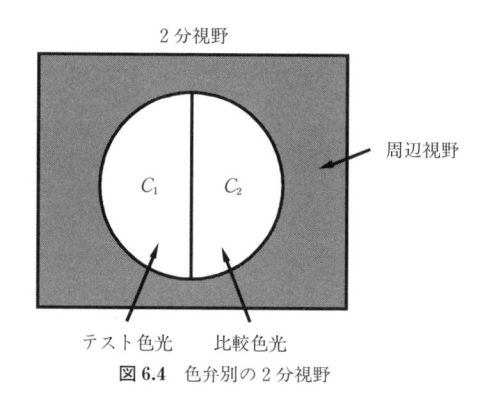

図 6.4　色弁別の 2 分視野

る．テスト色光は一定にし，比較色光はその色度を変化させる．一般的には C_2 を 3 次元色空間内のある方向に動かしてちょうど弁別ができる点を求め，色弁別閾値 ΔC を

$$\Delta C = C_2 - C_1$$

とする．この場合，色を動かす方向としては波長方向，白色からの純度変化方向，一般的な色度変化方向などがある．ΔC の単位は色の変化方向によって決められる．

6.2.2　色弁別閾値

MacAdam[16]は 25 個のテスト色光 C_1 に比較色光 C_2 を等色するという等色実験

のばらつきから色度弁別 (chromaticity discrimination) 閾値を求めた．テスト光の輝度は 15 m-L（47.7 cd/m²）一定，比較光の輝度はテスト光の輝度と自動的に等しくなるように設定される．刺激視野は視角 2°の 2 分視野，刺激視野の周辺は視角 42°，7.5 m-L（23.9 cd/m²），C 光源の白色光である．観察は単眼マクスウェル視（Mexwellian view）である．1 試行内では，比較色光は色度図内のある一定方向のみに変化する．

図 6.5 に測定結果の一例を示す．テスト色光の色度点を中心にして 9 方向での等色点のばらつきの 1 標準偏差分の距離を中心点の両側に測定点（黒丸）としてプロットしてある．したがって実際の測定点の数は図中の点の数の半分となる．これらの点を楕円で近似し，図中の色弁別楕円とした．25 個のテスト色光に対してこの楕円を求めた結果が図 6.6 に示されている．ただし，この図では見やすくするために楕円の大きさは実際の標準偏差よりも 10 倍に拡大されている．これがマックアダムの楕円（MacAdam's ellipse）としてよく知られている色弁別楕円である．マックアダムの楕円は等色のばらつきの範囲を示すもので，色弁別の直接の閾値を示すものではない．そこで，MacAdam は色弁別閾値とこの標準偏差の大きさの比較を行い，標準偏差の約 3 倍が色弁別の丁度可知差異 JND

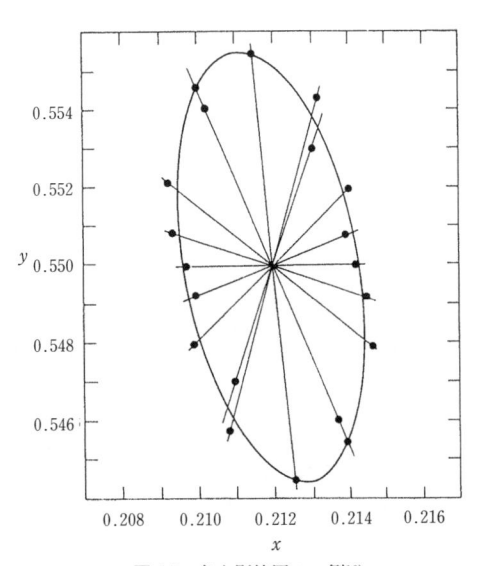

図 6.5 色弁別楕円の一例[16]

テスト色光（中心点）に対する等色点のばらつきの 1 標準偏差分の長さを中心点の両側にプロットしてある．

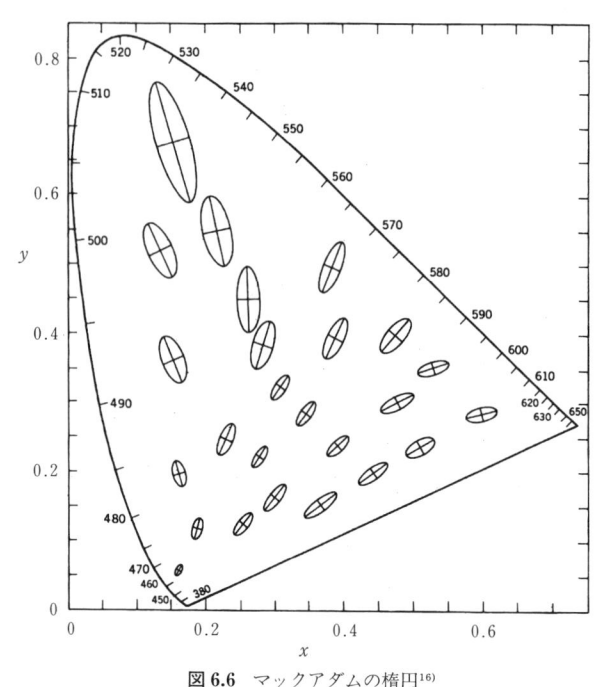

図 6.6 マックアダムの楕円[16]
25個のテスト色光に対する色度弁別楕円が示されている．楕円の大きさは実際よりも10倍に拡大されている．

(just noticeable difference) に相当すると述べている．

6.2.3 色弁別の決定要因

　色弁別閾値は刺激光の呈示条件によってさまざまに変化する．刺激光の輝度レベル，刺激サイズ，網膜上の呈示位置，呈示持続時間などほとんどすべての刺激光の呈示条件が色弁別閾値に影響を及ぼす．これは色弁別を行っている色覚メカニズムが呈示条件に対応した反応をし，その結果，色応答の変化が生じるからである．したがって，呈示条件による色弁別の変化を詳細に検討することはその根底にある色覚メカニズムの解明につながる．

　輝度レベルの変化に伴う色度弁別閾値の変化を図6.7に示した[17]．被験者1名の結果である．図中の数字は輝度値（ft-L，1 ft-L＝3.426 cd/m^2）である．テスト色は白色で，弁別楕円が輝度レベル減少に伴って拡大する様子が示されている．図6.8は8個の色弁別楕円を示している．各楕円に示されている数字が輝度

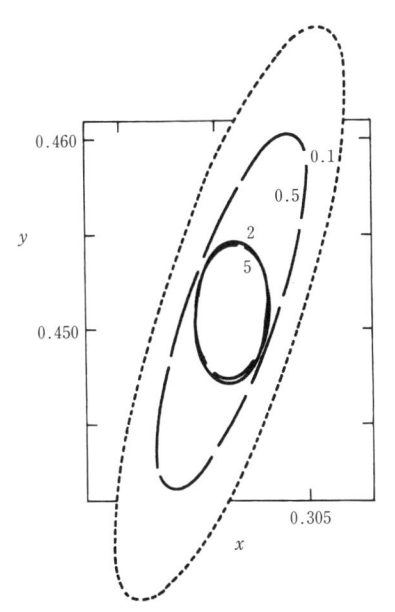

図 6.7 輝度レベルの変化に伴う色弁別楕円の変化[17]
楕円の大きさは実際よりも 5 倍に拡大されている．輝度値 (ft-L) は各楕円に示されている．

値 (ft-L) である．楕円は見やすくするために実際の大きさよりも 5 倍に拡大されている．色弁別楕円の輝度レベル低下に伴う拡大は 3(T)型 2 色覚者[*6]の混同色線方向に大きいことがわかる（図 6.12 参照）．

図 6.9 は小刺激視野サイズでの色度弁別楕円の変化を表している[18]．テスト色の輝度は 26〜130 ft-L である．図 6.9 (a) は刺激サイズが視角 4.4°，(b) は 3′ の色弁別の結果である．弁別楕円は輝度一定面上に描かれ，サイズは実際の 3.3 倍に描かれている．図 6.9 (a) と (b) を比較すると，小視野サイズでも弁別楕円は 3(T)型 2 色覚者の混同色線に沿って拡大している（図 6.12 参照）．S 錐体による弁別が悪くなる方向に色弁別楕円は変化することがわかる．

波長弁別関数の網膜位置による変化を図 6.10 (a), (b) に示す[19]．(a) が鼻側視野水平方向 60°まで，(b) が耳側視野水平方向 65°までの波長弁別閾値 $\Delta\lambda$ を示す．テスト光と比較光はそれぞれ 2°の 2 分視野の片方に継時的に，呈示持続時間 0.5 s, 時間間隔 1 s で呈示される．桿体の影響を取り除くために測定は

[*6] 以前は「2 色型第 3 色覚異常者」と分類されていた（7.4.2 項参照）．

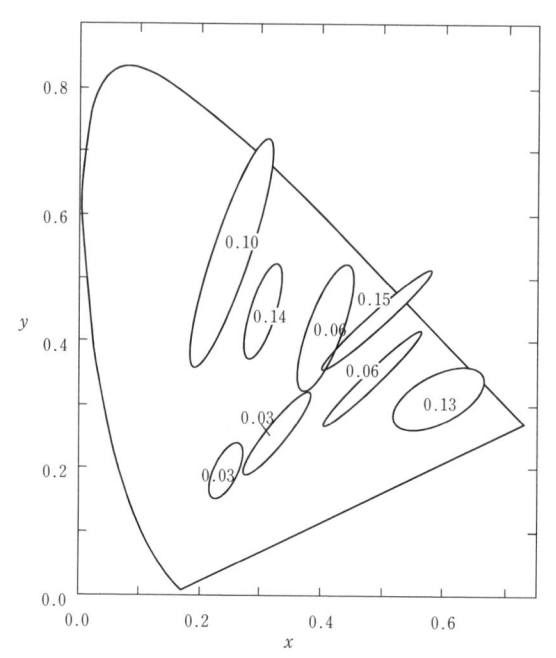

図 6.8 低輝度レベルの色弁別楕円[17]

図中の数値が輝度値 (ft-L) を表す．楕円は見やすくするために 5 倍に拡大されている．

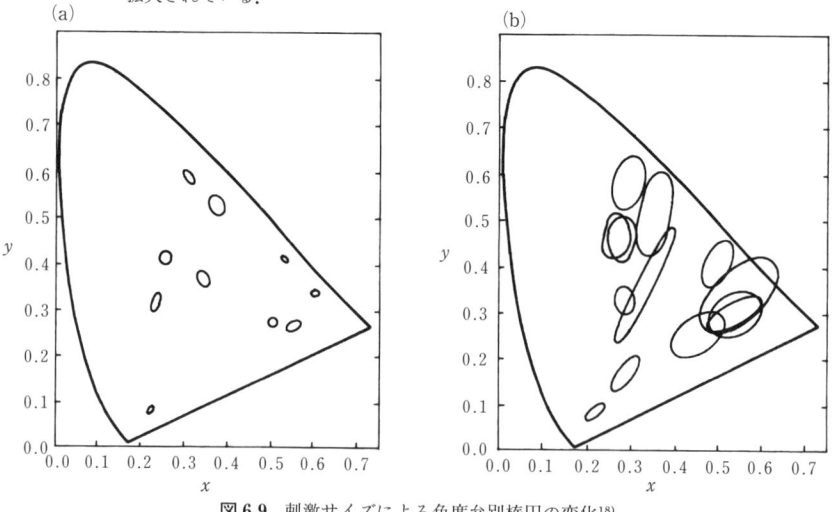

図 6.9 刺激サイズによる色度弁別楕円の変化[18]

刺激サイズは (a) 4.4°, (b) 3' である．楕円の大きさは実際よりも 3.3 倍に拡大されている．

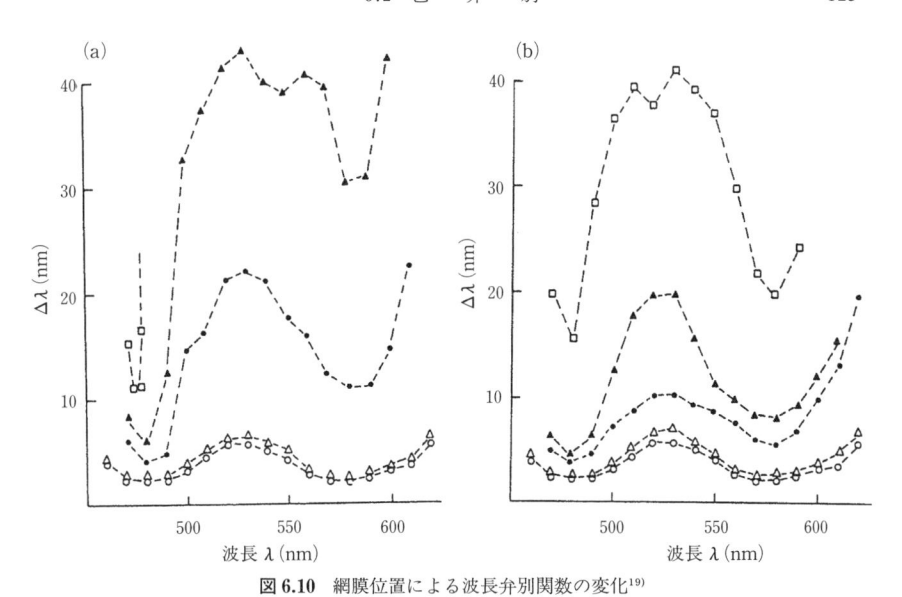

図 6.10 網膜位置による波長弁別関数の変化[19]
(a) 鼻側視野水平方向，○：中心窩，△：7°，●：25°，▲：40°，□：60°．(b) 耳側視野水平方向，○：中心窩，△：7°，●：25°，▲：40°，□：65°．

cone-plateau 時に行われた．刺激強度は絶対閾値の 2 log unit 上に設定されている．

網膜位置が周辺視野に行くにつれて Δλ は増大し，鼻側視野の方が耳側視野よりも弁別の劣化が大きいことが示されている．波長弁別関数の変化から，480〜490 mm の緑-青領域の弁別が他の領域に比べると劣化しにくいことがわかる．この領域では色みが青から急に緑，黄，白を含んだ色に変化する．この Δλ の変化はどんなタイプの先天的な 2 色覚者の特性とも異なり，むしろ，視神経に障害を持つ後天的 2(D) 型 2 色覚者[*7]の波長弁別関数に類似していることが指摘されている．したがって，網膜の周辺部での波長弁別を L 錐体や M 錐体が欠落しているというような錐体レベルでの特性としてとらえるよりも，むしろ y-b 反対色システムに比較して r-g 反対色システムが劣化していくと考えたほうが妥当である．この結果は色票を用いて周辺部での色弁別を調べた Uchikawa ら[20]の研究にも一致している．

[*7] 以前は「2 色型第 2 色覚異常者」と分類されていた（7.4.2 項参照）．

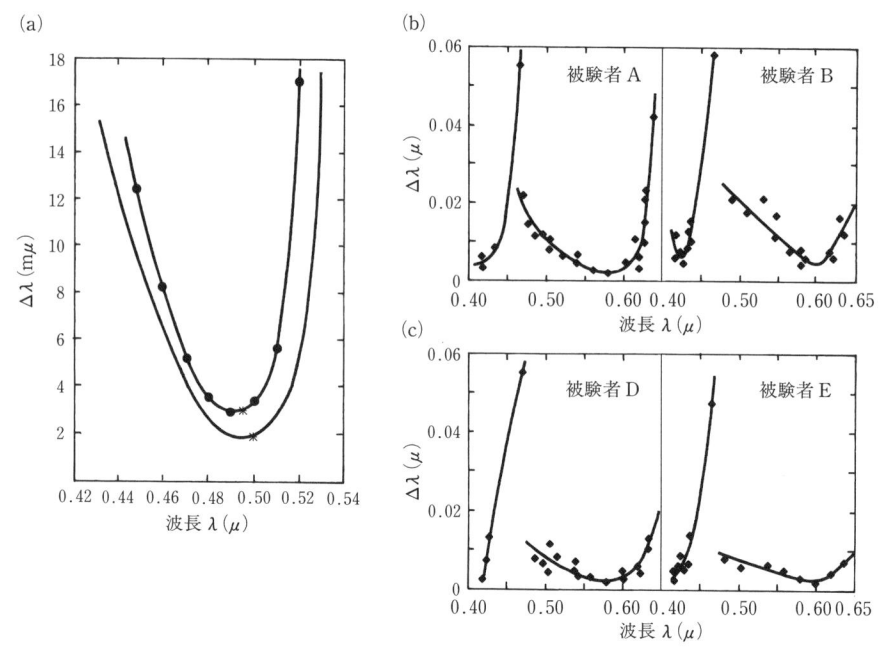

図 6.11 (a) 1(P)型 2 色覚者 (●—●), 2(D)型 2 色覚者 (—) の波長弁別関数[21], (b) (c) 3(T)型色覚者の波長弁別関数[22] 被験者 4 名の結果を示す.

6.2.4 色覚異常者の色弁別

L, M, S 錐体がそれぞれ欠けている 2 色型の 1(P)型 2 色覚者[*8] (protanope), 2(D)型 2 色覚者[*9] (deuteranope), 3(T)型 2 色覚者[*10] (tritanope) の色弁別特性は色弁別のメカニズムを明らかにする上で重要なデータである.

図 6.11 (a) に 1(P)型, 2(D)型 2 色覚者それぞれ 6 名の結果を平均した波長弁別関数[21]を示す. 図 6.11 (b) に 3(T)型 2 色覚者 4 名の波長弁別関数[22]を示す. 1(P)型, 2(D)型 2 色覚者の波長弁別関数はどちらも約 430～530 nm の波長範囲だけとなり, それ以外の範囲では求めることができない. 図 6.11 (a) 中の ∗印は中性点 (neutral point) を示している. 中性点とは, その波長の色と白色が弁別できない点である. 1(P)型 2 色覚者の方が中性点は 2(D)型 2 色覚者のも

[*8] 以前の「2 色型第 1 色覚異常者」(7.4.2 項参照).
[*9] 以前の「2 色型第 2 色覚異常者」(7.4.2 項参照).
[*10] 以前の「2 色型第 3 色覚異常者」(7.4.2 項参照).
[*11] (P): $x=0.747$, $y=0.253$. (D): $x=1.000$, $y=0.000$. (T): $x=0.180$, $y=0.000$.

のより短波長側に寄っていることがわかる．一方，3(P)型2色覚者の波長弁別関数はどれも460 nm付近で弁別閾値が増大していることがわかる．しかし，それ以外の波長範囲では正常者の関数に類似している．

図6.12 (a)，(b)，(c) はそれぞれ1(P)型，2(D)型，3(T)型2色覚者の混同色線（confusion loci）である（図6.1も参照）[23]．混同色線とは混同してしまう色同士を結んだ線分であり，混同色線が集まる点である混同色中心(co-punctal point)[*11]は色空間内でそれぞれL，M，S錐体の応答ベクトルと単位面との交点

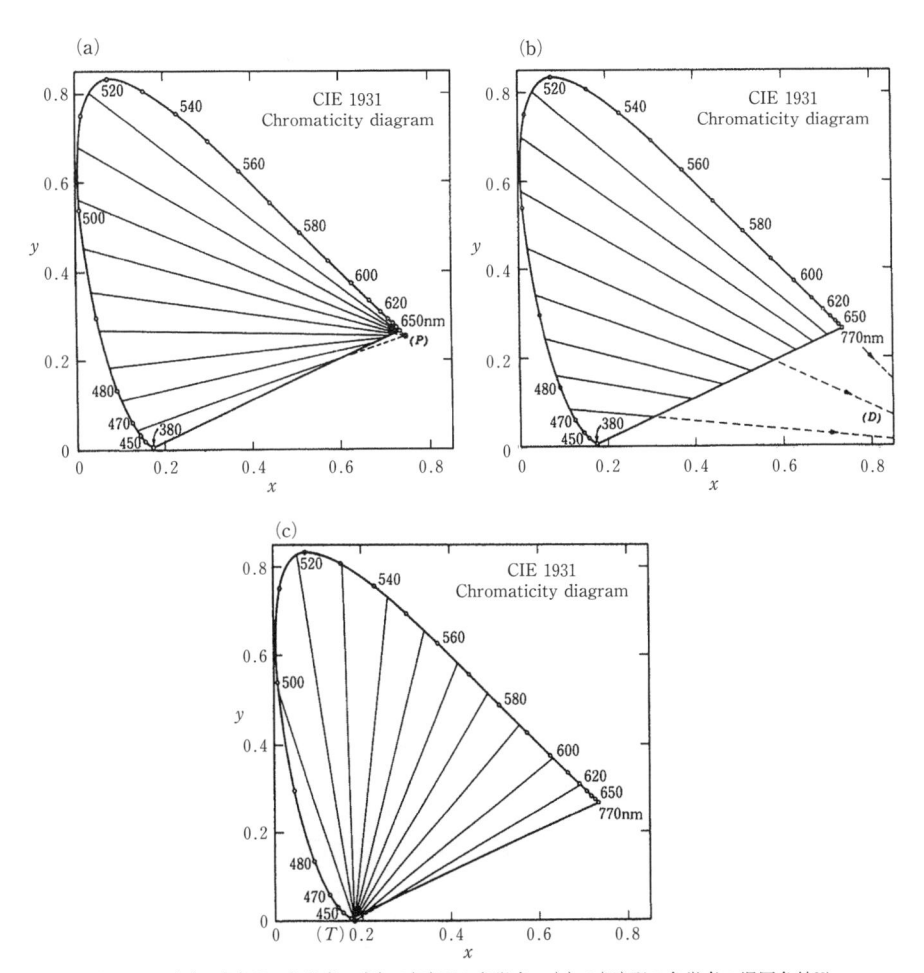

図6.12 (a) 1(P)型2色覚者，(b) 2(D)型2色覚者，(c) 3(T)型2色覚者の混同色線[23]

となり，錐体の色度点を示している．混同色線は L, M, S 錐体が欠けるとそれぞれこの色線上では色弁別ができないことを示している．この色線上ではそれぞれの錐体だけによって色弁別がなされていることになる． 　　　　　　(内川惠二)

6.2.5 色弁別閾の予測

以上の知見から，Boynton and Kambe[24]は，色弁別が S 錐体による弁別と L, M 錐体による弁別に分離できるのではないかと考えた．そのときマックアダムの色弁別楕円は，図 6.13 のように解析される．S 錐体混同色線方向 (T)，S 錐体値一定方向 (F)，および図の右上にある両者の足し合わせ出力を持つ組織が閾値を決定したと考えられる方向，の 3 つに対応する直線で近似できる，つまり，それらの閾値を決定する組織が互いに独立して色弁別を行っていることを示唆する．またそのときの S 錐体方向 (T)，LM 錐体方向 (F) の弁別閾値は，実験に対する近似に基づいて次式のようになるとしている．

$$\frac{\Delta S}{S+k \cdot S_0} = W_T \quad (=0.18) \tag{6.6}$$

$$\frac{\Delta L}{(L+M)+0.8|L-2M|+0.05S} = W_F \quad (=0.0105) \tag{6.7}$$

これが Boynton-Kambe の色弁別式である．この式によるデータ近似を図 6.14 に示す．ただし，図においては，式 (6.6) で $k=1$，$S_0=44.5$ とし，マックア

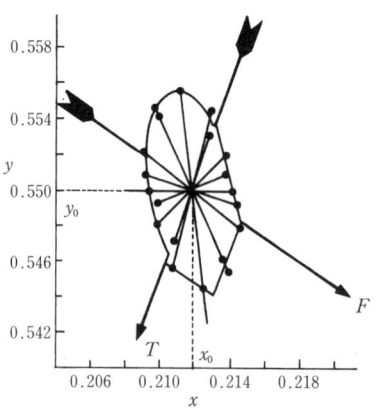

図 6.13 MacAdam[16]の色弁別測定結果（No.6）に対する MacAdam の近似楕円（左上半分）と直線による近似との比較[24]
矢印の T は S 錐体混同色線方向，F は S 錐体値一定方向を示す．

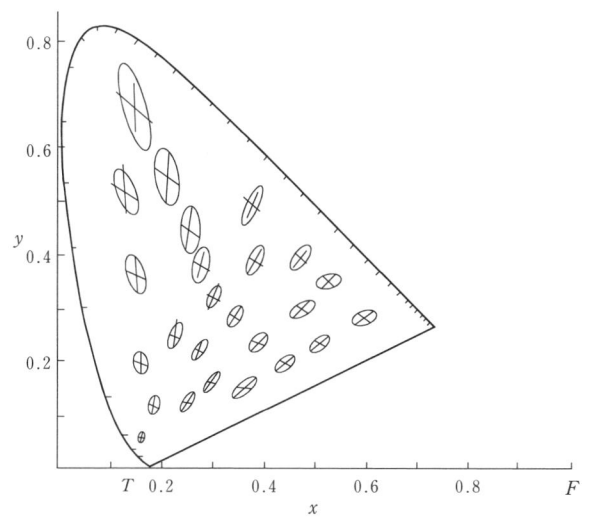

図 6.14 マックアダム[16)]の色弁別楕円と Boynton-Kambe の色弁別式
（式 6.6, 6.7）より計算された弁別閾値との比較[24)]
計算式による弁別閾値は S 錐体混同色線方向と S 錐体値一定方向を示す．

ダムの楕円は 10 倍のままとしている（図 6.6 参照）．また，Boynton-Kambe の色弁別式による弁別閾値は 0.75 倍してある．これは標準偏差データと弁別閾値データとのスケール補正であり約 13 倍（〜10/0.75）の値は適正である．この式は Shinomori ら[25)]によって，より拡張された形式も提案されている（6.5.4 項参照）．

〔篠森敬三〕

6.3 反対色応答

6.3.1 反対色の原理

19 世紀のドイツの生理学者ヘーリング（Hering）は，「色」には混ざり気のない純粋な色相（hue）があり，その他の色相はこの純粋な色相の組み合わせで表現できることに気が付いた．純粋な色相とは赤，緑，黄，青でこれをユニーク色相（unique hue）と呼んだ．図 6.15（a）（口絵 1）はすべての色相を見えの順に並べた色相環（hue circle）である．このように色相を並べてみると，確かに，赤，黄，緑，青は混ざり気のない純粋な色相であり，その他の色相，たとえば，紫，オレンジ，黄緑などはそれぞれに赤と青，赤と黄，黄と緑の組み合わせで表現でき，純粋な色相には見えないことがわかる．

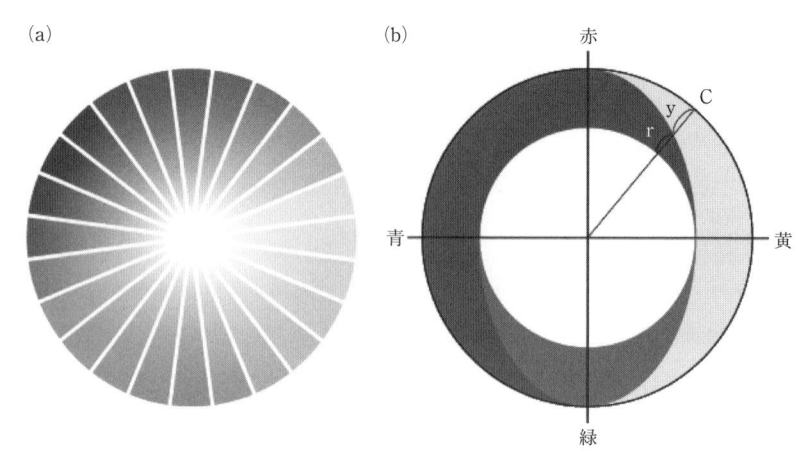

図 6.15 (a) 色相環（ヒューサークル），(b) 色相環の反対色成分による表現（口絵 1）

　ヘーリングはさらに，赤と緑，黄と青は互いに拮抗していて，1つの色相の中には赤みと緑み，あるいは黄みと青みは同時には存在しないと主張した．赤と緑，あるいは黄と青をそれぞれ反対色（opponent color）と呼んだ．図6.15（a）を見て，赤から緑まで時計方向に回ると，オレンジ，黄，黄緑というようにどの色相にも黄みが感じられるが，青みは決して感じられない．さらに緑から赤まで進むと，青緑，青，紫のように青みがすべての色相にあるが，黄みはない．同様に，青から時計方向に黄までの色相には赤みがあるが，緑みはなく，黄から青までは緑みはあるが，赤みはない．このように黄みと青み，あるいは赤みと緑みは同時に存在しないことがわかる．このヘーリングの考えを反対色説（opponent-color theory）という．図6.15（b）（口絵1）は色相環の色相が反対色成分で表される様子を示している．図中の色相Cは回転角に従って，赤，黄，緑，青というように変化するが，その中に含まれる2つのユニーク色相成分が赤成分 r：黄成分 y のように表現される．

　反対色説では，白と黒も反対色対に含み，赤-緑，黄-青，白-黒の3対の反対色対により，色相だけではなくすべての色の見えが表せるとしている．ただし，白と黒は，灰のように1つの色の中に白みと黒みが同時に感じられる色が存在するので，赤-緑，黄-青のような拮抗色とはなっていない（7.1節参照）．白みと黒みは色の明度に対応し，白みが100%の色は明度10の最も白い"白"であり，黒みが100%の色は明度0の最も黒い"黒"である．色が白み100%あるいは黒み100%だけになってしまうとその中には色みは入る余地がなくなってしまう．

しかし，一方，色みだけの色はなく，色みの感じられる色にはその中に必ず同時に白みあるいは黒みが感じられる．

6.3.2 反対色応答

ヘーリングの反対色説では，1つの色はその中に赤/緑（r/g），黄/青（y/b），白/黒（w/bl）成分を持ち，それら3種の成分の和で色ができあがっていると考える．このr/g，y/b，w/bl成分の量を測るには，どのような方法があるのだろうか．米国のJameson and Hurvich夫妻はこの反対色応答を測定するために，キャンセレーション法（cancellation method）という測定法を考案した[26]．キャンセレーション法は，図6.16に示すような刺激視野を用いて，テスト光の中のある色み成分，たとえば，黄み（y）成分を測定するには，それと反対色の青み（b）成分を持った光を加え，b成分によってy成分を打ち消すという方法である．y成分は直接には測定できないので，それを打ち消すために必要なb成分の量でy成分を測定するわけである．この打ち消す光をキャンセレーション光（cancellation light）と呼び，y成分の測定のときには，bのユニーク色相となる単色光が使われる．キャンセレーション光をテスト光に徐々に加えていくと，次第にテスト光の中のy成分が打ち消されていき，最終的にはy成分もb成分も感じられないバランス点が得られる．このときの加えたb成分の強度をもって，テスト光のy成分とする．同じようにテスト光の中のb成分はユニークy成分の単色光をキャンセレーション光として用いることで測定される．さらに，赤み（r）成分も緑み（g）成分も同様な方法で求められる．

図6.17にJameson and Hurvich[26]が実際に測定した400～700 nmの単色光の反対色応答を示す．テスト光の視野は1°×0.8°の楕円形，呈示持続時間は0.5～1.0 sである．周辺視野は白色の37°円形で連続呈示される．テスト光と周

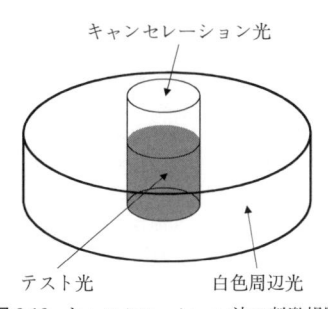

図6.16 キャンセレーション法の刺激視野

辺視野は 10 mL 一定である．ユニーク色相の見えを与えるユニーク波長は被験者ごとに求めている．図 6.17 のグラフは，求まったキャンセレーション光の輝度を $V(\lambda)$ 関数で割って，縦軸が等エネルギーのテスト単色光に対するキャンセレーション光の相対エネルギーの単位になるようにしてある．Jameson and Hurvich はこの関数をクロマティックバレンス（chromatic valence）関数と呼んだ．

　図 6.17 中で，r，g，b，y 応答はそれぞれ上で述べた方法によって独立に求まるが，各応答間の相対的な大きさは別に決めなければならない．r と g，あるいは y と b 応答については，互いのキャンセレーション光同士で色みのキャンセルを行い，バランス点になったときのキャンセレーション光のエネルギーをそれぞれ 1 として相対的な大きさを合わせる．このようにして r/g，y/b 応答がそれぞれ 1 本の関数となる．次に，r/g と y/b 応答間の相対的な大きさを合わせるには色みの判断を使う．赤みと黄み，黄みと緑み，あるいは緑みと青みが同じ強さに見えるような単色光の波長を決めて，その波長で r/g と y/b 応答は等しいとする．このような補足実験を行って最終的に求まったのが図 6.17 のクロマティックバレンス関数である．

　図 6.17 の反対色応答は反対色説に基づいて，単色光の反対色成分がどれだけあるかを定量的に表したものである．色覚系にこのような応答を出すメカニズムが実際にあるかどうか，これは次の興味ある問題となってくる．この問題へのアプローチには 2 つの方法がある．1 つは生理学的に反対色応答を出す神経細胞が実際にあるかどうかを調べることである．もう 1 つは 3 錐体の分光応答からこの反対色応答が計算的に導出できるかどうかである．実際には，どちらのアプローチからも研究が行われ，反対色応答を出すメカニズムが現実に存在することが強く支持されている．

　ただし，このキャンセレーション法は単に 2 つの単色光を用いて色度図上のユニーク色の軌跡を測定している[*12]に過ぎず[27]，実験手法としては，現在ほとん

[*12]　r/g のキャンセレーションが成立するときは赤でも緑でもないので，必ずユニーク黄色，白色，ユニーク青色のいずれかになる．刺激純度を変えながら色度図上の広い範囲で，それらユニーク色軌跡を測定しておくと（7.1.6 項の図 7.4 など），キャンセレーション法で用いる 2 つの単波長光の波長とユニーク色軌跡とから，クロマティックバレンス関数が機械的に計算できることが明らかとなっている[27]．

[*13]　もし線形和が成立するのであれば 7.1.6 項で述べるアブニー効果（Abney effect，7.1.6 項の図 7.4）が発生するはずがない，という点からも裏付けられている．

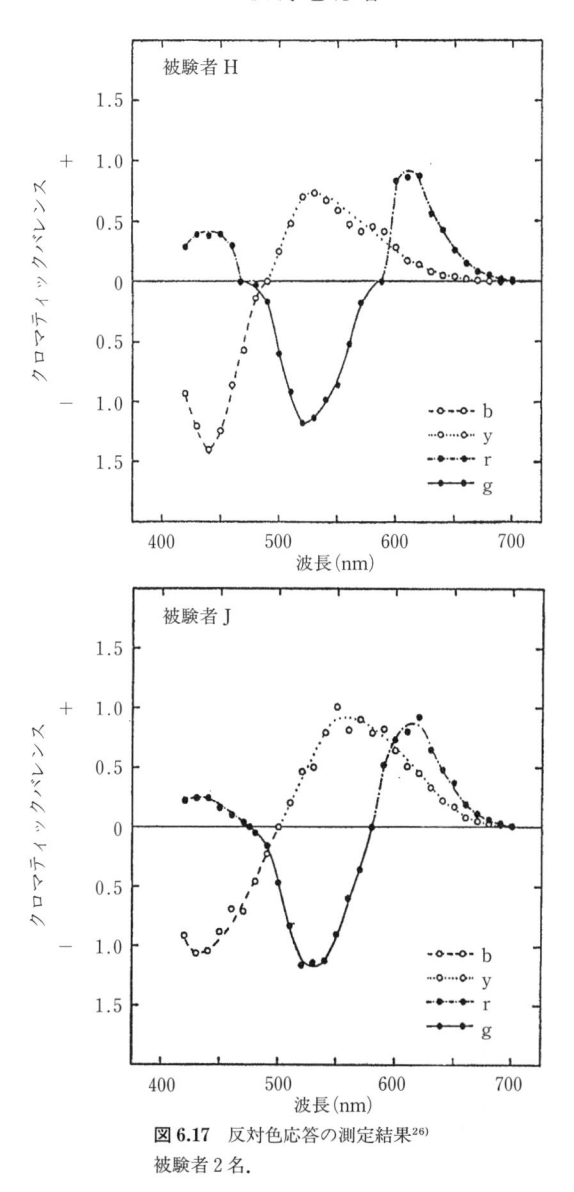

図 6.17 反対色応答の測定結果[26]
被験者 2 名.

ど用いられていない．また反対色応答（クロマティックバレンス関数）は錐体出力の線形和では表現できないという報告もある[28,29]．（6.5.3項参照）[*13].

6.3.3 カラーネーミング法

キャンセレーション法では反対色メカニズムの分光応答は測定できても，刺激光の色の見えはわからない．たとえば，510 nm の単色光の y 成分が 0.2, g 成分が −0.8 といわれてもこの単色光が何色に見えるかはわからない．反対色説に基づいて刺激光の色の見えを直接測る方法に Boynton ら[30]が考案したカラーネーミング法（color naming method）がある．この方法は「すべての色相はユニーク色成分の赤（R），黄（Y），緑（G），青（B）の組み合わせからなり，さらに R と G は同時に存在しないし，Y と B も同時に存在しない」という反対色説に立脚して，刺激光の色を2つの反対色の組み合わせで答えるものである．ユニーク色相も含めるとすべての色相を R, Y, G, B, R·Y, Y·G, G·B, B·R の8通りの色の組み合わせで表現する．

そこで，この方法ではある色の色相を表すのに，この8通りの色の組み合わせを使い，R, Y, G, B の1つによって表現できればその色相に3点，2つのユニーク色成分で表現されるならば強く感じる成分へ2点，弱く感じる成分へ1点を与えるようにして，表6.1に示すような成分の応答と配点を行う．さらに，刺激光の彩度（saturation）を表すために，白み（achromatic, W）と色み（chromatic, C）の強さの組み合わせも表6.1のように応答する．

図6.18に単色光に対するカラーネーミング法の結果を示す．刺激光の条件は大きさ視角3°，300 m の中心窩呈示，網膜照度は 1000 td である．刺激光は同条件で20回反復呈示された．図中，ユニーク色成分が R, Y, G, B で示され，白み成分が S で示されている．

図6.18では刺激光の波長によってユニーク色成分 R, Y, G, B がどのように変わるかが示され，色の見えの変化がよくわかる．たとえば，540 nm の刺激

表6.1 カラーネーミング法

色相成分の応答	配点	色相成分の応答	配点	彩度成分の応答	配点
R	R 3	G	G 3	W	W 3
R·Y	R 2 Y 1	G·B	G 2 B 1	W·C	W 2
Y·R	Y 2 R 1	B·G	B 2 G 1	C·W	W 1
Y	Y 3	B	B 3	C	W 0
Y·G	Y 2 G 1	B·R	B 2 R 1		
G·Y	G 2 Y 1	R·B	R 2 B 1		

R：赤，Y：黄，G：緑，B：青，W：白み，C：色みを表す．

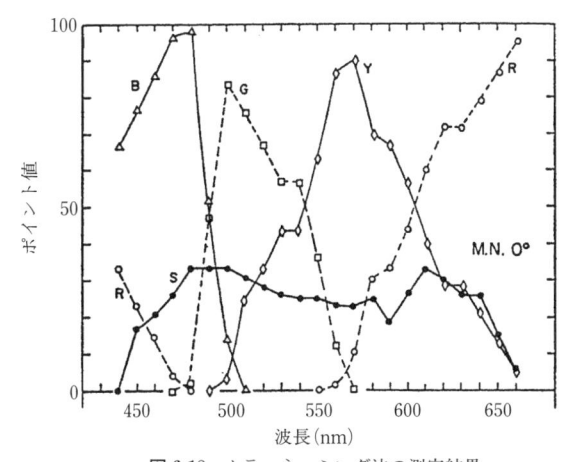

図 6.18 カラーネーミング法の測定結果
単色光に対するカラーネーミング法の結果が示されている.

光は緑みがやや多い黄緑色, また, 600 nm の刺激光は黄みがやや多いオレンジ色に見えることがわかる. また, 彩度[*14]の変化 S も示され, 単色光は中波長領域では彩度が低く, 短波長と長波長側に行くにつれて彩度が増大することもわかる.

この方法では色相の見えを1つのユニーク色相から隣のユニーク色相まで, 3段階に分けて表している. それにもかかわらず, 図 6.18 で得られた結果が細かい段階に分かれているのは, 試行によって被験者が強く感じるユニーク色相が入れ替わることがあり, 回数を繰り返すことによって応答分布が滑らかになったからである. しかし, より細かい色の見えの変化を測定しようとすると, 3段階の分割では粗すぎる場合がある. そこで, 刺激光の中の2つのユニーク色相の成分比および色み比をより細かく表す方法もある. たとえば, 黄みの強いオレンジ色ならば, R3:Y7 というように答える. 小数を使って答えさせる場合もある. 刺激光の白み (W) と色み (C) の比は, たとえば, 彩度が60%に見えれば, W4:C6 というように答える. 色みCを色相比で内分し, R3:Y7=R1.8:Y4.2, C6=R1.8+Y4.2 として, 最終的に W4, R1.8, Y4.2 というように合計を一定値にして表現することもできる.

[*14] 彩度の意味については 7.1.2.c.項参照.

6.4 明 る さ

6.4.1 分 光 感 度

私たちは等しい強度（エネルギー）の色光を見ても必ずしも同じ明るさには感じない．その色光の波長成分によって色光の明るさは変化する．これは，視覚系の分光感度が可視領域の 400～700 nm の波長範囲内でも一定ではなく，太陽光のエネルギーが最も強い 550 nm 付近の中波長領域で最高となり，それより短波長と長波長側では低くなっているからである．色光の明るさを決めるには視覚系の分光感度を知る必要があるが，視覚系の分光感度の形状は測定法によって異なっている．これは測定法によって働く色覚のメカニズムが異なっているからである．

視覚系の分光感度の測定法には，閾値法 (threshold method：TM)，交照法 (heterochromatic flicker photometry：HFP)，直接比較法 (direct heterochoromatic brightness matching method：HBM)，MDB 法 (minimally distinct border method)，最小運動知覚法 (minimum motion method) などがある．それら手法による測定結果を図 6.19 にまとめる．

ここでは明所視分光視感効率（古くは標準比視感度関数，standard relative luminous efficiency）$V(\lambda)$ を CIE（国際照明委員会）が決める際に使われた交照法について説明する．図 6.20 に刺激視野と刺激呈示の時間条件を示す．1つの刺激視野（図 6.20 (a)）に参照光とテスト光を時間的に交互に呈示する（図 6.20 (b)）．参照光は強度一定にする．通常は色みのない白色光がよく使われる．テスト光には単色光を使い，強度は可変にする．テスト光の強度が参照光よりも小さいか（図 6.20 (b) の上段），あるいは参照光よりも大きくなると（図 6.20 (b) の下段），刺激視野内にテスト光と参照光の交替によるちらつきが見える．このとき，交互呈示の頻度（時間周波数）が小さいと視野内に色みと明るさの両方の交替がはっきりと見える．時間周波数を次第に大きくしていくと，視野内のちらつきの交替の速さが増していき，臨界色融合周波数 (critical color fusion frequency：CCFF) になると色みの交替がなくなり明るさだけのちらつきだけが残るようになる．さらに，時間周波数を大きくしていき，臨界融合周波数 (critical fusion frequency：CFF) に到達すると，明るさのちらつきもなくなり一様な視野となる (8.4.2 項参照)．交照法では CCFF 以上で CFF 以下の時間周波数を使い，明るさのちらつきは残るが色みの交替はないようにし，明る

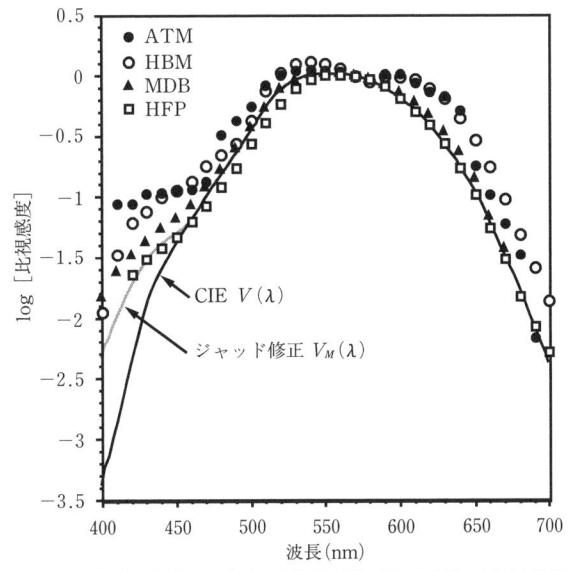

図 6.19 絶対閾値法（ATM）[31]，直接比較法（HBM）[32]，MDB 法[33]，交照法（HFP）[34]によって測定された分光視感効率
実線は CIE 標準明所視輝度分光視感効率関数 $V(\lambda)$，破線はジャッド修正関数 $V_M(\lambda)$ を示す．

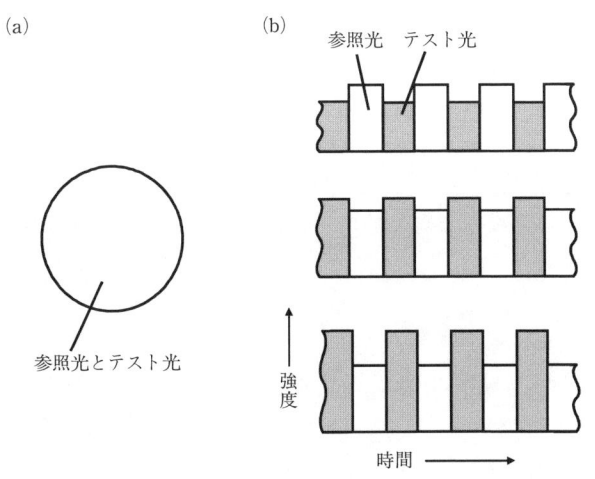

図 6.20 交照法の，(a) 刺激視野と，(b) 刺激呈示の時間条件
参照光とテスト光を同一視野内で時間的に交替して呈示する．

さのちらつきが最小になるようにテスト光の強度を合わせることを行う．色みの交替がない周波数を選ぶのは，色みの交替が被験者の判断の妨げにならないようにするためである．実はこのことが色光の「明るさ（brightness）」を測定していることにはならず，次に述べる直接比較法の結果との差を生んでしまうのである（5.4.3項も参照）．

図6.20（b）上段のようにテスト光の強度が小さすぎてもちらつきが見え，逆に下段のようにテスト光の強度が大きすぎてもちらつきが見える．その間でちらつきが最小になるテスト光の強度があり，被験者はちらつきが最小になるテスト光の強度を調節して決める．この操作を各波長光に対して行い，求められた強度の逆数を分光感度とする．

図6.19の白四角で交照法HFPによる分光感度関数を示す[34]．交照法による比視感度はピーク値が555 nmにある滑らかな凸関数である．極小値や極大値はピーク値以外には見られない．450 nm以下でやや凸が現れるが，それほど大きいものではない．

直接比較法では参照光とテスト光の明るさを直接に比較することを行う．調整法を用いるならば，被験者はテスト光の強度を調節してテスト光の明るさと参照光の明るさをマッチングする．参照光には強度一定の光，テスト光には単波長光を用いる．ここでもやはり参照光としては色みのない白色光がよく使われる．直接比較法については5巻「感覚・知覚実験法」も参照されたい．

直接比較法HBMによる分光感度を図6.19に白丸で示す[32]．直接比較法の分光感度関数は滑らかでなく，比較的はっきりとした凸が440 nm，540 nm，600 nm付近にあり，460 nmと570 nm付近に凹がある．

6.4.2 輝度と明るさ

現在使われている輝度 L は次式で示されるように，色光の放射輝度 $L_e(\lambda)$ に標準比視感度関数 $V(\lambda)$ をかけて積分した値として定義される．

$$L = K_m \int_\lambda L_e(\lambda) V(\lambda) d\lambda$$

ここで，K_mは最大視感度（maximum luminous efficacy）を表す．

2つの色光の輝度が等しいとは，交照法によって時間的なちらつきが最小になるように2つの色光の放射エネルギーが合っているということである．

色光の明るさの分光感度は直接比較法によって求められている．もし，直接比較法による分光感度関数（ここで$V_b(\lambda)$と呼ぶことにする）が交照法による

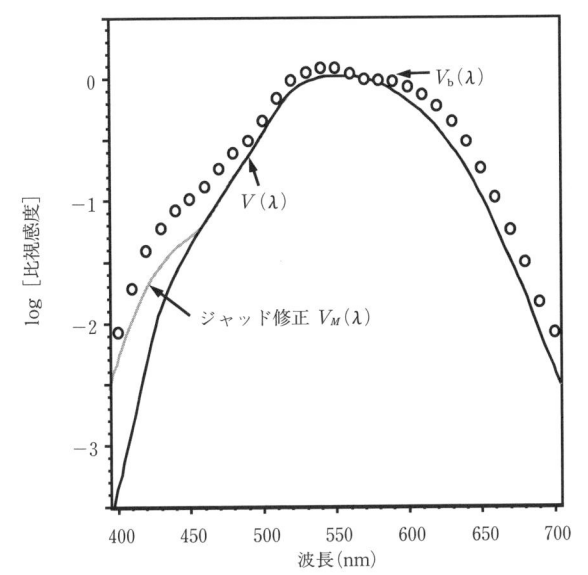

図 6.21 明所視分光視感効率 $V(\lambda)$，ジャッド修正 $V_M(\lambda)$ と直接比較法による $V_b(\lambda)$ の比較[35]

$V(\lambda)$ と等しければ，輝度が等しい2つの色光は明るさも等しいことになる．しかし，図 6.21 に示すように，$V_b(\lambda)$ と $V(\lambda)$ は異なり[35]，2つの関数の差は短波長と長波長側で顕著に大きい．単色光では短波長と長波長側になると彩度が増大して色みが増してくる．この色みの増大が同じ輝度の色光でもより明るく見えてくる原因になっている．

さまざまな測定法によって求められた分光感度を大別すると，交照法の分光感度関数に類似している「輝度型」と，直接比較法の分光感度関数に類似している「明るさ型」になる．輝度型としては，交照法の他に MDB 法，最小運動知覚法などがあり，明るさ型としては，直接比較法の他に閾値法がある．ある方法で測定された分光感度関数がどちらの型になるかは，色覚メカニズムの上で解釈すると，その方法の判断基準が輝度チャンネルの応答だけによっているか，反対色チャンネルの応答も含むようなものであるかにより決まると考えられている．

(内川惠二)

6.5 色覚モデル

Issac Newton[36]によって，物理現象としての光と，色の知覚との相違が明ら

かとなり，そこから，どのようにして色覚が生じるか，という疑問が生じた．これに答えるための色覚モデルには2種類の目的がある．色信号処理を表現することと，色の見え（色知覚）を表現することである．前者の目的のために，グラスマンの（加）法則（6.1節参照）から光受容体が3種類あることが導き出され，それらの受容体が作り出す原色（赤，緑，青）の組み合わせによって混合色がつくられるという3色説が唱えられた．ただし，単に左右分割視野の等色が主眼で，色の見えという観点はほとんど考慮されていない．後者の目的のための反対色説は，同時に共存できない色として赤-緑と黄-青が存在する点に着目した．この4色が色を構成する際の基本の色（ユニーク色）と考えたのである．ただし，現象論的な取り扱いであり，なぜこのようなペアが成立するかについては当初は合理的に説明できなかった．

この2つの一見矛盾する色覚モデルが，長い間論争の末に統合されたのが段階説と呼ばれるモデルである．ようやく3原色と，4つの反対色とを矛盾なく説明できるようになった．

6.5.1 3 色 説

3つの原色があれば任意の色を混色できることが経験的に知られており，これをきちんとした形で3色説として結び付けたのがHelmholtz[37]である[*15]．これはもともとは，「波長ごとに異なる光受容体が応答しているという仮説」の否定でもあった[38]．かれは，眼には3つの分離した神経回路があり1つ目は赤，2つ目は緑，3つ目は紫の感覚を生じさせること，それぞれの神経回路は異なる分光感度を持っていて長波長が赤，短波長が紫の神経系をもっとも強く刺激することを示した（図6.22）[37]．実験データに基づかない概念図ではあるが，基本的な特性は押さえられている（図6.2と比較）．3色説は，主に物理学系の研究者により支持され，厳密な等色実験が行われた結果が等色関数になり，XYZ表色系などの現在用いられている表色系にまで発展した．ただし表色系は，等色や混色の条件を予想することはできても色の見えは考慮しておらず，これを色覚モデルと呼ぶには抵抗もあろう．

[*15] Helmholtzがもともとのアイディアは1802年のYoung[39]の論文によると記載したことから，3色説はヤング-ヘルムホルツ（Young-Helmholtz）理論と呼ばれる．ただし，その後のWealeによる詳細な検証[40]によれば3色説を最初に明示的に唱えたのは1757年のLomonosovとのことである．

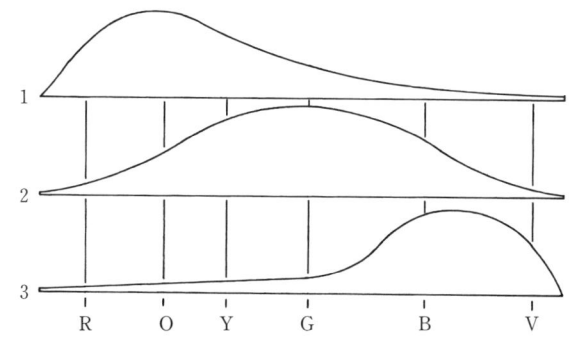

図 6.22 Helmholtz[37]による3つの神経経路の各色光に対する感度[38] 上から第1, 第2, 第3神経経路の感度である．横軸は刺激光の色（昔のことなので波長ではない）で，左から赤（R），オレンジ（O），黄色（Y），緑（G），青（B），紫（V）である．

6.5.2 反対色説

3色説では，なぜ，赤と緑を混ぜると黄色になり，またそれに青を混ぜると白色になるのか，とか，なぜ，緑っぽい赤とか赤っぽい緑とかが存在しないのか，という色の見えにおける疑問点について合理的な説明を与えることはできなかった．そこで，Hering[41]は色マッチングではなく，主観的な色の見えに依存して反対色（opponent color）という概念を考えた[*16]．1905年に著されたかれの反対色説[41]はその後，長い間3色説を支持する人々との間で論争にさらされた．もっともヘーリング自身は，3色説と反対色説は共存可能でありそれぞれ励起過程と感覚過程に対応するものだとわかっていたとの指摘もある[38]．

6.5.3 段階説

3色説と反対色説を，分離してはいるが連続的な2つの段階（zone，近年はstageと呼ぶ）に当てはめ，両者を矛盾なく共存させる理論が段階説（zone theory あるいは multi-stage theory）である．第1段階では，網膜の3種類の錐体により刺激光が電気信号に変換され，一部符号化されて伝達されるところまでに対応する．第2段階あるいはそれ以降の段階では，信号が処理あるいは符号化され，色の見えが生じるところに対応する[2]．第1段階は3錐体であり等色に対す

[*16] 反対色とは排他的な関係にある色であって，どちらか一方しか存在できないと考えた（反対色についての詳細はすでに6.3.1項で述べられたので重複の説明は避ける）．

る説明を3色説に基づいて行い,第2段階では反対色出力を想定して,反対色説を用いて色の見えを説明する.その後,段階説モデルは,色キャンセレーション法の実験結果[26]などを基に,さらに発展する.

VosとWalravenら[42~44]は1962~1971年にかけて今日からみても妥当なモデルの構築を行った.第1段階として3錐体入力があり,これが3色説に対応する.その後の段階での色出力は,反対色説に対応し,L,M錐体が拮抗するr-g組織と,L,M錐体によるy出力とS錐体が拮抗するy-b組織がある.輝度(無彩色)の出力はL,M,S錐体の出力を足し合わせたV組織で決まる.この後1975年にSmith and Pokorny[6]の錐体分光感度(6.1.2項)が示され,輝度出力にS錐体の寄与を考えないことが主流となった.またS錐体の赤緑反対色チャンネルへの寄与[28,29]も明らかになった.これらの知見をふまえて1980年に池田は,色覚改良型モデルを提案した(図6.23)[45].S錐体のr(赤)への寄与とV組織へのS錐体の寄与の除去,さらに無彩色信号(achromatic signal)が明るさであると考え,反対色出力を無彩色信号系にも接続させた(6.4.2項参照).

またよく引用されるモデルとして,Boyntonが1979年に提案したモデル[7]を図6.24(a)に示す.単純化を優先してy-b組織のyと輝度は共通の経路となっている[1].特徴はS錐体の信号がM錐体の信号を抑制する形でr-g組織に寄与

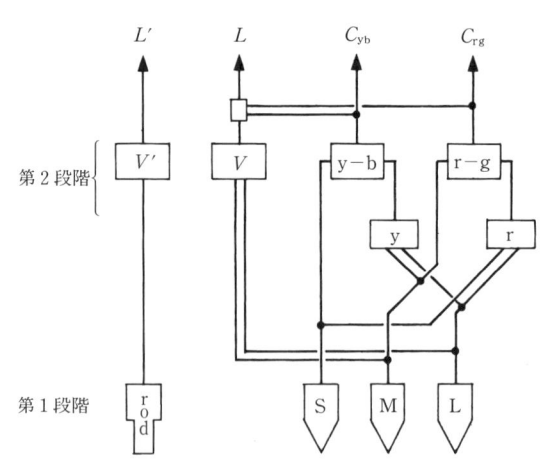

図6.23 池田の色覚モデル[45]

S錐体が$V(\lambda)$に寄与しない点,S錐体がr組織経由で赤緑(r-g)反対色に寄与している点と反対色信号C_{yb}とC_{rg}が明所視の輝度信号Vとともに無彩色チャンネルLに接続している点がVos and Walravenのモデル[44]と異なる.

している点であるが，1996年の同書第2版[38]では（図6.24 (b)），S錐体の信号はr-g組織に正の直接入力となるように修正され，また最近の生理学的知見は，網膜において錐体直後から輝度信号の経路（diffuse bipolar cell）と色信号の経路（midget bipolar cell）は別であることを示している[46,47]点は指摘しておく．輝度応答を $L+M$ とし，反対色応答を $C_{rg}=L+0.05S-2M$, $C_{yb}=(L+M)-S$ などとすることで[7]，定性的に反対色応答を説明できる．

現在にもつながる2つの議論についてふれておく．まずは無彩色信号の扱いである．池田のモデルでは，暗所視の無彩色信号として桿体出力が指定されている一方で，明所視の無彩色信号として明るさを指定した点については，輝度チャンネルの位置付けとの関連について考える必要がある．またS錐体の寄与についても，赤緑（r-g）チャンネルの赤へのS錐体の寄与がないと短波長領域での赤みを説明できない[48]が，色弁別や明るさのデータの説明においては寄与は必要ないといわれている[1]．S錐体の寄与自体も，M錐体を抑制するのか，直接rに寄与するのか，という点での議論がある．

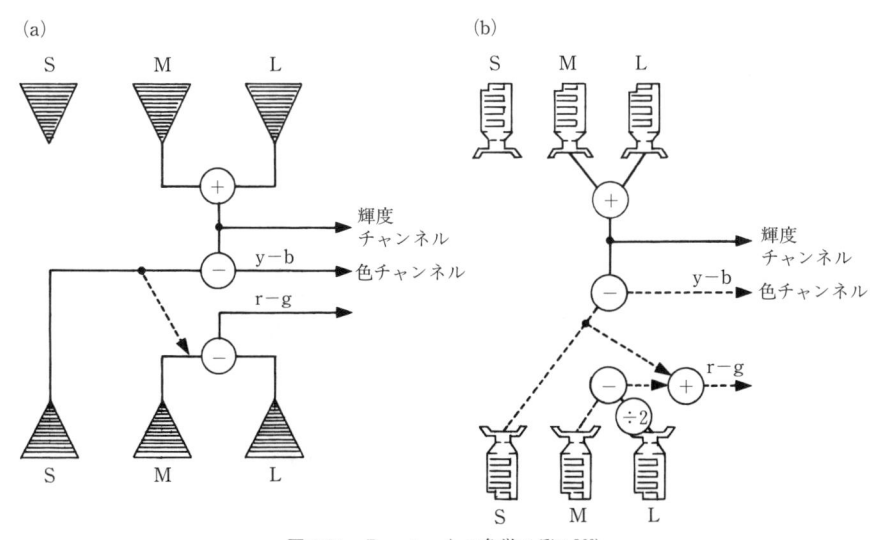

図 6.24 Boyntonらの色覚モデル[7,38]

(a) が1979年のモデル[7]で (b) が1996年のモデル (Kaiser and Boynton, 1996)[38]．S錐体の赤緑（r-g）反対色チャンネルへの接続が異なっている．左図の点線は抑制的信号，右図の点線は色信号を意味している点に注意．

6.5.4 いろいろな色覚モデル

以降さまざまなモデルが登場するが，その中にはできるだけ多くの色覚現象を定量的に説明しようとする色の見えのモデルがあり，それらモデルは基本的に，①3刺激値から錐体応答への変換，②明るさ順応および色順応を考慮，③錐体の入出力特性に非線形性を導入，④反対色過程を導入，⑤色の見えの関係量を導く，の流れに沿っている[49]．色の見えのモデルの式を逆計算することで，背景輝度など異なる順応条件での見えが同じになるような刺激の3刺激値が導出できるため，異なる刺激呈示条件での正確な色再現が実施できる，という点からも重要視されている．1997 年に国際照明委員会により色の見えのモデルが提案され，現在では CIECAM 02[50]へと発展している．ただし，これらモデルは必ずしも明確な生理学的根拠に基づいてはおらず，変数とパラメータによる自由近似に似た傾向も見られる．

これに対し，生理学的論拠からモデルを考える方向性があり，De Valois and De Valois のモデル[51]がよく知られている．外側膝状体（LGN）の小細胞層における反対色型の細胞のほとんどは，受容野中心にある1種類の錐体の興奮性入力を，周辺に別の錐体の抑制性入力を受けており（図 6.25），輝度変化と色変化の両方に応答できる[*17]．モデルでは，第2段階としてこのような錐体反対色（cone opponency）ステージを想定し，この L_0 と同様に M_0, S_0 も存在して正負を考えて6種類の細胞となる．これらの出力の加算より第3段階の出力が決定さ

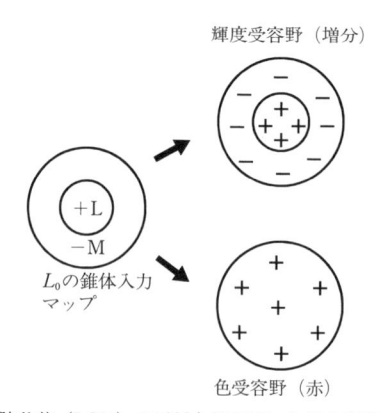

図 6.25 外側膝状体（LGN）の反対色型細胞における錐体入力マップ（空間分布）と輝度受容野・色受容野との関係の一例[51]
L 錐体入力を受容野中心に受ける L_0 型細胞の場合，錐体入力の空間的配置は，輝度受容野としては反映されるが，色受容野は均質になる．

れる．正と負の細胞が足し合わされた場合の例（図6.26（a））と正同士の細胞を足し合わせた例（図6.26（b））を示す．この原理で，知覚反対色ステージを構築し，赤，黄色，緑，青の4色の出力と，輝度明方向，輝度暗方向の2つの輝度出力を持つ．無彩色応答については，大細胞系の輝度出力（$L+M$型）と小細胞系の出力（主として，高空間周波数ではL_0かM_0の単独出力であり，低空間周波数では半整流された$L_0+M_0+S_0$型で輝度との和が明るさに相当）に分けている．最終的な輝度や反対色出力が，単純な錐体和になり定量的なモデルとしては正確さを欠く[52]ものの，生理学的知見によく準拠しながら輝度と反対色応答を合理的に同時に説明できる点は，高く評価されている．

色覚の一部特性に焦点をあてたモデルを構築する考え方もある．なぜなら，本当の意味での色の見えを考えると，色の認識（7.2節）や色恒常性（7.3節）の効果などもすべて含めて考えることになるが，現在の研究水準ではすべてを包括的に含みかつ生理学的にも妥当なモデルの構築は困難である．そこで限定された目的のためにモデルを構築して，その範囲での定量的正確さと生理学的知見への準拠を目指す考え方が生じるわけである．たとえば，筆者（Shinomori）らのモデル[13]は，閾値付近での使用を前提とした，一種の限定使用想定モデルで，もともとは黒み誘導量の予測モデルであるが，明るさ出力や，色弁別閾の予測[25]にも用いることができる．

以上さまざまな色覚モデルを変遷をふまえながら紹介したが，すでにモデルのための基礎的概念は充実しているように感じられる．それに基づいて，今後さらに優れたモデルが登場することを期待したい．　　　　　　　　　　　　（篠森敬三）

参考文献

1）　内川惠二：錐体の分光感度．色覚のメカニズム，pp.38-44，朝倉書店，1998.
2）　Wyszecki G, Stiles W: Color Science - Concepts and Methods, Quantitative Data and Formulae, Second Edition, Wiley Inter-Science, 1982.
3）　池田光男：Königの理論．日本色彩学会（編）：新編 色彩科学ハンドブック，第2版，pp. 398-400，東京大学出版会，1998.
4）　Vos JJ: Colorimetric and photmetric properties of a 2° fundamental observer. *Color Research and Application*, 3: 125-128, 1978.

[*17] かれらは，モデルを提案した理由の1つとして，心理物理学的色覚モデルでは，輝度情報は輝度チャンネル，色情報は2種類の反対色チャンネルが媒介するとしているけれども，そのような輝度と色の別チャンネルが，このような両者に応答する細胞により構築されうるのかどうかを考慮したかったと述べている[51]．

146　　　　　　　　6　色覚 I　―色の知覚と特性―

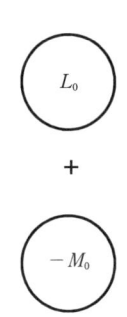

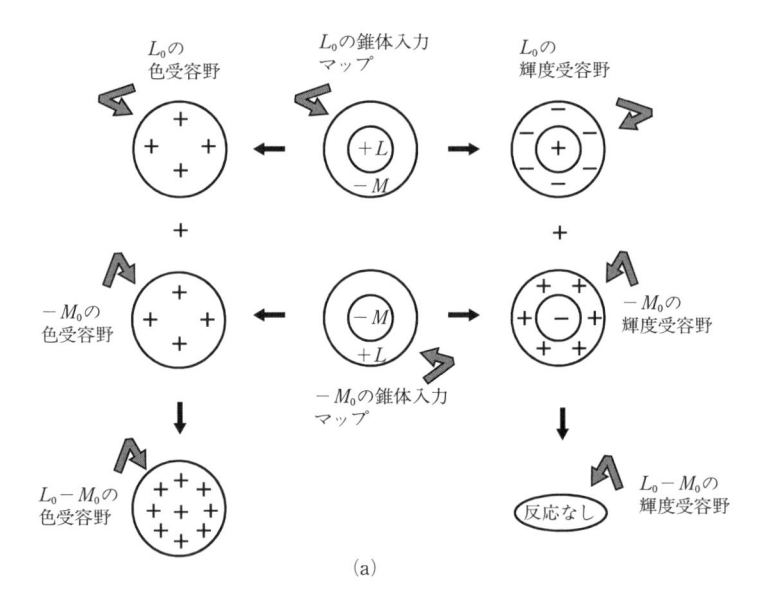

図 **6.26**　第3ステージにおけ
(a) $L_0 - M_0$ という正負の足し合わせ．色応答のみ残る．

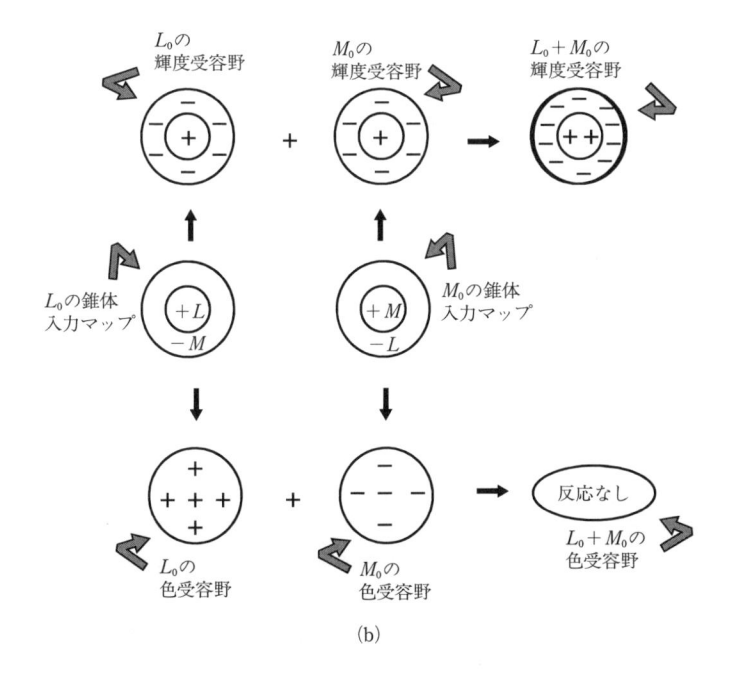

参 考 文 献

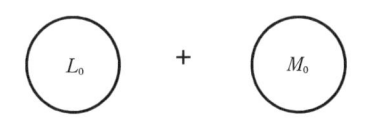

る錐体反対色細胞の足し合わせ[51]
(b) $L_0 + M_0$ という正同士の足し合わせ．輝度応答のみ残る．

5) Walraven PL: A closer look at the tritanopic convergence point. *Vision Research*, **14**: 1339-1343, 1974.
6) Smith VC, Pokorny J: Spectral sensitivity of the foveal cone photopigments between 400 and 500 nm. *Vision Research*, **15**: 161-171, 1975.
7) Boynton RM: Human Color Vision, 1 st ed., Holt, Rinehart & Winston, 1979.
8) Stockman A, MacLeod DIA, Vivien JA: Isolation of the middle- and long- wavelength-sensitive cones in normal trichromats. *Journal of Optical Society of America A*, **10**: 2471-2490, 1993.
9) Stockman A, MacLeod DIA, Johnson NE: Spectral sensitivities of the human cones. *Journal of Optical Society of America A*, **10**: 2491-2521, 1993.
10) Stiles WS, Burch JM: NPL colour-matching investigation: final report. *Optica Acta*, **6**: 1-26, 1959.
11) Sharpe LT, Stockman A, Jagla W, et al.: A luminous efficiency function, $V^*(\lambda)$, for daylight adaptation. *Journal of Vision*, **5**: 948-968, 2005.
12) Judd DB: Report of U.S. Secretariat Committee on colorimetry and artificial daylight. *CIE Proceedings*, **1** (7): 11 (Stockholm, 1951), Bureau Central de la CIE, 1951.
13) Shinomori K, Schefrin BE, Werner JS: Spectral mechanisms of spatially induced blackness: data and quantitative model. *Journal of Optical Society of America A*, **14**: 372-387, 1997.
14) Merbs SL, Nathans J: Absorption spectra of human cone pigments. *Nature*, **356**: 433-435, 1992.
15) Winderickx J, Lindsey DT, Sanocki E, et al.: Polymorphism in red photopigment underlies variation in colour matching. *Nature*, **356**: 431-433, 1992.
16) MacAdam DL: Visual sensitivities to color differences in daylight. *Journal of Optical Society of America*, **32**: 247-274, 1942.
17) Brown WRJ: The influence of luminance level on visual sensitivity to color differences. *Journal of Optical Society of America*, **41**: 684-688, 1951.
18) MacAdam DL: Small-field chromatic discrimination. *Journal of Optical Society of America*, **49**: 1143-1146, 1959.
19) Stabell U, Stabel B: Color-vision mechanisms of the extrafoveal retina. *Vision Research*, **24**: 1969-1975, 1984.
20) Uchikawa H, Kaiser PK, Uchikawa K: Color-discrimination perimetry. *Color Ressarch*, **7**(Appl.): 264-272, 1982.
21) Pitt FHG: The nature of normal trichromatic and dichromatic vision. *Proceeding of the Royal Socity of London*, **132B**: 101-117, 1944.
22) Wright ED: The characteristics of tritanopia. *Journal of Optical Society of America*, **42**: 509-521, 1952.
23) Judd DB, Wyszecki G: Color in Business, Science, and Industry, 3rd Edition, John Wiley and Sons, 1975.
24) Boynton RM, Kambe N: Chromatic difference steps of moderate size measured along

theoretically critical axes. *Color Research and Application*, **5**: 13-23, 1980.
25) Shinomori K, Schefrin BE, Werner JS: Age-related changes in wavelength discrimination. *Journal of Optical Society of America A*, **18**: 310-318, 2001.
26) Jameson D, Hurvich LM: Some quantitative aspects of an opponent-color theory. I. Chromatic responses and spectral saturation. *Journal of Optical Society of America*, **45**: 546-552, 1955.
27) 阿山みよし：色覚の反対色過程の非線形的特性. 光学, **17**: 494-500, 1988.
28) Werner JS, Wooten BR: Opponent chromatic mechanisms: Relation to photopigments and hue naming. *Journal of Optical Society of America*, **69**: 422-434, 1979.
29) Wooten BR, Werner JS: Short-wave cone input to the red-green opponent channnel. *Vision Research*, **19**: 1053-1054, 1979.
30) Boynton RM, Schafer W, Neun ME: Hue-wavelength relation measured by color-naming method for three retinal locations. *Science*, **146**: 666-668, 1964.
31) Spering HG, Harwerth RS: Red-green cone interactions in the increment threshold spectral sensitivity of primates. *Science*, **172**: 180-184, 1971.
32) 中野靖久：明るさ知覚モデルとその個人データへの適用. 光学, **21**: 705-713, 1992.
33) Wagner G, Boynton RM: Comparison of four methods of heterochromatic photometry. *Journal of Optical Society of America*, **62**: 1508-1515, 1972.
34) Kaiser PK: Photometric measurement. Bartleson CJ, Grum F (Eds.): Optical Radiation Measurements, Vol. 5, Visual measurements, Academic Press, 1984.
35) CIE (International Commission on Illumination): Spectral luminous efficiency functions based upon brightness matching for monochromatic point sources 2° and 10° fields. *CIE Publications (Technical Committee Reports)*, **75**, Central Bureau of the CIE, 1988.
36) Newton I: Opticks, 4 th Ed., William Innys, 1730. (Reprint: Dover, 1952).
37) Helmholtz H: Physiological optics. Southall JPC Ed., Optical Society of America, 1924.
38) Kaiser PK, Boynton RM: Human Color Vision, 2 nd Edition, Optical Society of America, 1996.
39) Young T: On the theory of light and colours. Philosophical Transactions, pp.12-48, 1802.
40) Weale RA: Trichromatic ideas in the seventeenth and eighteenth centuries. *Nature*, **179**: 648-651, 1957.
41) Hering E: Outlines of a theory of the light sense. Translated by Hurvich LM and Jameson D, Harvard University Press, 1964.
42) Walraven PL: On the mechanisms of colour vision, Ph.D. Thesis. University of Utrecht, 1962.
43) Walraven PL, Bouman MA: Fluctuation theory of colour discrimination of normal trichromats. *Vision Research*, **6**: 567-586, 1966.
44) Vos JJ, Walraven PL: On the derivation of the foveal receptor primaries. *Vision*

Research, **11**: 799-818, 1971.
45) 池田光男：色彩工学の基礎, pp.210-248, 朝倉書店, 1980.
46) Lee BB: Receptors, channels and color in primate retina. Backhaus RGK, Kliegl R, Werner JS Eds.: Color Vision -Perspectives from different disciplines-, pp.79-88, Walter de Gruyter, 1998.
47) Calkins DJ: Linking retinal circuits to color opponency. Chalupa LM, Werner JS (Eds.): The Visual Neurosciences, pp.989-1002, The MIT Press, 2004.
48) Shinomori K, Spillmann L, Werner JS: S-cone signals to temporal OFF channels: asymmetrical connections to postreceptoral chromatic mechanisms. *Vision Research*, **39**: 39-49, 1999.
49) 矢口博久：表色システム. 日本視覚学会(編)：視覚情報処理ハンドブック, pp.166-175, 朝倉書店, 2000.
50) CIE Publication 159: A colour appearance model for colour management systems: CIECAM 02, 2004.
51) De Valois RL, De Valois KK: A Multi-Stage Color Model. *Vision Research*, **33**: 1053-1065, 1993.
52) Guth SL: Comments on "A Multi-stage Color Model". *Vision Research*, **36**: 831-833, 1996.

7

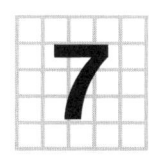

色覚 II ―色の見えとその多様性―

7.1 色の見え

　色とは，物体表面や刺激光を見たときに，それらの属性の1つとして知覚される赤とか緑とかという感覚である．実のところ，あまりに基本的な感覚（クオリア）のため，言葉での説明は難しい．錐体と神経回路網で処理された刺激光に対する光の分光情報を基に生じる感覚であり，脳内で形成される．
　この色の見え（color appearance）をどのように表現するか，を考える必要がある．物理的特性は，測色値である輝度と色度を用いて表記すればよい．ところが，刺激光の測色値が一定ならいつでも同じ色の見えになるわけではない．さまざまな条件により影響を受けて，色の見えは変化する．逆に，物体表面の特性とは表面の分光反射率だけであるから，照明を変えると測色される色は変化する．しかし色恒常性の効果（7.3.1項参照）により，ほぼ同じ色の表面に感じられる．これらは，脳における色覚情報処理の作用を示し，色の見えは，感覚よりもむしろ知覚や認識に属するものであることが理解される．

7.1.1　色の見えのモード

　空の青と，手元にある青ペンの青とはそもそも色の見え方が違うように感じる．これはなぜか．人間は単純に色だけを知覚するのではなく，刺激の形や状態などに対する知覚や認識を伴っている．光源光が物体表面で反射して目に入射しているだけであっても，物体に対する認識を伴って，われわれは物体固有の属性として表面の色を知覚する．また光が直接目に入射した場合には，あたかも光自体に色が着いているように感じる[*1]．このような色の見え方自体の様相は，色の

[*1] これを否定し「光に色はついていない．人が色を見るのだ」といったのが Issac Newton（1730）である（6.5節参照）．

見えのモード（mode of appearance）と呼ばれる[1]．

モードの概念に従って色の見え方が分類されている[1~3]．表面が知覚されないやわらかい色の見え方を面色（film color）と呼ぶ．晴れた日の空の青の見え方などがその例である．また周囲が暗黒で，穴から内部の色のみが見えるような場合は，面色の見えになり，すりガラスがはめ込まれた開口部の後ろからの光が透けているように見える．これを特に，開口色（aperture color）という．逆に，物体表面に色が着いているように見える場合の色を表面色（surface color）と呼ぶ．物体の色はほとんどこの表面色になるので，物体色（object color）と称することも多い．表面の知覚を伴っており，色は物体表面の属性であるかのように感じられる[*2]．また照明光が多少変化しても色は不変であるように感じる（色恒常性．7.3.1項参照）．反射ではなく，自ら発光している光源に見えるときは，光源の（心理物理）色（light source color あるいは illuminant color）である．Katzの分類では発光色（luminous color）である[*3]．また，容積色（volume color）とは容積を占める透明性の物体の色であり，ワインなど薄い色のついた液体や氷の固まりなどの色である[*4]．

通常の視環境では，物理的状態と色の見えのモードが一致する．しかし，モードの知覚は，視覚系の作用によるから，刺激の物理的状態と一致しない場合もある．たとえば，物体表面であっても，周辺刺激が全く存在しない場合や，その刺激部分が非常に高輝度である場合などは，開口色の見えになる．一方，ディスプレイ全面に低輝度の単色表示をした場合のように，蛍光体発光の場合でも，あたかも表面に色が着いているように見える．また，ある領域が透けていて，後ろの色が薄く見える透明色（transparent color）の見えが生じることもあるが，光が物体を透過したという物理現象は必ずしも必要でない．したがって，色の見え

[*2] Gibsonによれば[4]，表面には，視覚的抵抗（かたさなど）があり，色の3属性（7.1.2項参照）などを有する．さらに，照明されている，傾きを持つ，距離感を生じさせる，閉じた輪郭，大きさの感覚を生じさせる，などの特性のうちのいくつかを持つ．逆にこれら特性を有すれば面（性の）知覚が生じると考えられている．

[*3] 昔は光源色（light source color），発光色（illuminant color），光輝色（luminous color）と呼ばれ，一般的には使い分けせずに光源色と呼んでいた．しかし近年用語が変わり（「JISハンドブック2005年版」，JIS Z 8105，JIS Z 8113），光源色を光源の（心理物理的）色と記し，かわりに発光色（luminous color，対応英語に注意）あるいは発光知覚色（luminous perceived color）を用いることとなった．このJISの発光色は，「一次光源の光を鏡面反射しているように知覚される色」が含まれている点で，従来の光源色の用語とは若干異なっている．

[*4] 独語直訳だと，空間色となり，こちらのほうが一般的な日本語の用語である．しかし，意味的には，英語のボリュームカラーが適切であり，本書では金子[5]の用語に従い容積色と呼ぶ．

のモードは被験者の感じるモードに基づいて判断する必要がある．

7.1.2 色の3属性

色の見えという観点から，色を3つの属性に分割できる[*5]．赤とか青とかいう色の傾向を示す色相（hue），色の中で色みの部分と無彩色（白や灰色や黒）の部分との比を表す彩度（saturation），および表面の色の明るさを示す明度（lightness，色光の場合は明るさ（brightness））である．これら色の3属性の3次元的表現が色立体であり，図7.1（口絵2）に示す．

a. 色　相

赤や緑など，波長の変化あるいは分光分布の変化によって色の印象が変化する．これが色相（hue）である．青，緑，黄，赤というその色以外の色が感じられない色（ユニーク色という）の他に，混色も存在する．しかし赤と緑，黄と青の色の見えは共存しない．これは色の反対色性と呼ばれる（6.3節参照）．異なる種類の錐体からの信号が，組み合わされて2つの反対色チャンネル出力に収束し，色相は赤-青および黄-青反対色チャンネルの出力の組みで決まる．図7.1の色立体にみられるように，各色相を円環状に配置することが可能である．赤緑と黄青をそれぞれ正反対に配置し，青-緑-黄-赤と配置すると，その間に混色光である青緑（シアン），黄緑，オレンジ，紫が配置される（図6.15参照）．反対色

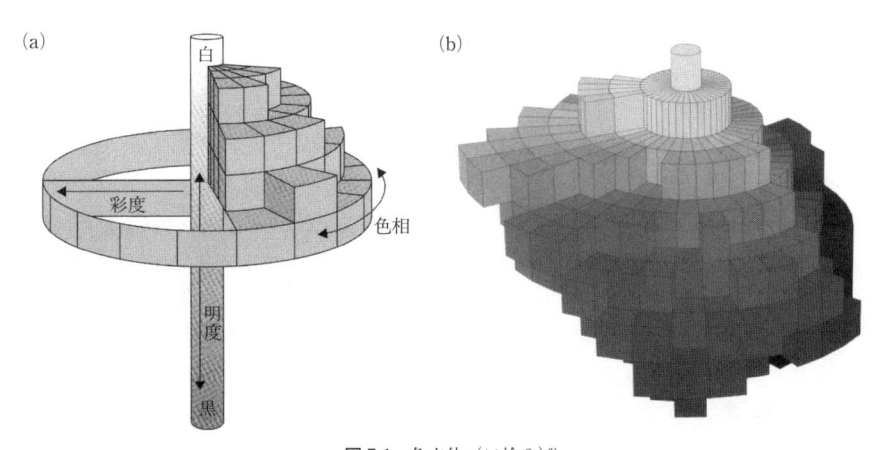

図7.1 色立体（口絵2）[6)]
(a) 3属性の色立体における軸，(b) 表面色（色票）の色立体における配置．

[*5] 次元（dimension）の考え方からすると，独立した3属性で表記することは，（非線形性を考慮しなければ）色を3原色の相対強度で表すのと等価である．

説を提唱した Hering は白-黒反対色も提案したが，赤緑，黄青とは成立が異なるため（7.1.4項），現在では白と黒は色相には入れない．色（表記）システムである NCS（Natural Color System）に見られるように，白(W)-黒(S)-色み（完全色）(C) というように色の見えを分解している[6]．

b. 明るさ・明度

照明光や色光，物体表面などを見た場合に生じる光の強度に対する感覚が，明るさ，あるいは明度である．感覚量であり輝度とは異なる（5.5節，6.4節参照）．開口色や発光色では，光の強度は明るさで参照され，明るい(bright)〜暗い(dim)という感覚が生じる．一方，表面色の見えに対しては，光の強度は明度(lightness)で参照される．明度とは，同じ状態で照明されたときの相対的な明るさであり，白色に知覚される領域と比較して別の領域の明るさがどの程度であるかを指し，ライト(light)〜ダーク(dark)という感覚が生じる[*6]．つまり明度では，物体表面の特性として光をどの程度よく反射するかという表面反射率を参照している．これは，表面色モードでは，眼に対する入射光量が多いという物理的状態が，反射光量が多いかどうかではなく，光を反射しやすい面かどうかという面の属性，と感じられるためである．よって照明光には影響されない点で，絶対的な光量が決める明るさとは異なる．ただし，反射率が高いところは，どの照度でも周辺より明るく感じられ，また反射率が低いところは逆になるので，普段はこの差異に気づくことはない．この明度については，CIE により心理計測明度 L^*（CIE 1976 psychometric lightness）が制定されている．

c. 彩　度

同じ色でも，白に近い色から原色に近い色まである．その違いを表す指標が彩度（saturation）である．彩度とは，色みの強さや色の鮮やかさのことであり，その色に含まれる色味の量と無彩色（白や灰色や黒）の量との比により決まる．また物体表面の色の場合には，その色に含まれる色味の量と無彩色の明度の量との比と定義されている．心理計測量としての彩度の定義はまだ確立しておらず[*7]，測色的に彩度値を計算することはできない．一般的には，カラーネーミング法を用い，色み（有彩色）と白み（無彩色）の評価点の比から彩度を求める（彩度＝色み点／（色み点＋白み点））．ただし，単色光（最大彩度色）でも彩度

[*6] 明度の light-dark を白い-黒いと書くのが，実は一般的である．これでは白黒の色を参照する白み（whiteness）-黒み（blackness）と混同してしまうが，英語を参照すればわかるように別の概念である．そこで明るさの明るい-暗い，白黒の白み-黒みの日本語をそのままにし，light-dark はカタカナで書くことにする．

7.1 色の見え

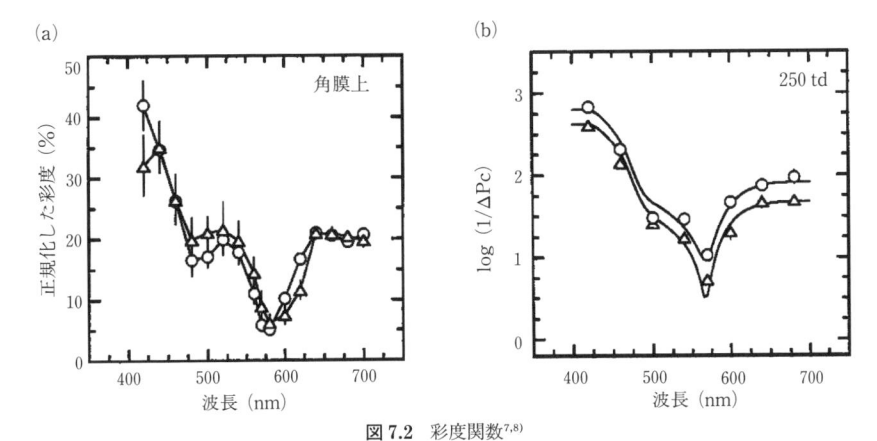

図7.2 彩度関数[7,8]
(a) カラーネーミング法による彩度関数[7], (b) 対数純度弁別感度 (閾値の逆数)[8]. いずれも○は若年者, △は高齢者の平均値. 刺激網膜照度は 250 td.

100％にならないし，波長によって彩度は異なる．図7.2(a)はカラーネーミングによって評価した波長に対する彩度関数 (saturation function) である[7].

彩度のみ（等輝度にする）による色弁別を特に純度弁別 (purity discrimination) と呼ぶが，そのときの彩度の差で求められる彩度弁別閾値を，彩度の指標とする方法もある．特に，白色からの単波長による（輝度）純度弁別閾値を求めて，その逆数 ($1/\Delta Pc = (L_{white} + L_\lambda)/L_\lambda$) をとったものを，各波長の彩度を表す指標として彩度関数と定義し，彩度の指標とする場合もある（図7.2(b)）．

同じ概念の用語としてマンセル色票系等で用いられるクロマ (chroma) がある．ただしこれは色の中に存在する色味の量を無彩色から開始して等しいステップで積み上げていったものであり，最大彩度と白色の間の比をとったのではない点で，純度とも彩度とも異なる[*7].

黒み量が多くても少なくても白みと色みの比率が同じであれば彩度は同じになる．しかし，実際の感覚としては黒みが全くない色票の色の方が，黒み量が多い色票の色よりも色の強さが大きいように感じる．有彩色の色票に，より高照度の

[*7] 色覚の基礎研究者の理解ではまさに 7.1.2.c 項の記述通りであるが，工業規格としては彩度が定義できないと困るので，JIS では（文献は[*3]参照）saturation を飽和度と記し，日本語の彩度はクロマと全く同じであるとしている．これにより，JIS の標準色票であるマンセル色票（表色系）について，「マンセルクロマは彩度を表す」と記述でき，実用上十分な定義づけである．しかし本巻では学術的理解に従って彩度＝saturation と記述する．

照明光があたると、その色がより強く見えるというハント（Hunt）効果[9]もこれと同様と考えられる。つまり彩度とは別に、色の強さという感覚があるように思われる。そこで、物体表面の属性としての彩度（あるいはクロマ）とは別に、色の強さの感覚をカラフルネス（colorfulness）という場合がある。これは照明光の照度の影響を受けた物体色の知覚属性であり、有彩色成分がより多く、あるいはより少なく存在するように知覚される視感覚の属性として定義される[10]。

d. 3属性の独立性

色の見えの3属性は完全に独立した属性ではなく相互に影響を与えている。たとえば、赤という色相を変えずに、白み量を増やして彩度を落とせば、ピンクになる。ところがピンクのままで明度を極端に落とすことはできない。赤みがかったグレーになるからである。これは表面反射という物理条件と黒み誘導（7.1.4項）が関係する。明度を高くするために反射率を上げると、分光反射分布を幅広くすることになり彩度は低下する。また低明度にするには、ある特定の波長のみ反射する（彩度は増加）か、反射率全体を下げて低輝度にする（グレーの見えが入る）ことになる。このような理由で、表面反射によって作り出せる色はある範囲内に収まる。この例が色立体（図7.2 (b)）であり、彩度（クロマも）が最も高いのは明度が中間的な値のときで、それよりも高、低明度では彩度が下がる。

7.1.3 空間対比

周辺光の存在により、単に色相や彩度などの色の見えが変化するだけではなく色の見え方自体が、面色（開口色）から表面色に変化する。一般的に、周辺光を呈示した場合には、刺激の明るさは周辺光の効果によって減少するが[11]、彩度は上昇して色みが強くなる[12]。周辺光が白色光の場合でも、刺激光の色相自体も変化し[13]、また黄色が茶色に知覚されたりする[14,15]。周辺光が色光の場合は、さらに色誘導効果が生じ、その周辺光と同じ色相の色の見えが減少し補色の色の見えが増大する[12,16]。ただし、周辺光が青色の場合は、単純な反対（補色）方向への変化ではなく、緑から赤の高彩度色では赤方向に変化することも報告されている[12]。空間対比の要因は複雑であり、二重反対色性の細胞（たとえば中心が $+L-M$ で周辺が $-L+M$ であるような拮抗型の受容野構造を持つ細胞）における周辺からの抑制効果で多くを説明することができるが、モードの変化など視環境全体に影響を与える場合を考えると、より高次の色情報処理も関与する可能性がある。

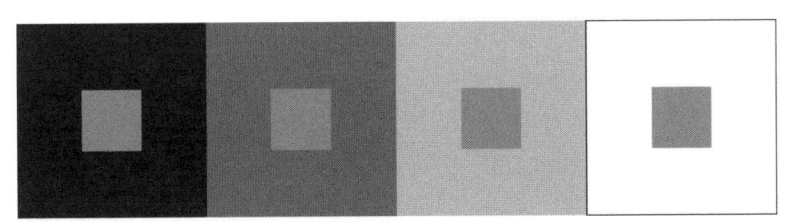

図 7.3 黒み誘導の例
周辺光の輝度により誘導される黒み量が異なる.

7.1.4 黒み誘導

周辺光の輝度が増加することにより,無彩色光の見えは,白から灰色になり最後に黒になる[15,17].黒み量が小さいときには黒みは白色に生じる影のように知覚されるが,ある程度の黒み量が生じるともはやその色は白色としては知覚されず,灰色の見えになる.さらに黒み量が増加すると灰色の見えも失われ,その色は黒として知覚される(図 7.3).

われわれは特別に赤などと比べて黒の見えを意識することはない.ところが,物体を黒く塗ることはできても,黒い照明光を作ることはできない.相違点は,刺激単独では黒み知覚が生じないことにある.(黒み被誘導)刺激に加えて,より高輝度な周辺刺激(誘導光)が必要である.時間的な黒み誘導の場合には,高輝度誘導光の直後に呈示されたテスト光の見えに黒みが生じる[18,19].また空間的な黒み誘導の場合には,誘導光に隣接して呈示されたテスト光の見えに黒みが生じる[13,17,19~22].黒み量は 100% に達するとそれ以上周辺光が高輝度でも増加しない(完全な黒に,黒の段階は感じない)し,刺激強度の対数値とする心理応答関数的に増加するため,50% 付近での黒み量変化が最大となる.黒み誘導メカニズムは,中心刺激光からの入力を処理する部分と周辺誘導光からの入力を受ける部分,そしてそれらの入力から黒み知覚を生成する部分の 3 つから構成されると考えることができる[21].周辺光を白色光から単波長光に変化させても誘導量関数には変化はなく,周辺光の輝度で決定され,周辺光の色の影響を受けない[22].一方,黒みメカニズムの中心被誘導光の入力を受ける部分は,輝度だけでなく,色チャンネルからの入力も得ている[21].このように黒み誘導現象については,色の寄与が黒み被誘導刺激光を通してのみ存在するという非対称性がみられる.

7.1.5 色順応

刺激光をある一定時間見続けることにより色の見えは変わる.最初まぶしかっ

た高輝度光もそれほどでもなくなり、また色光の鮮やかな色の見えも薄くなり、彩度が低下したかのように感じる．このうち主に刺激光色度変化に対する順応を、色順応（chromatic adaptation）という．色順応により、一般に、照明光の色を打ち消す方向、つまり白色面が照明光の色相ではなく白色に見えるような方向に、全体の色の見えがシフトする[23]．色順応の主要因は、錐体あるいはそれ以降の神経回路網が、強出力を出し続けられずに出力信号が減少することによって、各錐体や反対色応答の出力バランスが補正されるためである．高輝度色刺激光によるものだけでなく、照明光の色が変化するなどの視環境変化によっても、色順応は発生し、この場合は色恒常性の成立に寄与すると考えられる（7.3.2項参照）．

7.1.6 刺激条件による色の見えの変化
a. 刺激自体の静的な特性による効果

刺激純度（彩度）が高くなると、等輝度であっても明度（あるいは明るさ）が高く見るのが、ヘルムホルツ-コールラウシュ（Helmholtz-Kohlrausch）効果[24]と呼ばれる現象である．これは輝度と明るさの違い（6.4節参照）で説明できる．

色刺激の色相が純度によって変化するアブニー（Abney）効果[25]もある．色度図上で白色から等色相線を引いたときに、それが直線になれば純度による色相の変化はないことになるが、実際は湾曲しているので、同じ波長のままで白色光を加えて純度を変えれば色相は変化する．青領域と赤領域で、スペクトル軌跡に近づくにつれて等色相線が短い波長側に湾曲しているのがわかる（図7.4）．錐体の分光感度は等色関数の線形和なので（6.1節参照）、赤緑や黄青の反対色応答が錐体出力の線形和であれば、等色相線は必ず直線となる．よって、この効果は、反対色応答は錐体出力の単なる線形和では表現できないことを意味する[26]．

b. 刺激の輝度変化の影響

輝度を変化させると色光の色相が変化する現象が、ベゾルト-ブリュッケ・ヒューシフト（Bezold-Brücke hue shift）である．ただし不変波長と呼ばれる波長があり、色相マッチングの結果[28]は474, 506, 571 nmの光で、カラーネーミングの結果[29]は、470, 520, 598 nmの光では輝度が変化しても色相は変化しなかった．これら不変波長がユニーク色（青、緑、黄）の波長に近いところから、輝度増加により赤緑反対色応答が相対的に減少し、黄青反対色応答が相対的に増大した、と考えると定性的に結果を説明できる．ただし両者の波長が一致し

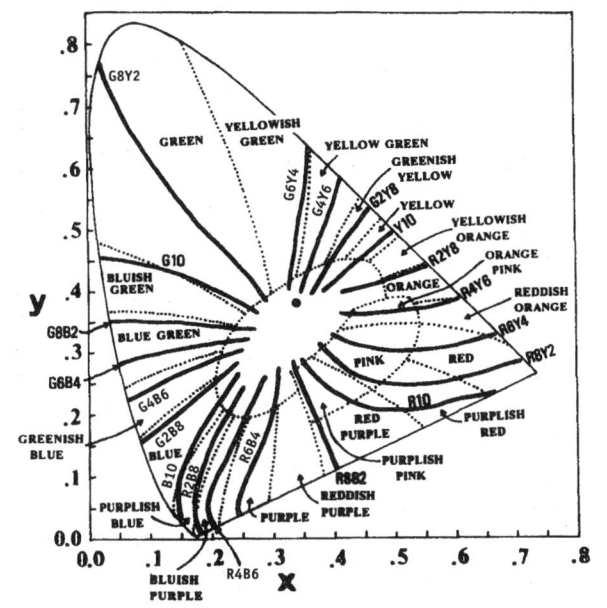

図7.4 カラーネーミング法で測定した等色相線[26] Kellyの色領域[27]上にプロットした.

ていない点を指摘する報告もある[30,31].

c. 物体表面と照明光との関係

背景の灰色よりも高明度,同じ,低明度の無彩色色票に対して,高彩度の有彩照明光が照射された場合,すべての無彩色色票が照明光の色相を持って見えるように予想されるが,実際には,高明度の無彩色色票は照明光の色相に見え,同明度色票は灰色のままに,低明度色票は照明光の補色色相に見える.これをヘルソン-ジャッド(Helson-Judd)効果と呼ぶ[32,33].反対色理論の証拠であり,色順応型の色恒常性効果も寄与すると考えられる.おそらく同明度の灰色が測色的に持つ色相および色み量(反対色応答の強さ)が,照明光の色特性として処理され,高明度の無彩色色票では依然として照明光の色相方向の反対色応答が残る一方,低明度では逆に反対色応答が照明光よりも不足しているので補色の応答が出る,と考えられる.実際に色の見えの色覚モデル(6.5.4項)では,順応による感度調節機構を導入することで,この効果を良好に説明できる.

d. 刺激呈示条件の影響

刺激を周辺に呈示する場合の見えを周辺視というが,このときの見えの変化に

ついては9.5.3項で述べる.

刺激呈示時間によっても見えは影響を受ける.色知覚に必要な呈示時間の閾値は,色信号が弱いほど長くなり,特に白から黄色付近への色置換では,他の色の場合よりもさらに長くなる[34].逆に,(たとえば200 msから20 msへ)刺激呈示時間を短くしたときには,色名応答において565～575 nm以下の短波長光の色が青方向へシフトし,580 nm以下では無彩色の応答が増加,580 nm以上では赤応答が増加することが報告されている[35].これは,彩度を2000 msと8 msとで比較した実験結果で,520～570 nmの中波長領域での彩度低下と500 nm以下と590 nm以上での波長における彩度上昇と同じ傾向である[36].

刺激のサイズが低下すると,いずれの色相でも彩度が低下する[37].さらに,小さくすると3(T)型2色覚と同様の見え(小視野トリタノピア,9.4.1項参照)となり,黄青反対色応答が微弱になり,青だけでなく黄色の見えも大きく減少して白に置き換わる[38].

〔篠森敬三〕

7.2 カテゴリカル色知覚

7.2.1 色のカテゴリカル知覚

虹には何本の色があるように見えるだろうか(図7.5,口絵4).虹のような連続的に変化するスペクトル色に対しても,人間は色がいくつあるかという問いを発することができる.一般的に色は色相,彩度,明るさのどの方向へも少しずつ変化する(図7.1,口絵2)ため,色は連続量として扱われる.色の応答は3錐体の応答からそれ以降の脳内色処理の応答まで連続変量であり,それが最終的

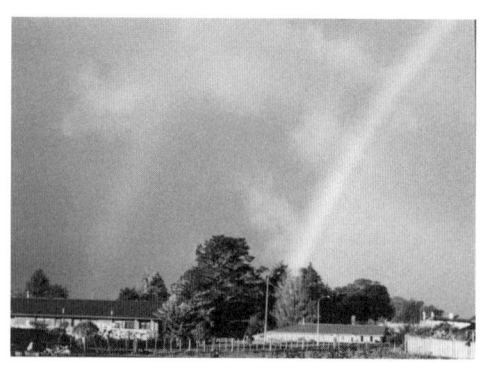

図7.5 虹(口絵4)
虹には何本の色が見えるであろうか,という問いはなぜできるのか?

な色の見えにまで反映するからである．色空間の3方向をそれぞれの方向の色弁別閾値（jnd）で割ると，少なくても100ステップ以上とれるが，そうすると$100^3＝100$万個以上の色を区別することができることになる．つまり，私たちにはほとんど無数の色を区別する色覚能力が備わっている．

一方で，私たちはこれほど多くの色を区別して用いることはない．色の違いがわかったとしてもそれぞれの色をいくつかのカテゴリーに分け，色名を付けて呼んでいる．たとえば，緑と呼んでいる色には明るい緑，暗い緑，青みを含んだ緑，黄みのある緑などさまざまな緑があるが，これらの異なった色を引っくるめてすべて緑と呼んでいる（図7.6）．私たちの色覚には色を連続的に見る能力がある一方で色をカテゴリーに分けて知覚する能力も備わっている．この異なった色同士をまとめて同じカテゴリーに入れて1つの知覚を生むことをカテゴリカル色知覚（categorical color-perception）と呼ぶ．

7.2.2 カテゴリカル基本色

私たちは言語によらず共通で独立なカテゴリカル色を持ち，それらはカテゴリカル基本色（basic color term）と呼ばれる．白（white），黒（black），赤（red），緑（green），黄（yellow），青（blue），茶（brown），橙（オレンジ）（orange），紫（purple），桃（ピンク）（pink），灰（gray）の11色である[39]．基本色の定義は次の通りである[40]．①すべての人の語彙に含まれること．②人によらず，使うときによらず，安定して用いられること．③その語意が他の単語に

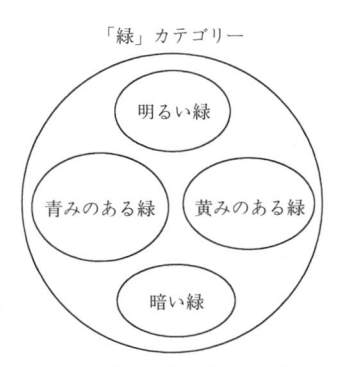

図7.6 色のカテゴリカル知覚
緑と呼んでいる色には明るい緑，暗い緑，青みを含んだ緑，黄みのある緑などさまざまな緑があるが，これらの異なった色を引っくるめてすべて緑と呼び，「緑」カテゴリーに含めている．

含まれないこと．④特定の対象物にしか用いられることがないこと．Berlin and Kay[39)]はすべての発達した言語ではこの11色名がカテゴリカル基本色となり，使われる色空間の範囲が言語によらず一致していることを示した．また，基本色名が11色に満たない未発達な言語では，基本色名が現れる順番が決まっていて，2色名しか持たない言語では白と黒，3色しかない言語では白，黒と赤となり，続いて白，黒，赤，緑と黄（あるいは黄と緑），次に白，黒，赤，緑，黄と青となる．さらに，この6色に茶が加わり7色となり，最後に橙，紫，桃と灰が基本色に入り11色となる．言語が変わろうともこの順番は変わらない．彼らのこのような発見は高次レベルでの色処理が少数の決まったメカニズムによって行われているという重要な示唆を与えている．

基本色名がすべての言語で一致しているという考えは支持が多い一方で[39~48)]，基本色名は普遍的ではないという研究もある[49~52)]．これらの研究では色名は言語によって任意に付けられたものであり，カテゴリー的な命名には生理学的な裏付けはないと主張している．

7.2.3 カテゴリカルカラーネーミング

被験者に色票を呈示してその色を単一色名（monolexemic color term）で答えさせるというカテゴリカルカラーネーミングにより，カテゴリカル基本色は言語学的だけでなく心理物理学的にも抽出されている[42~44)]．これらの研究ではテスト色票として424枚のOSA色票（Optical Society of America Uniform Color Scales）を用い，照明ブース内で1枚ずつ被験者に呈示する．被験者はどのような色名を用いてもいいが一語からなる単語を用いること，つまり，複合語（青緑や黄緑など）や形容詞の付いた単語（薄紫や深緑など）は不可であるが，水，肌，草，チョコレート，レモンなどは可，という制限付きで色名を応答する．1色票に対して2回ずつ応答する．実験結果は次式で示された色名の一致度（consensus），安定度（consistency），応答時間（response time）で表される．

$$一致度 = \frac{ある1色名がある1色票に対して用いられた全被験者応答数の最大値}{1色票に対する全被験者の可能な最大応答数：2回×被験者数}$$

$$安定度 = \frac{1被験者内である1色名が2回とも同じ色票に対して用いられた応答数}{1被験者内でその色名がすべての色票に対して用いられた全応答数}$$

$$応答時間 = テスト色票の呈示から被験者の応答までの時間$$

図7.7に日本語と英語の結果を示す[43,44)]．日本語ではすべての11個の基本色名

で一致度と安定度が「水」を除くどの非基本色名より高くなっている．応答時間は「灰」を除く10個の基本色名で非基本色名よりも短く現れている．英語では無彩色の black, white, gray を除いた11個の基本色名で一致度と安定度がどの非基本色名よりも高く，応答時間が短くなっている．OSA色票の中には白と黒のよい色票がなく，そのため実験データが求められない場合がある．

7.2.4 色空間内のカテゴリカル基本色領域

図7.8 (a)，口絵7に OSA 色空間（L, j, g）を示す．OSA 色空間の L 軸は明度を示し，j 軸と g 軸は色みを示す軸であり，j 軸はおよそ青黄方向，g 軸はおよそ赤緑方向を示している．この色空間内で色票は連続的に変化しているが，11カテゴリカル基本色のみを使って各色票のカテゴリカルカラーネーミングをしてみると，図7.8 (b) のようになる[53]．図中の色がカテゴリーを示している．また，L の偶数と奇数のレベル面が同じパネル上に示してある．

ここでは被験者6名が各色票に対して2回ずつの応答をした．色票ごとに一致度を計算して，図中の大シンボルは一致度が100%の色票，小シンボルは一致度が50%以上の色票を示している．＋のシンボルはどの色名でも一致度が50%より小さい色票である．図7.8を見ると，OSA色空間は11カテゴリカル基本色名で安定して分割されていることがわかる．色の見えを表現するには最低11個のカテゴリカル基本色名があれば十分といえよう．

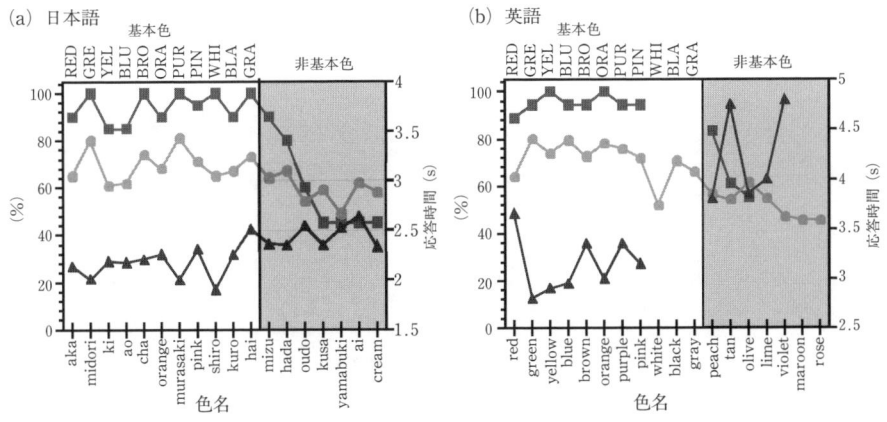

図7.7 基本色名の一致度(%)(■)，安定度(%)(●)，応答時間(s)(▲)[42,43,52] 日本語と英語の結果を示す．

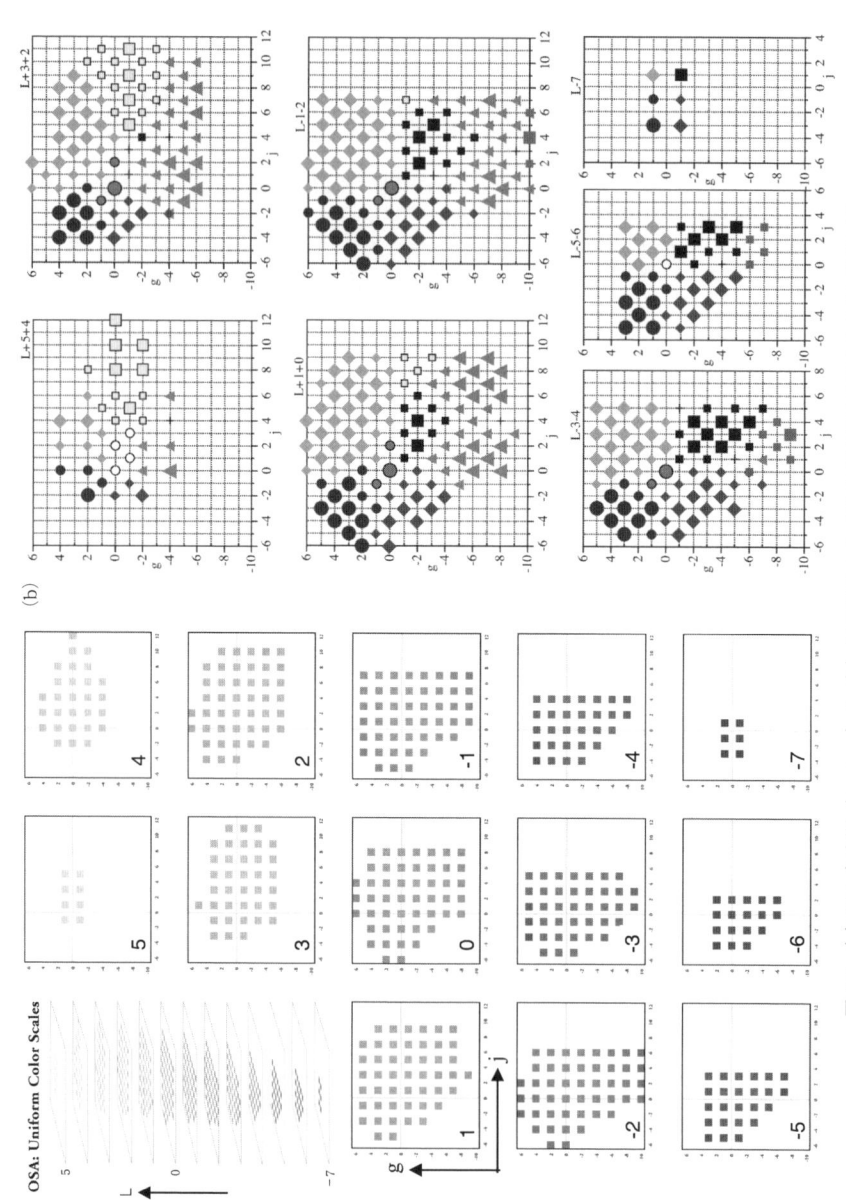

図7.8 (a)OSA色空間 (L, j, g) と (b) 色空間のカテゴリカル基本色名による分割（口絵7）

(a) OSA色空間のL軸は明度を示し、j軸は色みを示す軸であり、j軸はおよそ青黄方向、g軸はおよそ赤緑方向を示している。(b) 図中の大シンボルは一致度が100%の色票、小シンボルは一致度が50%以上の色票を示している。+のシンボルはどの色名でも一致度が50%より小さい色票である。

7.2.5 カテゴリカル色知覚と色の記憶

カテゴリカル色知覚は私たちが日常的に色を扱う際に現れる色知覚特性であるから，色記憶の特性にも影響するのであろうか．図7.9はOSA色票から選ばれた1枚のテスト色票を5秒間見て，30秒後に424枚の全OSA色票の中から同じテスト色票を選び出す実験の結果である[54]．この実験では被験者は段階的に色票を絞り込んでいく．明らかに違う色票を除き（ステージ1），次に残りからおそらく違うと思われる色票を除く（ステージ2）．さらに，テスト色票と思われる色票を複数枚の色票を選ぶことを許して選ぶ（ステージ3）．最後に，最もテスト色票らしい色票を1枚強制的に選ぶ（ステージ4）．図7.9中にはテスト色，各ステージで選択された色票と，同一被験者による11カテゴリカル基本色領域（実線）が示されている．×はそのカテゴリーの代表的な見え（フォーカル色）を最もよく表す色票を示している．

OSA色空間は均等色空間なので，もし，色が記憶内で単純にあいまいになるだけであれば，ステージ1～4の色票はテスト色票の周りに均等に分布するであろう．しかし，色の見えが記憶内でシフトしたり，記憶のあいまいさに何らかの特性があれば，記憶内の色の分布は偏りを見せるであろう．図7.9(a)では，緑のカテゴリー内にあるテスト色票に対する記憶による選択色票の分布を示している．テスト色票が緑カテゴリー領域の中にあるか，カテゴリー領域の縁にある

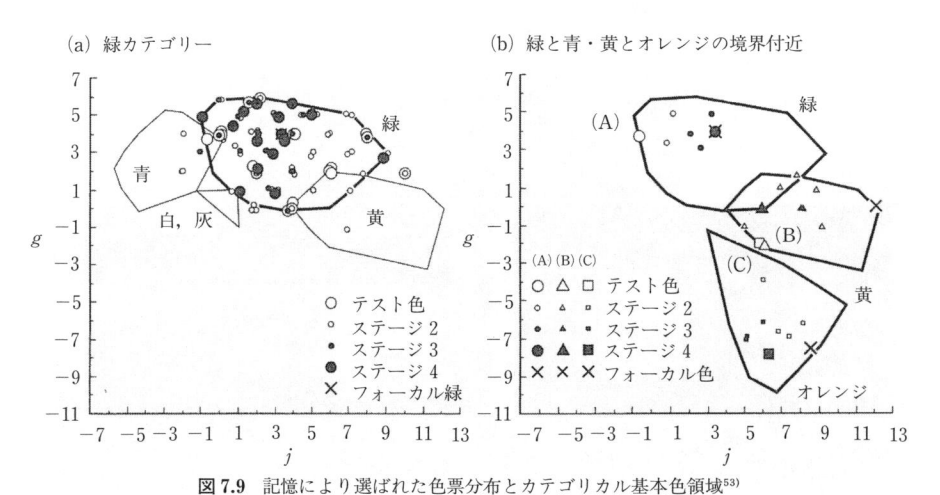

図7.9 記憶により選ばれた色票分布とカテゴリカル基本色領域[53]

(a)：緑のカテゴリー内にあるテスト色票に対する記憶による選択色票の分布を示している．(b)：(A)のテスト色は緑カテゴリーの縁にある．(B)と(C)のテスト色票はどちらも黄カテゴリーとオレンジカテゴリーの境界上にある．

かに関わらず，選択色票はほとんどすべて緑カテゴリー領域の中に分布している．図7.9 (b) では，(A) のテスト色は緑カテゴリーの縁にあるが，選択色票は最終ステージでフォーカル色になっている．(B) と (C) のテスト色票はどちらも黄カテゴリーとオレンジカテゴリーの境界上にあるが，(B) の場合は選択色票が黄カテゴリー内に分布し，(C) の場合はオレンジカテゴリー内に分布している．この2つのテスト色票に対する選択色票は決してカテゴリー境界上には分布していない．図7.8 (a) と (b) の結果はどちらも色の記憶のカテゴリー性を示し，記憶内ではカテゴリカルな色知覚によって色情報が保持されていることを強く示唆するものである．

このように1色が記憶内でカテゴリー性を示すのであれば，複数の色が存在する色風景の記憶もカテゴリー的であるかもしれない．もしそうならば，色風景画像を11色のカテゴリカル基本色のみを使って表現してもイメージ的にはあまり変わらない画像ができることが予想される．図7.10（口絵6）は原画像 (a) を基本色カテゴリーのフォーカル色のみで表現した場合 (b) とその画像中に使わ

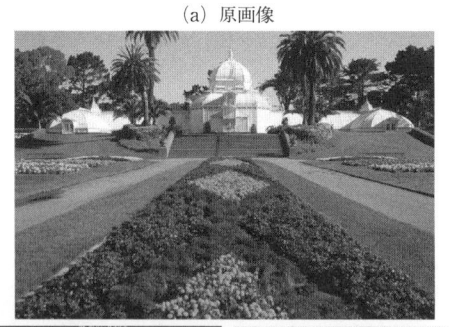

(a) 原画像

(b) フォーカル色   (c) カテゴリー平均色

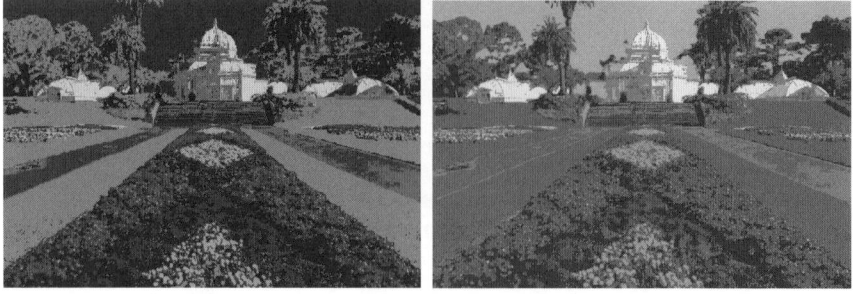

図7.10　11カテゴリカル基本色による色画像圧縮（口絵6）
(a) 原画像，(b) 基本色カテゴリーのフォーカル色のみで表現した画像，(c) 画像中に使われている色を基本色カテゴリー領域内で平均して得られる平均色で表現した画像を示す．

れている色を基本色カテゴリー領域内で平均して得られる平均色で表現した場合(c)を示す．どちらの画像も原画像のイメージをよく伝えるが，特に(c)の画像はほとんど原画像と違わない．原画像では色数が約1670万色あり，カテゴリカル色画像では11色あるだけである．色情報が100万分の1に圧縮されている．私たちの視覚系が膨大な画像情報を記憶できるメカニズムがここにあるかもしれない．
〔内川惠二〕

7.3 色の恒常性と色順応

7.3.1 色の恒常性とは何か

色の恒常性（color constancy）を端的に説明すれば，異なる照明光の下でも，同じ物体の色は同じに知覚されるという色覚特性である．

白い紙を昼光白色でみれば，確かに白い（図7.11）．このときは昼光の分光放射輝度 $E_1(\lambda)$ は可視域波長でほぼ一定であり，また紙の分光反射率 $R_1(\lambda)$ もほぼ一定である．よって目に到達する分光放射輝度 $SR_1(\lambda)$ は，$SR_1(\lambda)=E_1(\lambda)\cdot R_1(\lambda)$ より計算されるが[*8]，波長全域でほぼフラットになる．このときの錐体刺激量 $C_1(L_1, M_1, S_1)$ は，各錐体分光感度を $S_L(\lambda)$, $S_M(\lambda)$, $S_S(\lambda)$ として，次式でも求められる（図7.11の右端）．

$$\begin{aligned}
L_1 &= \int_\lambda \{S_L(\lambda)E_1(\lambda)R_1(\lambda)\}\,d\lambda, \\
M_1 &= \int_\lambda \{S_M(\lambda)E_1(\lambda)R_1(\lambda)\}\,d\lambda, \\
S_1 &= \int_\lambda \{S_S(\lambda)E_1(\lambda)R_1(\lambda)\}\,d\lambda
\end{aligned} \quad (7.1)$$

このときの色の見えは，3錐体の信号をベースとする反対色応答で決まるが黄青・赤緑反対色ともほぼゼロとなり（6.5節参照），また周辺よりも高輝度であるので（7.1.4項参照），紙は白色に見えると同時に白色ペーパーであると認識する．赤みがかった紙を見るときは（図7.11(b)），紙の反射率が $R_2(\lambda)$ に変更になるので $C_2(L_2, M_2, S_2)$ を得る．L値が大きいので赤緑反対色応答は赤を出力し，紙は赤みがかって知覚されると同時に赤系のペーパーであると認識す

[*8] もちろん厳密には，紙表面の法線と光源との角度や目と表面のなす角度などさまざまなパラメータが関与するが，ここでは単純化した式を提示する．

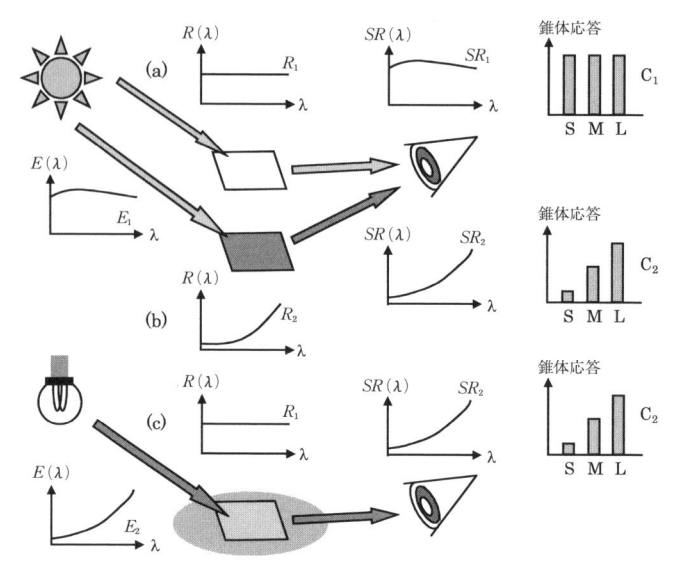

図7.11 照明光と紙の色から導出された眼での分光放射輝度と錐体刺激量 (a) と (b) は照明光は白色昼光であり (a) は白い紙，(b) は赤い紙を見た場合．一方 (c) は照明光が白熱電球（A 光源）のときに白い紙を見た場合．(b) と (c) で錐体刺激量は同じになる．

る．さて，この白い紙を白熱電球の下で見る．光源となる白熱電球は，短波長部分の放射輝度が低く，長波長成分が中心となる分光特性 $E_2(\lambda)$ を持つ．紙の反射率は同じだから，角膜における分光放射輝度は図 7.11 (c) のように変化する．これが偶然 $SR_2(\lambda)$ と全く同じになったとする[*9]．このとき，錐体刺激量は式（7.1）と同様に計算され，同じ C_2 を得る．いわれれば確かに紙の表面は赤っぽく見える．しかし，白い紙は白熱電球の下で赤系ペーパーとは認識されない．紙の色が変化したという認識は全く生じず，そこに「白い」紙が置いてあるように認識する．これが，色恒常性である．なお，この「赤っぽい色」のように，見たままの色を評価する場合の色をアパレントカラー（apparent color）と呼び，物体表面固有の色を問われたときの「白色」は，物体の属性として認識さ

[*9] このような偶然は現実には滅多にないが，実験室的には容易に作り出すことができる．

[*10] それぞれ知覚色と表面色と呼ぶべきかもしれないが，日本語の「表面色」は物体固有の属性を強調する意味を持たないことから誤解を招く可能性もあり，また日本語の学術論文でも英単語でそのまま記述している場合の方が多いので，本節ではカタカナを使用する．つまり，JIS で定める用語（表面色，対応外国語は surface color としている）と原語（surface color）の間に若干の差異があるのである．

れている色でありサーフェスカラー (surface color) と呼ぶ[*10].

7.3.2 色恒常性の基本原理
a. 色順応

色恒常性が生じるメカニズムについて,まず達成目標の方から検討する.物体表面の分光反射率 $R(\lambda)$ が得られれば,$E(\lambda)\simeq 1$ として式 (7.1) を適用すればよいので,もちろん完全な色恒常性が達成できる[*11].しかし表面反射率は光源の分光放射輝度と掛け合わされて積分された上に,3錐体の刺激値 C に縮退しており,それから分光分布情報に戻すことは困難である.したがって,推定によって物体の色を求めるしかない.

では,どのような方法があるだろうか.実は,通常の視環境では最も直接的なアプローチである「直に照明を見る」方法が可能である.その際は,反射率 $R(\lambda)$ の影響を除去でき,式 (7.1) で $R(\lambda)=1$ にしたのと同じになる.照明光の錐体刺激値 $C_\text{illu.}$ が得られれば,それと物体 (target) の錐体刺激値 C_t との比較から,$E_\text{W Light}(\lambda)\simeq 1$ である白色光源下での錐体刺激値 $C_\text{W Light}$ がおおよそ推定できる.たとえば L 錐体刺激値 $L_\text{W Light}$ の場合は,

$$L_\text{t}=\int_\lambda \{S_\text{L}(\lambda)E_\text{illu.}(\lambda)R_\text{t}(\lambda)\}\,d\lambda, \quad L_\text{illu.}=\int_\lambda \{S_\text{L}(\lambda)E_\text{illu.}(\lambda)\}\,d\lambda \quad (7.2)$$

より,$L_\text{t}/L_\text{illu.}$ をとることによって,

$$L_\text{W Light}=\int_\lambda \{S_\text{L}(\lambda)E_\text{W Light}(\lambda)R_\text{t}(\lambda)\}\,d\lambda \quad (7.3)$$

を推定することになる.ただし,各要素関数が幅広くなだらかな関数であり,かつ $E_\text{illu.}$ と $E_\text{W Light}$ がある程度類似していなければ推定は正確にならない.実際には太陽光の色変化は,色温度の変化であり,物体も極端な分光反射率変化を持つものは少なく,なだらかに変化する.よって,おおよそのサーフェスカラーを知るには十分である[*12].

この推定手法を,視覚系の観点から見ると,背景などを含めた照明環境に対して視覚系が色順応することと等価である.つまり $L_\text{t}/L_\text{illu.}$ をとることは,錐体刺激値で決まる錐体出力値 L_t に対して,照明光に基づく感度調整 (gain control) を係数 $1/L_\text{illu.}$ により実施して,出力信号のバランスをとることに他ならない.これは,実は,1905 年に von Kries によって提案された係数モデル

[*11] もちろん視覚系がそのような積分計算を脳内で実行できるかは不明だが,ここでは問わない.

(coefficent model)[54]の概念であり，係数を各錐体ごとに個別に定める点も同じである．モデル式は錐体応答を CR として，以下となる[55,56]．

$$CR'_i = k_i \times CR_i \quad \text{ここで} \quad k_i = \frac{1}{CR^{\text{illu.}}_i}, \quad i = L, M, S \tag{7.4}$$

ただし，$CR^{\text{illu.}}_i$ は照明光に対する i 錐体（$i=L, M, S$）の応答である．意外なことに，このような単純なモデルでも有効に色恒常性の実験結果を予測できる[57,58]．ただし，係数係数 k_i の導出に非線形性を導入するべきだという報告[59,60]と，この順応が錐体レベルでのみで生じているかは明確ではないという報告[61,62]もある．色順応であるから，直接照明光を眼に入れなくても，比較的大きい視野サイズの白色背景（白壁など）などからの反射光を見ることで，この色順応モデルは（非線形性の導入が必要にせよ）成立する．

b. 空間的配置効果

照明光を直接見ることや大サイズの白色背景を見ることができない場合に，色恒常性は成立しうるだろうか．極端な場合，周辺刺激が全くなければ開口色モードとなり（7.1.1項参照），アパレントカラーのみが存在するので，色恒常性は全く生じない．色恒常性の獲得には，刺激物体周辺に，背景あるいは別の物体が存在することが必要であることが理解できる[*13]．（小）背景が存在するとき，背景の錐体刺激値 C_back が得られる．このとき，もちろん背景以外の他の色刺激も存在した方が，色恒常性の保持には有利である（図7.12．図(1)は口絵5を参照）[63,64]．

ここで，もし背景が白色（$R(\lambda)$ がほぼ一定な無彩色）面であれば，C_back は，照明光の分光放射輝度の情報を持つことになる．図7.11の例では，白熱電球使用時には白壁を赤っぽくなり照明光が長波長成分を多く含むことが推定できるので，C_i から物体のサーフェスカラーを近似推定することが可能となる．これが照明推定と呼ばれる方法である．白色面を用いた補正は有効であり，異なる照明条件を左右眼で同時に見て比較する非対称色マッチングの結果も，ユニーク白色の

[*12] 人間の視覚系は色恒常性メカニズムも含めて進化，発達，経験および適応により形成されている．単色光照明や強い青色照明など，自然環境下ではありえない照明条件や，人工照明としても一般的には経験されないような照明条件下では，色恒常性がうまく成立しないのは当然であろう．逆に一般に経験可能な照明条件（視環境）下で色恒常性が成立すれば人間の視覚系としては十分役割を果たしているといえる．

[*13] 空間的に他の刺激が配置されていることが必要なので，本巻では空間配置効果と呼ぶ．空間対比効果と呼ばれることも多いが，受容野レベルで決定される単純な色対比効果と混同されることを嫌った．

7.3 色の恒常性と色順応

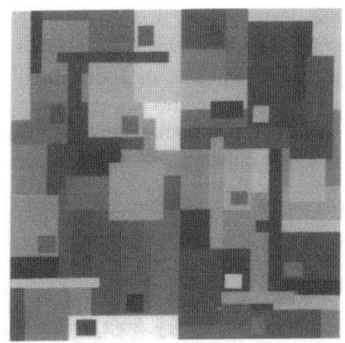

(1)
(口絵5)

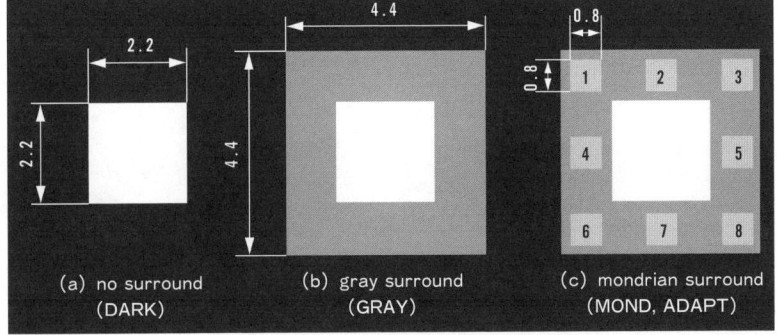

(2)

図 7.12 色恒常性実験の刺激例
(1)一般的なモンドリアン刺激(口絵5)[63].(2)実験での刺激変更例[64]:(a) 背景なし条件.色恒常性は全く起こらない.(b) 灰色背景.色恒常性はそれほど強くない.(c) モンドリアン背景.周辺に8枚の色票があり色恒常性が強く発生する.

色を一致させるように色度図上でデータ点を移動させるだけで,両者はほぼ一致する[65].白色を手で一致させた実例を図7.13(口絵8)(b),(d)に示す.

もちろん実際の照明推定では,どこが白色面かということがわからないので[*14],白色面を取得する手法が問題となる.代表的な手法として,2つが知られている.1つ目は,グレイワールド仮説 (gray world hypothesis) である[66].これは標準白色光源下で視野内のすべての色の平均をとるとグレイ(灰〜白)になると仮定して,色の平均を概念的な白色面とする方法である.この仮定の下

[*14] 人間の実験結果では,どこが白色面かを被験者に教えなくても色恒常性はきちんと成立する.われわれの感覚でも,背景が登場した瞬間に開口色モードから物体色モードに切り替わるような劇的な色の見えの変化が,空間内の白色面を認知した瞬間に起こる,ということは経験しない.

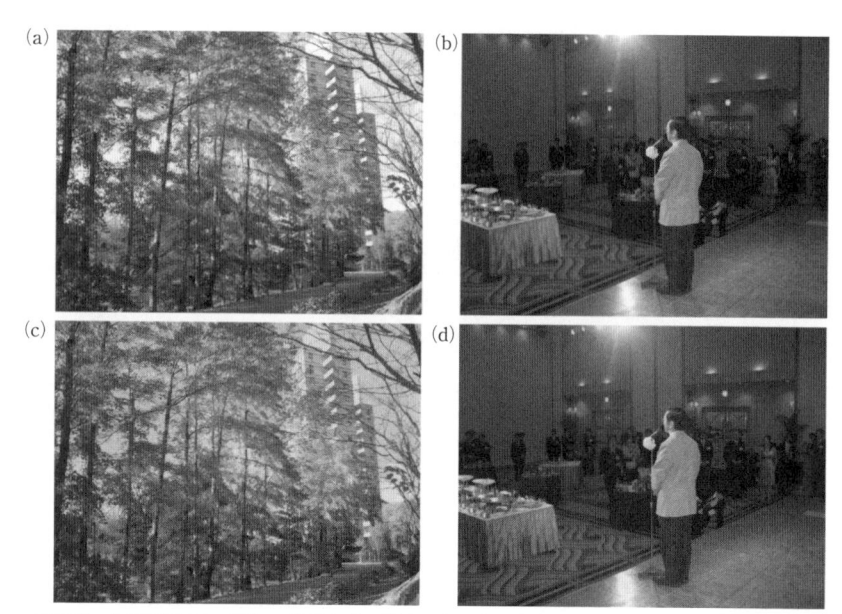

図 7.13 ある特定の色(赤)の物体が多い場合と照明光が特定の色(赤)を持つ場合との印象の比較(口絵8)
(a) 赤系の物体が多い場合(照明光は白色昼光),(b) 照明光が赤にシフトしている場合,(c) グレイワールド仮説による望ましくない補正,(d) 白色点(マイクの花)を白色にする補正(ホワイトパッチ理論によるが自動補正ではない).

で,白色でない照明下で色の平均をとると,照明の色になるので,これによって照明が推定できる.ただし,仮説が成立しない例が頻繁にある.たとえば,視野が一面の紅葉と赤煉瓦建物の場合に(図7.13 (a)),視野の色の平均は赤になるので,白い紙は補色のシアンの見え(図7.13 (c))にならないとおかしい,といった具合である.簡便なので,カメラのホワイトバランスの補正に利用されることも多いが,人間の色恒常性を説明するには不十分である.

もう1つはホワイトパッチ(white patch)理論であり,Landら[67,68]によって提唱された retinex theory が有名である.刺激パターンを3(原)色に分解して,それぞれの刺激パターンごとにある範囲内の最大輝度部分(パッチ)を見つける.パッチは,赤パターンであれば長波長光に対する高い反射率を意味する.他の色パターンでも同様に行い,3つとも最大輝度パッチである箇所を白色面とする.この手法は一般的に良好に機能する[69]ものの,影を面の境界と処理してしまう欠点や,無彩色面が視野中にないと照明光の色成分をうまく除去できなくな

7.3 色の恒常性と色順応

る点も指摘されている[70]．

白色面を利用せずに照明推定をする方法もいくつかあるが，ある種，簡便な方法は，照明光の分光放射輝度と物体の分光反射率の変わりうる範囲を限定して，その範囲内で解を推定することである．具体的には，変わりうる範囲では，それぞれが少数の既知の基底スペクトル関数（basic spectral function：BSF）の組み合わせで記述できるという仮定を導入し，そのときのBSFの係数を推定して近似的に照明と分光反射率を求める手法である[71,72]．照明光が太陽光の場合は分光放射輝度を2〜3のBSFで近似できること[73]，物体がマンセル色票の場合は4〜7のBSFで近似できること[74,75]からこれらに限定して利用することで，計算不可能性の克服はできるが，もちろん一般的な照明光や物体に適用できる保証はない[56]．

c. 確率・統計的解釈

色順応や空間配置だけではなかなか色恒常性の成立を説明できないということで，単純な刺激配置から1歩離れて，われわれはどのようにして，白い照明光に照らされた赤系デザインの部屋と，赤い照明光に照らされた白系デザインの部屋を区別できるのか，という問題について考える*15．ここでは，2つのアプローチを挙げておく．

まず，色恒常性に寄与しうる情報として「経験」を用いる手法である．極端な話，実際にその部屋に対する照明をいろいろと変化させたときの見え方に対する経験があれば，判別できる可能性がある．ここで「経験」は，計算アルゴリズムとしては確率利用に置き換えられ，複数の照明環境下で色パターンを観察することで，物体の分光反射率の推定確率が向上するというアルゴリズムが提案された[78]．またベイズ推定を利用する手法も提案され[79]，日常経験する一般的な照明分光放射輝度と表面反射率から計算された分光放射輝度のバリエーションから，あらかじめベイズ推定における尤度（likelihood）を計算しておく．そして，任意の分光放射輝度を得たときに，それがどのタイプの照明かを，ベイズ理論の事後確率計算により最も原因として起こりやすいものを選ぶという手法である．

次に，色刺激の量に着目する手法である．グレイワールド仮説でも，ホワイトパッチ理論でも，それぞれの定める条件が満たされていれば，視野内の物体（色）の数はほとんど関係ないはずである．しかし，図7.12（2）に見られるよ

---

*15 実はこの問題自体そのものは，2つ以上の壁面が交わるコーナーにおける相互反射（mutual reflection）の発生程度で判別できるのではないか，という報告[76,77]もなされているそうである[70]．

うに，色票の種類を統制できる環境で実験を行うと，色票の色が偏っていない限り，色票の種類が多い方が色恒常性に有利であった．そこで，刺激の種類，つまり量が何らかの形で色恒常性に関与していることが予想された．

実際に，次のように，刺激の種類の多さが統計量を通じて色恒常性に寄与している可能性が示された．たとえば，赤く紅葉した葉が視野いっぱいにあるような場合と部屋が白熱電球で（赤く）照明されている場合を考える（図 7.13）．どちらも全体の平均色度は低彩度の赤になるが，前者は照明光がもともと白色であるので，グレイワールド仮説に従うと，全体が緑方向にシフトされるという誤った解釈がなされる（図 7.13 (c)）．両者の違いを検討すると，輝度と色の相関について興味深い知見が得られた[80]．前者（a）では赤であることとその部分が明るい（高輝度である）ことは関係がない．なぜなら赤い部分（紅葉した葉や煉瓦建築）は，もともとその部分が長波長の光を反射するようになっており，それらの中で輝度が高い，すなわち相対反射率が高い，かどうかはランダムである．その一方，後者（b）については，照明光が赤いのであるから，反射率が高いパッチは，長波長成分をほとんど吸収するようなシアン系の物体である場合を除けば，すべて赤くなるはずであり，赤くないということは，そのパッチの反射率が高くないつまり低輝度，ということになるはずである．この考えから被験者に照明光を推定させる実験を行うと，輝度-赤相関が強い画像ほど，照明光を赤く感じている結果が得られた[80]．つまり平均輝度や平均色度といった 1 次の統計量ではなく，輝度-色相関という 2 次統計量を用いて色恒常性を成立させている可能性がある[80]．この理論に従えば，2 次統計量は輝度・色度の異なる要素の数が多い方が正確な値となるので複雑な刺激ほど色恒常性が安定して成立しやすいことになる．

この確率による推定と 2 次統計量の両方を使用し，ベイズ推定によって 2 次統計量を推定し，その 2 次統計量から照明光を解析するという色恒常性アルゴリズムも最近提案されており良好な予測が行えることが示された[81]．2 次統計量の計算も，ベイズ推定も，複数の神経より重みづけ入力を受けて非線形応答をするニューロンを仮定したニューラルネットワークにより実現可能なので，今後有力な色恒常性の仮説となると考えられる．

7.3.3 色恒常性と認識

色恒常性のメカニズムについては，人間の視覚系における色恒常性が実は完全ではない，という点だけでなく，色の恒常性が，狭義の色情報処理である刺激波長分布から色知覚を生じさせる過程だけでなく，物体認識過程の中で物体の色を

7.3 色の恒常性と色順応

判断するあるいは色から物体の状態を判断する,という過程の中で起こる事象と考えられる点にも問題の難しさがある.

それでも認識へのアプローチはあり,照明認識視空間(recognized visual space of illumination:RVSI)という照明の認識を中心とする考え方が提唱されている[82〜90]. 空間内である色物体を照射している照明光が被験者に認識され,かつ照明光の色特性が得られ(認識され)ると,照明認識視空間が成立して色の恒常性が生じると考える. 色恒常性メカニズムの目的たるべき照明光の分光情報(色特性)が得られたわけで,当然,色恒常性を良好に説明可能であり[87],おそらく局所的な対比効果やvon Kries型順応効果では説明しきれない色恒常性現象も含めて説明できる可能性を持っている. ただし,最大の疑問である,どのようにしてかくも正確な照明情報が認識されたのかについては,今のところ明らかでなく,またそもそも色恒常性とは,照明認識視空間が成立してはじめて生じる現象なのか,それとも照明認識は人間が使える手がかり(cue)の1つに過ぎないのか,についても検証が必要である.

以上のように,アルゴリズム自体もまだ明確でないので,これらがどのような神経機構で実現されているかについて論じることはさらに困難である. 単純な順応効果であっても,錐体内部のみの順応ではなくそれ以降の処理系の関与を含めるべきと考えられ[56],またサーフェスカラーとアパレントカラーの処理系は,別々(2重)である可能性[56]や階層的な処理系になっている可能性[91]もある. また照明光の色を除去する1つの考え方として,隣接する領域間で同じ波長成分を除去する神経回路を利用する方法も考えられる. このためには,同じ種類の錐体信号に対して興奮と抑制が空間的に隣接する拮抗的な受容野構造が必要であるが,このような受容野構造は,大脳皮質のV1やV4ニューロンの一部で見られることから,それらが色恒常性に寄与している可能性が示唆されている[92].

また3次元的な視空間の把握が,色の見えや恒常性に影響を与える[85,86,93,94]ことを考えると,あるいは,空間配置を含めた照明認識が色恒常性の処理系に含まれているとすると,大脳頭頂連合野へ向かう背側経路以降の処理が寄与している可能性が高く,下側頭皮質(IT)に向かう腹側経路の処理だけで,物体の色は決まらないのかもしれない. 物体認識に関連して高次からのトップダウン的なフィードバックがかかっている可能性も含め,色恒常性は今後とも色覚研究の主要な対象となろう.

7.4 色弱（先天色覚異常）

色弱（先天色覚異常．用語については 7.4.2 項）とは先天的あるいは後天的な要因により 3 色覚（旧名称は正常 3 色型色覚）とは異なる色覚を有することである．先天的な色弱は，3 原色ではなく 2 つの原色によって等色が成立する 2 色覚と，等色には 3 原色必要であるが，色の見えや色弁別が 2 色覚に近い異常 3 色覚の場合がほとんどである．

先天 2 色覚者が 3 色覚者と異なる色覚を持つ要因は 2 点あり，1 つには，遺伝子で決定される網膜上の錐体分光感度とその種類であり，これを主要因として色弁別の特性が決まる．もう 1 つは反対色応答過程であり，各錐体の分光感度特性と合わせて色の見えが決まる．2 色覚者（dichromat，旧名称は 2 色型色覚異常者）においては，遺伝的な理由により 3 種類の錐体のうちの 1 つが実質的に機能していない．たとえば，L 錐体が機能していないと，L 錐体の出力信号によってのみ区別される色は区別できない（図 6.1 参照）ので，色度図上に，区別できない色（混同色）が直線（混同色線）上に並ぶ（図 6.12）．さらに，L と M 錐体信号の差分をとっている赤緑反対色応答が微弱になる，あるいはとることができなくなり，色の見えも変化する．しかし色がない世界にいるということではない（7.4.5 項）．なお，後天的な色弱，色覚検査手法の詳細，色弱者に対する配慮であるカラーユニバーサルデザイン（color universal design：CUD）の実践，などについては，文献[95～97]などを参照されたい．

7.4.1 一般色覚（3 色覚）における錐体の分子遺伝学的分析

網膜には，分光感度の異なる L，M，S の 3 錐体が存在する（6.1 節参照）が，その違いは発現した遺伝子により生成される，光を吸収する分子である視物質の性質，を反映している．S 錐体は S 視物質（short-wavelength sensitive photopigment，最大分光吸収波長 415 nm），M 錐体は M 視物質（同 530 nm），L 錐体は L 視物質（同 560 nm）を有する[98]*16．この 3 種類の視物質の分光吸収感度の相違により錐体分光感度が異なるので，6，7 章で述べた色の性質や 3 色

---

*16 本巻では，視物質とオプシンの分類に，分子遺伝学で一般的な赤（Red），緑（Green），青（Blue）の区分を用いず L，M，S を用いる．化学物質に最終的な知覚である色の見えの名称を付けるべきではないためである．

7.4 色弱（色覚異常）

説が成立する．これが 3 色覚 (normal trichromatism) である．

視物質は，オプシン (opsin) と呼ばれるタンパク質部分と発色団であるビタミン A のアルデヒド型であるレチナール (11-*cis*-retinal chromophore) の複合体である[98,99]．各視物質のレチナール部分は同一であり，オプシンの違いにより最大吸収波長が異なる[100]．桿体に存在するロドプシン (rhodopsin), S, M, L 錐体の 3 種類のオプシンの合計 4 種類がある．このうちロドプシンと S オプシンは，どちらも 348 個のアミノ酸からなり，それらをコードする遺伝子はそれぞれヒトの常染色体の第 3 染色体，第 7 染色体に存在する[101]．

一方，L, M オプシンは，どちらも 364 個のアミノ酸からなり，そのうち 18 個だけが異なる[98]．このうち 7 個のアミノ酸が分光吸収特性の違いに関与すると考えられ，特に 180, 277, 285 番目のアミノ酸の違いが重要である．L, M オプシンをコードする遺伝子はどちらもヒトの性染色体である X 染色体の長腕 (Xq 28) に存在し，両者の遺伝子構造は塩基配列 (nucleotide sequence) で 98% 相同 (identity) であり，どちらも 6 個のエキソン (exon) からなるがエキソン 1 と 6 は同一である[99]．L 視物質遺伝子の下流に M 視物質遺伝子が隣接し，L 視物質遺伝子が 1 コピーなのに対し，M 視物質遺伝子が 1～数コピー存在する[101]．塩基配列の相同性が非常に高いことと，X 染色体上で隣接して配置されていることは，この 2 つの遺伝子が進化の過程で遺伝子重複によって生じたことによると考えられている[98]．

図 7.14 に L 視物質遺伝子と M 視物質遺伝子を示す（左側が上流）．複数の遺伝子が存在しても発現する遺伝子は 1 つのみである．つまりどれか 1 つの遺伝子のみが 1 錐体細胞内のすべてのオプシンの表現型を決定する．このとき転写促進因子（エンハンサ，enhancer）である LCR (locus control region) に近い（近

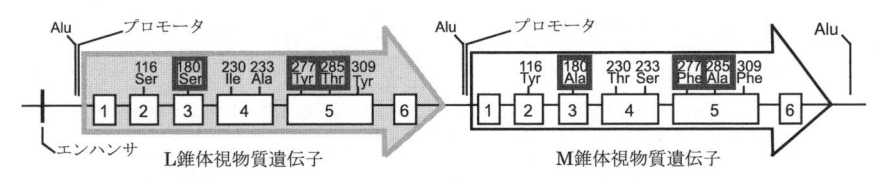

図 7.14 染色体上に並んだ L, M 視物質遺伝子および視物質の分光吸収波長に影響を与える 7 つのアミノ酸をコードしている場所

図の左側が上流であり，遺伝子は L, M の順に並ぶ．長方形 1～6 は遺伝子中のエキソンとその番号．エキソン上に塩基番号とアミノ酸名を記載した．Ser はセリン，Ile はイソロイシン，Ala はアラニン，Tyr はチロシン，Thr はスレオニン，Phe はフェニルアラニンを示す．Alu (アル) は SINE の一種．

接度 (proximity) が高い) 遺伝子が発現する確率が高くなる．このため上流の L 視物質遺伝子が発現する確率が高く，L 錐体の割合が M 錐体よりも多く（約 2：1）なる．発現するのは上流の 2 つのうちのどちらかのみで 3 番目以降の発現は視物質検出限界以下の確率でしかない[102,103]．したがって 3 色覚者の場合，最初の L 視物質遺伝子かその後ろの M 視物質遺伝子のどちらかが発現する．

L から M 視物質への相違として，180 番目のセリン (serine) がアラニン (alanine) になると 4 nm，277 番目のチロシン (tyrosine) がフェニルアラニン (phenylalanine) になると 9 nm，285 番目のスレオニン (threonine) がアラニンになると約 15 nm，最大吸収波長が変化する[104,105]．よって，L, M オプシンの違いは，主に 277，285 番目のアミノ酸の相違によるものであり，この 2 つのアミノ酸をコードするエキソン 5 が両者の分光吸収特性を分離する鍵である．また，エキソン 3 にある 180 番目のアミノ酸の違いは，それぞれ L，M 視物質遺伝子における遺伝的多型性 (polymorphism) として知られる[104,106]．遺伝的な多型に基づく視物質の多様性は，心理物理学的な実験によっても裏付けられている[106,107]．

7.4.2 いろいろな色弱（先天色覚異常）のタイプ

視物質をコードする遺伝子に，変異 (mutation)，再構成 (rearrangement) あるいは欠失 (deletion) が起こると，その視物質の遺伝子が発現しない，あるいは分光吸収特性が変化した視物質が生じる．これが先天的な色弱（先天色覚異常）の分子遺伝学的要因である．遺伝子が発現しない，あるいは最大分光吸収波長がほぼ同じ場合には，2 色覚となる．また分光吸収特性は異なるが，その差が小さいと異常 3 色覚 (anomalous trichromatism) となる．等色には 3 原色が必要だが，その混合比が一般色覚者と異なるためこう呼ばれる．ただし両者の区分を厳密に行うことは困難である[108]．3 種類のうち 2 種類が機能しないと錐体 1 色覚 (cone monochromatism) になり，3 種類とも機能しないと桿体 (rod) 1 色覚となる．あわせて 1 色覚 (monochromatism, 人は monochromat あるいは achromat) と呼ばれる．

L 視物質遺伝子に起因する 2 色覚を 1 型 2 色覚 (protanopia, 人を指すときは protanope)，異常 3 色覚を 1 型 3 色覚 (protanomaly, 人は protanomalous trichromat) と呼ぶ．この両方を合わせて 1 型色覚（人は 1 型色覚者 (protan)）と呼ぶが，英語名称より P 型と呼ぶこともある．2 色覚者は P 型強度，異常 3 色覚者は P 型弱度となる．同様に，M 視物質遺伝子に起因する 2 色覚は 2 型 2

色覚 (deutranopia, 人は deutranope), 異常 3 色覚は 2 型 3 色覚 (deutranomaly, 人は deuteranomalous trichromat), 両方を 2 型色覚 (人は 2 型色覚者 (deutan)) あるいは D 型 (強度・弱度) と呼ぶ. また, S 視物質遺伝子に起因する 2 色覚は 3 型 2 色覚 (tritanopia, 人は tritanope), 異常 3 色覚は 3 型 3 色覚 (tritanomaly, 人は tritanomalous trichromat), 両方を 3 型色覚 (人は 3 型色覚者 (tritan)) あるいは T 型 (強度・弱度) と呼ぶ.

L, M 錐体の視物質は, 分光吸収関数の重なりが大きく, 赤緑反対色チャンネルでほぼ同出力で拮抗しているため, どちらが異常になっても類似した色覚になる. この色混同の性質から, 1 (P) 型色覚と 2 (D) 型色覚は合わせて赤緑 2 色覚 (red-green color vision defect) と総称される. 一方, 第 3 (T) 型色覚の場合は, 黄青反対色における色弁別と色の見えが困難になるため, 青黄 2 色覚 (yellow-blue color vision defect) と呼ばれる.

色弱者 (色覚異常者) の検査上の定義に依存するため, 色弱者の比率は研究者によっても異なるが, おおむね日本人男性においては, 1 型色覚者が約 1.5%, 2 型色覚者が約 3.5%, 3 型色覚者が 0.002〜0.007% 存在する[109]. 小学生 3 万人以上に対する調査の結果, 1 型 2 色覚が 0.4%, 1 型 3 色覚が 0.7%, 2 型 2 色覚が 1.4%, 2 型 3 色覚が 3.2% で合計で男性の 5.7% という報告もある[110]. また欧州における白人男性の結果は 1 型 2 色覚, 1 型 3 色覚, 2 型 2 色覚がそれぞれ約 1%, 2 型 3 色覚が約 5% で合計で男性の 8% 程度である[111].

色覚の状態を把握するために, 各種の色覚検査方法がある. 一番普及しているのが石原式色覚異常検査表であるが, これは元来スクリーニングを目的として作成されたので, 簡便だが正式な判断を下すことはできない. D-15 テストや, アノマロスコープなど他の方法も用いて総合的に判断することが必要である[*17].

用語について特に述べておきたい. 色覚の多様性を記述するための用語については, CUD の観点, あるいは人権の観点から注意を払う必要がある. 昔の眼科用語では, 2 色覚の場合を色盲として第 1〜3 色盲, 異常 3 色型色覚の場合を色弱として第 1〜3 色弱, と呼んでいた. しかし, 現在では色盲を 1〜3 型 2 色覚と, 色弱を 1〜3 型異常 3 色覚と称する. 眼科用語としては"正常" 3 色型色覚は 3 色覚になったものの, 先天色覚異常の用語は残った. しかし, 2 色型 (1 色型も) は別に異常ではなく, 単に遺伝子の多様 (多型) 性であるから, 医学的,

---

[*17] ただし, 色覚特性の検査は, その性質上, 遺伝子検査と同等の意味を持つ場合もあるので, 本人や家族の同意のもとに行い, その結果は個人情報であるので厳密に管理しなければならない.

学術的な目的以外では"異常"の用語を用いないことが望ましい．さらに，3色覚者を一般色覚者あるいはC（Common）型と呼び，2色覚者や異常3色覚者をあわせて色弱と呼ぶことが，推奨されている[*18]．個々のタイプについても，同様の観点から，2色覚者をP，D，T型強度と呼ぶことが，また異常3色覚者をP，D，T型弱度と呼ぶことが推奨されている[*18]．また1色覚者をAchromatからA型と呼ぶ．この呼び方によりすべての色覚のタイプがC，P，D，T，Aのいずれかのタイプに属することになり，正常-異常や優-劣の観点ではなく，対等な色覚多様性の観点で個人差が論じられることになる点に，それら呼称の意義がある[*19]．また，学校現場などの場合には，さらに配慮が必要であるから，色弱や色覚異常ではなく，色覚特性と呼ぶこととしている．

7.4.3 先天的な色弱（先天色覚異常）の分子遺伝学的要因

視物質遺伝子の，変異，再構成あるいは欠失について考える．3(T)型2色覚については，常染色体である染色体7にS視物質遺伝子が存在し，たとえ変異があっても，倍数染色体（diploid）でありかつ劣性遺伝なので，非常に低い確率でしか発生しない[112]．一方，1(P)型と2(D)型2色覚については，X染色体（Xq 28）にあるL，M視物質遺伝子に原因がある．X染色体は男性には1種類しかない[*20]ので，視物質遺伝子の多型がそのまま発現するから，発生率ははるかに大きくなる．

1(P)型色覚者および2(D)型色覚者の遺伝子とその染色体内順序[98,113]をまとめると図7.15のようになる．図中の①のように2つ目の遺伝子が欠失していればM錐体は存在しなくなり2(D)型2色覚となる．また④のようにM視物質遺伝子は存在していても，ある特定のアミノ酸が入れ替わるという欠失的変異（deleterious mutation）が起こって視物質として機能しなくなれば，同様に2(D)型2色覚となる．②と③は3番目の遺伝子がもともと発現しないことを考えると実

[*18] NPO法人カラーユニバーサルデザイン機構（CUDO）の（平成19年4月時点での）推奨による．
[*19] 本巻では，学術的観点から眼科用語を基本としつつ，C，P，D，T，A型を記入した．たとえば旧名称で「第3色覚異常（あるいは第3色盲）」を，新名称「3型2色覚」と書くのではなく，「3(T)型2色覚」と記載した．これから「T型強度」という名称が簡単に類推できるからである．またタイトルなどは眼科用語と併記とした．
[*20] 女性保因者の場合でも，X染色体が2種類活動するのではなく，不活性化（deactivation）が起こって1錐体細胞内ではランダムな1種類のX染色体しか発現しない．そのため視物質遺伝子の変異遺伝子を持つX染色体にあたっている領域（パッチ）では，片方の種類の錐体が存在しないことになる（ただし7.4.4項）．またこれにより女性保因者のL:M錐体比は確率的に，一般的な2:1から，1(P)型で1:2に，2(D)型で5:1になる．

7.4 色弱（色覚異常）

(1) 2(D)型色覚者の遺伝子タイプ

① X 染色体上に1つの遺伝子しか存在しない（2番目の遺伝子の欠失）⇒ 2色覚

② 複数の L 視物質型遺伝子と発現しない M 視物質遺伝子の組み合わせ
⇒ 2色覚/異常3色覚

③ 複数の L 視物質型遺伝子のみを持つ ⇒ 2色覚/異常3色覚

④ L 視物質型遺伝子と欠失的変異を持つ M 視物質遺伝子の組み合わせ ⇒ 2色覚
C 203 R

(2) 1(P)型色覚者の遺伝子タイプ

⑤ X 染色体上に1つの遺伝子しか存在しない（2番目の遺伝子の欠失）⇒ 2色覚

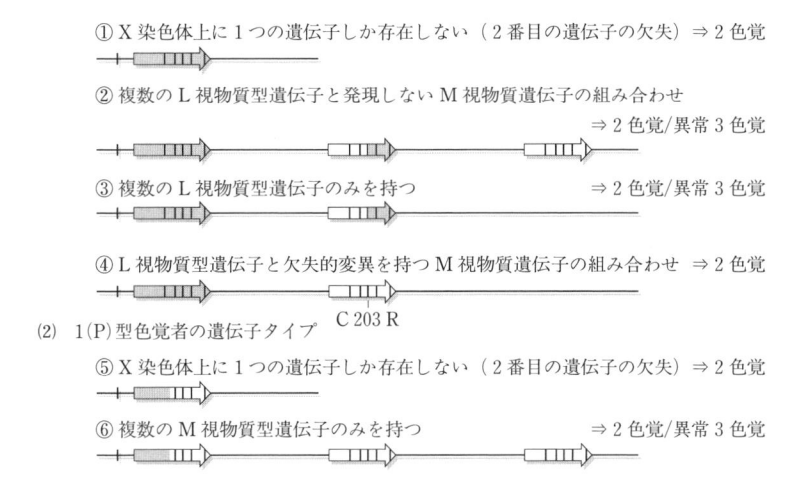

⑥ 複数の M 視物質型遺伝子のみを持つ ⇒ 2色覚/異常3色覚

図 7.15 1(P)型色覚者および2(D)型色覚者の遺伝子とその染色体内の順序[98]
遺伝子図においては縦線がエキソンを表し左端から1～6のエキソンを示す（矢印の底部の縦線がエキソン1）．ハッチングされたエキソンは L 視物質型，白抜きのエキソンは M 視物質型のアミノ酸配列を持つ．

質的には同じで，2番目にハイブリッド遺伝子がきており[*21]，前述のようにエキソン5が L 視物質遺伝子由来であれば L 視物質近似，M 視物質遺伝子由来であれば M 視物質近似となる（図7.16参照）．このとき，先頭の L 視物質遺伝子による L 視物質の分光吸収特性との差が微少であれば実質同じ視物質になるので2色覚に，多少は差があれば異常3色覚になる．一方，十分に違いがあれば，ハイブリッド遺伝子を持っていても一般的な3色覚となる．図7.16に見られるように，バリエーションによる波長変化が L 視物質遺伝子の方が大きいため，2(D)型において異常3色覚の比率がより大きくなると考えられる．

また1(P)型の場合は，L 視物質遺伝子が上流に来るから，⑤，⑥のように1番目の遺伝子はハイブリッド遺伝子になる（M 視物質近似）．近似的 M 視物質の最大分光吸収波長は，M 視物質自体と大きく違わないため（図7.16），1(P)型では2色覚になる場合も多くなる．

[*21] 異なる遺伝子（この場合は L と M 視物質遺伝子）が遺伝子の途中で切れてつながった遺伝子．このような混合遺伝子をハイブリッド（hybrid），フュージョン（fusion），キメラ（chimera）などと呼ぶ．この場合，意味的にはキメラ遺伝子が最も近いが，本巻では用語として最も定着しているハイブリッドと呼ぶ．

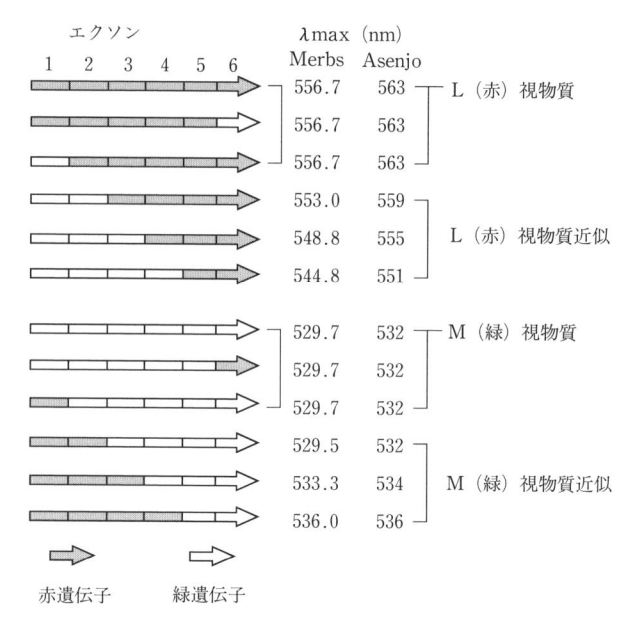

図 7.16 遺伝子型と最大吸収波長特性[100]
最大吸収波長は Merbs ら[104]と Asenjo ら[105]のデータを北原[100]がまとめたもの．

このような遺伝子の欠失や変異が生じるのは，L，M 視物質遺伝子の塩基配列の相同性が高い（98％）ため，遺伝子内，あるいは遺伝子間において，不等交叉（crossover）による相同組換え（unequal homologous recombination）が起こるためである（図 7.17）[101]．図中の(1)は遺伝子間における相同組換えであり[*22]，Alu 配列に生じる不等交叉によって，もともとの遺伝子数が 2 のときには遺伝子数が 1 と 3 の配列が，遺伝数が 3 のときには遺伝数が 2 と 4 の配列が生じる．(a) の配列については，遺伝子数が 3 でも 4 でも 3 色覚を生じる．一方，(b) の配列については遺伝子数が 2 のときは 3 色覚であるが，遺伝子数が 1 のときは，図 7.15 の①に相当する 2(D)型 2 色覚となる．図中の(2)は遺伝子内における相同組換えであり，エクソンの間のイントロン（intron）部分に対して起こる．どこのイントロン部分で発生するかにより，異なった配列のハイブリッド

[*22] 遺伝子間の相同組換えの結果については，図 7.17 以外の配列として，たとえば一般的な L 視物質遺伝子や M 視物質遺伝子が 2 つ連続する場合などを考えることも可能ではあるが，そのような遺伝子配列は著者の知るかぎり報告されておらず，もしあったとしても試験 DNA サンプル数の 50〜100 程度では発見されないと予想される．

7.4 色弱（色覚異常）

(1) 遺伝子間の不等交叉

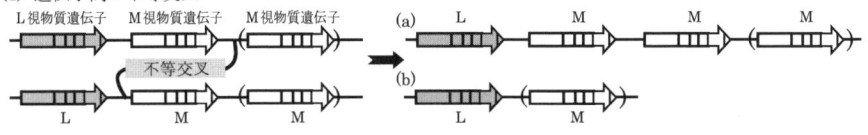

(2) 遺伝子内の不等交叉

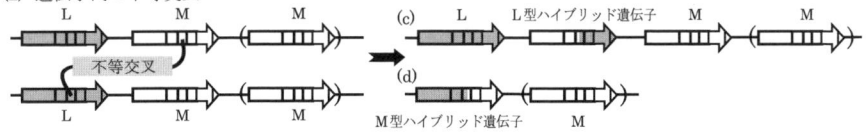

図 7.17 遺伝子間および遺伝子内の不等交叉による相同組換えによって生じる遺伝子配列と色覚との関係の例
括弧でくくった遺伝子は X 染色体内の視物質遺伝子数が 3 以上のときのみ存在する遺伝子.

遺伝子（図 7.16 参照）が生じる．(c) の配列では，②のように 2(D)型の 2 色覚あるいは異常 3 色覚のどちらかとなる．また，(d) の配列では，もとの遺伝子数が 2 のときは図 7.15 の⑤のように M 視物質ハイブリッド遺伝子を 1 つ持つ 1(P)型 2 色覚となり，遺伝子数が 3 のときには⑥のように 2 番目の M 視物質遺伝子を持ち，1(P)型の 2 色覚あるいは異常 3 色覚のどちらかとなる．

以上のように，視物質の表現型は，視物質遺伝子だけではなく，配列における順序によっても決まるため，遺伝子型と表現型が一致しない場合も出てくる．つまり，赤緑 2 色覚は検査方法によっては，遺伝子検査で診断できない点に留意が必要である[112]．

7.4.4 遺伝子表現型と網膜上の錐体配置との関係

色弱（先天色覚異常）の要因は遺伝子にある．しかし，1 タイプの視物質が発現しなかった場合，網膜上の錐体はどのように配置されるのか，という点が新しい疑問となる．たとえば 1 番目に M 視物質ハイブリッド遺伝子，2 番目に M 視物質遺伝子を持つ男性の場合（図 7.15 の⑥），網膜上には L 視物質がつくられないために機能していない錐体細胞が何割か存在するのか，あるいは，網膜が機能的 M 錐体と S 錐体に覆い尽くされるのか，という疑問である．

この疑問に直接的に答えたのが，近年発達した補償光学（adaptive optics）によって網膜の錐体配置（cone mosaic）を直接観察する実験である．上記の場合，網膜が通常比率の S 錐体と多数の M 錐体[*23]で覆い尽くされていることが示された[114]．逆に，L 視物質遺伝子と欠失変異した M 視物質遺伝子の組み合わせ

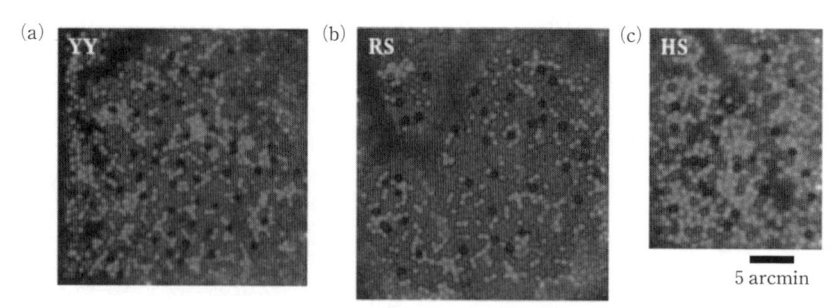

184   7 色覚II －色の見えとその多様性－

図7.18 網膜上の錐体配置の例[115]

すべて同じ縮尺．(a) 男性3色覚者で錐体配置がランダムな例．(b) 男性3色覚者で統計的有意にL錐体が局所的に集まっている例．(c) 1(P)型の女性保因者の例．L，M錐体の配置はランダムでありパッチ領域は観察されない．

の場合（図7.14の④）には，L錐体とS錐体の他に，機能していない錐体細胞が網膜上に多数存在していた．これらは遺伝子表現型が錐体分布を決定する，つまり内部の視物質により網膜上の錐体タイプが決まる，との仮説を支持する．

ところが，遺伝子表現型と錐体配置との不一致も報告されている（図7.18）[115]．男性3色覚の場合は，ある錐体がL視物質を持つかM視物質を持つかは完全にランダムに決まるので，錐体配置もまた完全に均一かつランダムになることが予想された．しかし実際には，L錐体とM錐体が局所的に集まっている場合が7名中3名に見られた[115]．逆に，1(P)型の女性保因者の場合は，X染色体の不活性化作用により網膜上に存在するはずのパッチ状領域内ではL錐体が全く見られず，別の領域ではL，M，S錐体が正常者と同じ比率で存在することが期待された（脚注20参照）．しかしパッチ状領域は観察されず，L錐体が少ないL：M比率ではあったが，L,M錐体は均一に分布していた[115]．この理由は明確ではないが，中心窩形成時において，表現型を反映しながら錐体移動（migration）が起こることによって網膜上の位置が調整されるのではないかと考えられている[115,116]．

7.4.5 色弱者（2色覚者）の色の見え

以上の色弱（先天色覚異常）に関する記述は，錐体を基本とした3色説（6.5節参照）ベースの考え方である．つまり3色説を2色説（型）とし，そのときの色弁別能力を錐体レベルで説明できる（図6.12参照）．次の問題は，反対色説

[*23] ただし錐体種類の定義は分光吸収特性（＝分光感度）である．

7.4 色弱（色覚異常）

ベースの考え方で，2色覚者は何色をみているのか，である．つまり，L，M系2錐体の分光吸収曲線が同じか，きわめて近い場合に，赤緑反対色応答を構成するL−M型の信号出力がほとんど期待できないことの影響である．

3色覚者にとって中性である刺激（白色刺激）は，2色覚者にとっても中性であるとの仮定は妥当であろう．この場合，白色を通る混同色線上の刺激（図6.12）はすべて白色になる．さらに，黄色（575 nm）と青（475 nm）がやはり黄色と青に見えており，黄青反対色応答が通常の通り機能していることを期待すれば（ただし黄色はL+Mではなく，たとえばL出力になる），結局赤緑反対色応答はほとんど信号を出していないことが計算的に求められる[117]．その一方，2色覚者の色として，機能しているLあるいはM錐体の出力が単独で赤応答となり，その出力とS錐体の和が緑応答となることで，赤緑反対色応答は（たとえば）L−(L+S)型の出力となるというモデルも提唱されている[118]．ただしこのモデルでも525 nmより長波長側での赤緑反対色応答はほとんどゼロになる．

いずれにしても，一部で誤解されているように，2色覚者は1(P)型色覚者が緑中心の世界に，2(D)型色覚者が赤中心の世界にいる，ということではない．逆に，黄青反対色の感覚がそのまま残っている一方で，赤緑の感覚があまりないのである（図7.19，口絵9）．

色覚特性，特に2色覚者の色弁別能力と色の見えがおおよそ理解できたので，最後に，CUDについて簡潔に述べておく．以前は，色弱者（先天色覚異常者）に対して社会的にほとんど配慮することなく，色覚検査の結果だけをもって職業従事を制限する，などが行われたが，人材活用や人権の観点から，現在では色弱者の視覚特性に配慮した視環境や色彩のデザインを行う[*24]など，色弱者に不利にならない視環境を構築することで，不利なく活動できるようにすることが，CUDの概念である．そのためのデザインツールやシミュレーション用の眼鏡など[*25]が各種考案されており，それらを利用して，CUDに配慮した色彩設計を行うことは，単に人権の観点からだけではなく，商業的な成功の観点からも重要である．

[*24] 色弁別特性（図6.12参照）からわかるように，色弱者に配慮したデザインをするためには，ほんの少し混同色線から色をずらして，輝度差をつけるだけで相当効果がある．このときの色の見えは，もちろん併置すれば違いがわかるが，7.2.5項で述べたように，認識や記憶の観点からはほとんど違いがない．つまりほとんどノーコストで実施できるのである（ただし桿体の寄与を考慮する視環境下の場合などは例外である）．また文字や色名を記入することにより，色に依存しない情報伝達を図ることも重要である．

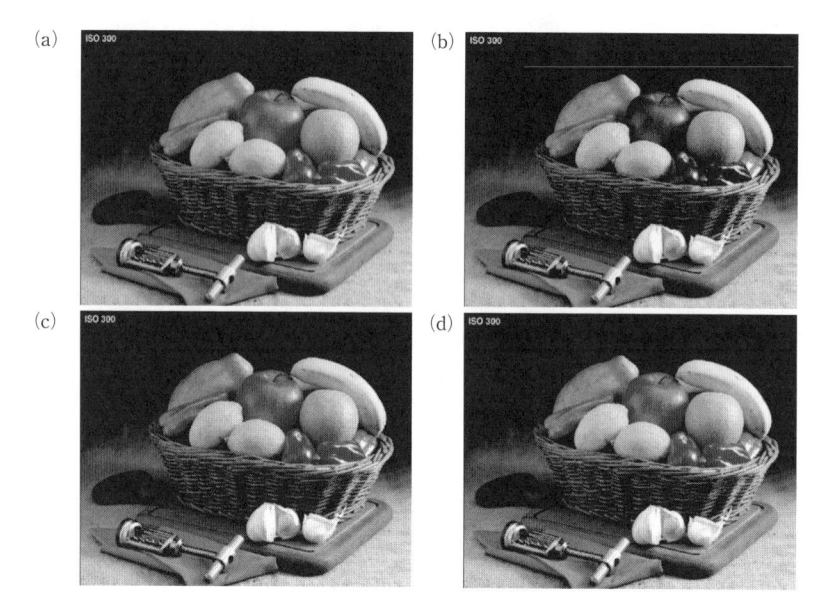

図7.19 計算シミュレーションによる2色覚者の色の見え方（口絵9）[119]
(a) 3色覚者の見え（原画像），(b) 1(P)型2色覚者の色の見え，(c) 2(D)型2色覚者の色の見え，(d) 3(T)型2色覚者の色の見え．

7.5 発達と加齢

7.5.1 色覚の発達

色覚の発達について考えると，実のところ，主に生後3か月以内の出来事が中心となる．これ以降では，実験精度を考えると，成人とほぼ同等の色覚を有する[*26]との結果が得られることが多いからである．研究上の最大の障害が，幼児（infant）を被験者として実験を行うことの難しさである．代表的な心理物理学的実験手法として，行動観察を利用したFPL（forced-choice preferential looking）法やLT（looking time）法がある．FPL法[119]では，幼児が刺激を見るときの眼球運動や頭の運動状態を手がかりにして，成人の観察者が左か右のどちら側に刺激が呈示されたかを判断する．もちろん観察者は直接刺激を見ることなく

[*25] インターネットなどで検索するとよい．たとえばUDパレット，UDingシリーズ，バリアントールなど．
[*26] ただし視覚一般ではない点に注意．

幼児の様子のみ見る．観察者の応答が偶然確率を上回った点（たとえば75％）をその幼児の閾値と定義する[120]．LT法では刺激が呈示されてからどのくらいの間，幼児が注視するかを測定する．実際には，サンプル刺激を途中でテスト刺激に変化させたときに，全体の注視時間がどう変化するかを測定する（habituation法）ことが多い[*27]．またVEP (visual evoked potential) 法などの電気生理学的手法も用いられる[*28]．幼児では，判断基準の内観報告が得られないので，異なる手法で求められた複数の結果を総合的に解釈することが重要である．

　色覚を有するためには，少なくとも2種類以上の視細胞とそれらの出力を比較する視細胞以降のメカニズムが発達していることが必要である．幼児の視細胞（桿体および錐体）は成人と比較して外節が短く（新生児で約1/40）かつ内節が太く，また網膜上の視細胞密度も小さい．そのため光量子を捉える能力は，成人と比較して1/300以下の効率であるとの報告もある[121]．幼児においては，視細胞は中心窩よりも傍中心窩や周辺部の方でより発達しており[122,123]，出生時の網膜中心窩は周辺部に比べて未成熟であることを示唆している（7.4.4項も参照）．

　にもかかわらず，光覚や色覚などの機能は早い段階から発達する．暗所視分光視感効率と明所視分光視感効率については，桿体や錐体の成熟度と神経回路の形成度合の影響を受ける．水晶体濃度や黄斑色素の濃度などの眼光学媒体濃度が低いことを考慮して比較すると，生後4週間でも成人の暗所視分光視感効率とよく一致し[124]，また明所視分光視感効率に関しては，生後8週間の幼児について，単色光フラッシュに対するVEP応答で測定した結果は，成人の標準明所視分光視感効率（10°視野）$V_{10}(\lambda)$ にほぼ一致した[125]．交照法を用い，15 Hzのフリッカーに対するVEP応答のうち15 Hzのものだけを利用して測定した結果では，生後4週間でも輝度チャンネルに相当するメカニズムがすでに機能していた[126]．さらに，視細胞単独刺激法や増分閾値を測定した結果は，生後4週間の幼児で，成人に非常に近い分光感度を持つL，M，S錐体がすでに機能していることを示した[127~129]．

　色弁別能力については，輝度情報の問題を考慮しながら[*29]，FPL法による色弁別実験により幼児の色覚を調べた結果は，色覚が生後1～3か月の間に急激に発達することを示す．生後3週間およびほとんどの生後4週間の幼児の場合は色

[*27] ただし，幼児における感覚と行動の関係が必ずしも明らかではない点を考慮しなければならない．刺激は知覚はされるけれども行動には反映されない可能性もあるためである．
[*28] ただし，知覚量と電気生理学的応答との関係が成人とほぼ同様であるとの仮定の導入が必要である．

弁別ができないことが報告されており[130~132]，生後6～8週間以前の幼児でも，輝度一致点ではVEP応答が見られなかった[133]．その一方，FPL法による実験結果は，8週間の幼児は赤-白の弁別が[134]，8週間と一部の4週間の幼児はLおよびM錐体の混同色線上での弁別が[130]，また生後5～8週間の幼児の一部はS錐体の混同色線上での弁別が[131]，それぞれ可能であった．生後12週間の幼児に対してもFPL実験が行われ，赤および550 nm 単色光と589 nm 単色光との弁別が可能であったし[130]，31人中2人を除いては650 nm 単色光と589 nm 単色光の弁別が可能であった[135]．

しかし，これらの結果より12週間の幼児ではすでに成人と同様な3色型の色覚を持っている，すなわち3錐体のすべてが機能し，かつ赤緑，黄青反対色メカニズムが機能していると直ちに考えることはできない．大視野でかつ幼児にとっては低輝度レベルの刺激が用いられると，桿体ともう1つの錐体の組み合わせで，各錐体の混同色線上での弁別を説明できるからである．刺激輝度の変化に対し弁別能力が大きく劣化する極小点は，桿体の分光感度に対応しているとの報告も[132]，LおよびM錐体の混同色線上での弁別実験[130]の条件では桿体が応答しているとのVEP実験の結果もある[136]．その一方で，電気生理学実験の結果は，3錐体のすべてが生後4週間から応答が小さいながらも機能していることを示した[126,128,129]．生後12週間の幼児で，増分閾値をFPL法で測定した場合には，分光感度関数において580 nm 付近のくぼみ（sloan notch）と610 nm 付近のピークが観察され[137]，L-MおよびM-L型の反対色チャンネルの応答を示している．この結果は，M，L錐体とそれらを比較するメカニズムが幼児にもすでに備わっているものの，その効率は色弁別を行うには低すぎるとの仮説[121]と一致する．生後2～8週間の幼児の0.8 c/degでの輝度および色（赤緑）コントラスト感度をVEP法を用いて測定した結果もこの仮説を支持する[138]．

ある実験条件の下では桿体が色弁別に寄与し，かつその場合の寄与量は成人よりも多いと考えられるが，少なくとも赤緑反対色性の色覚メカニズムが未成熟ながらも存在すると考えられる．一方，幼児における黄青反対色性のメカニズムの存在については背反する結果が出ており，いまだ明確ではない．

[*29] 色弁別能力の測定では，弁別が分光分布ではなく刺激強度の差による可能性が生じる．そこで，刺激強度を連続的に変化させ，弁別能力が最小になる点，すなわち輝度一致点を探す方法が用いられる．もし刺激強度以外の情報が利用できないなら，被験者は輝度一致点で弁別が不可能になる．またテスト刺激の輝度を細かいモザイク状でランダムに変化させ（jittering），輝度情報を弁別に使えなくする方法もある．

なお，色弁別能力が刺激サイズに大きく依存し，比較的小さな刺激（視角 1〜2°）を用いたときに色弁別が困難になることは[139]，幼児の色覚における重要な特徴である．これは単純に桿体の寄与量が減ったためである可能性もあるが，出力が成人に比べて小さい幼児の色覚メカニズムが[121,138]，小刺激に対して十分応答できないためであると考えられている．

7.5.2 加齢による生理学的な変化

加齢による視覚特性の変化は，生理学的な変化に最初の原因がある[140]．加齢による眼光学媒体濃度増加と老人性縮瞳による瞳孔径の縮小により，網膜上の刺激強度（網膜照度）は年齢とともに減少する．水晶体濃度増加の場合は，短波長領域での光吸収が増大して分光組成も変化する．測定精度や被験者間の相違量を考えると，自然視条件での年齢別実験結果の大部分は，これら要因で説明できる．この水晶体の濃度増加について近似式[141~143]があり（図 7.20 (a)），420 nm 単色光での濃度は，20歳のときは 0.68 であるが，80歳のときには，1.61 になり，おおよそ 1 log も増加する．HFP 法で明所視輝度分光視感効率関数を測定した結果[144,145]も，眼光学媒体濃度の変化とおおむね一致する（図 7.19 (b)）．

錐体密度は，網膜中心部では有意に変化しないが，周辺部領域では減少する[146]．またそれぞれの錐体において，視細胞外節で解剖学的な形状変化が生じ

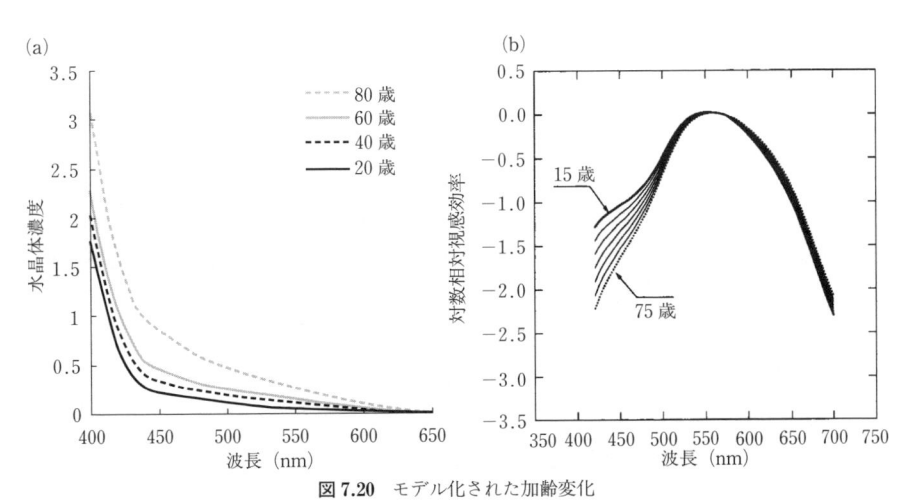

図 7.20 モデル化された加齢変化

(a) 水晶体濃度の加齢による変化[141~143]．20歳より 80歳まで 20歳刻みで描画．(b) 明所視輝度分光視感効率関数の加齢による変化[145]．15歳から 75歳まで 10歳刻みで描画．

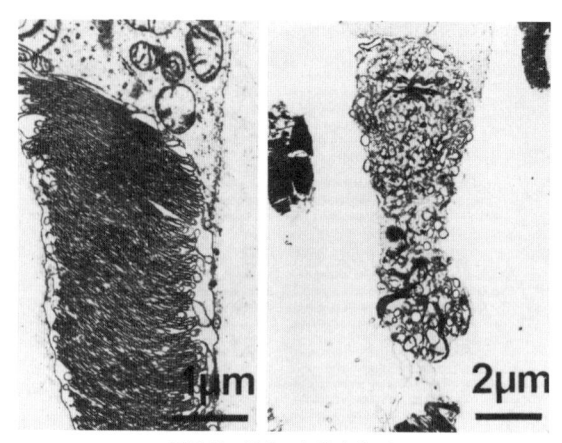

図 7.21 錐体の加齢変化[146]
（左）28 歳の献体眼の錐体，（右）75 歳の献体眼の錐体．

て錐体外節の長さの減少や外節小板の包旋状態の変化，さらには外節の方向が無秩序になったり，小胞の縮退現象に見られるアライメントの変化などが起こる（図 7.21 参照）[147]．増分閾を用いて S，M，L 錐体の角膜における感度を測定したところ，錐体の種類によらず 10 年間で約 0.13 log の単調な感度低下が観察された[148]．S 錐体の場合は，特に水晶体濃度の増加の影響が他の錐体よりも多く，また，通常の加齢に紫外線照射が寄与し，S 錐体が最も損傷を受けやすい[149,150]．しかし，S 錐体が関与するメカニズムにおいて，経路上のどこかで感度が補償されることで，各錐体の加齢による感度低下がほぼ同じとなると考えられる[140,151]．

網膜上の神経節細胞でも加齢による損失が生じ，網膜中心部 11° の範囲では 30～70 歳で 15～25% の減少が見られる[152]が，視覚系に対する影響は明確ではない．また，高齢者の視覚野における大脳皮質細胞の損失は，もしあるとしても微少で[153,154]，むしろ神経節細胞数減少に伴い，皮質可塑性によって一部分を補っていく可能性が考えられている[151]．

7.5.3 加齢による色覚の変化

このように解剖学的・生理学的な変化は大きい．特に，色覚では，水晶体濃度増加による分光的な変化が問題である．網膜に到達する短波長光の量は大きく減少する一方，長波長光の量はほとんど影響を受けないとなれば，青がほとんど知

覚されなくなり，世界がまるで黄変したかのような見えになるはずである．ところが，色の見えは驚くほど変化しない．

a. ユニーク色と色票の見え

白色中性点は生涯にわたって安定している[155]．自然視でのユニーク色波長の測定[156]では，ユニーク青・黄の波長は，加齢および刺激輝度による変化がほとんどなく，赤緑反対色チャンネルに対する錐体入力が加齢とともに同じ割合で減少することを示した．一方，ユニーク緑の場合には加齢および刺激輝度の両方に依存して波長は変化し，黄青反対色チャンネルに対する非線形的な入力を示唆する．カラーネーミング法により，OSA色票の見えの変化を測定した結果[157]，色に対する評価は若年（平均21歳）と高齢者（平均72歳）でほとんど違わなかった．一方，高齢者の場合は色み量に対する白み量（無彩色）評価の割合が有意に多く，明度が減少するにつれて増加した．これは加齢により，色のシフトはほとんどないが，低明度の場合に彩度は低下することを示す．ただし，彩度関数を直に測定すると（図7.2参照）[7,8]，彩度はほとんど変化しない結果となった．

b. 明るさ分光視感効率

色チャンネルに関与する何らかの補償メカニズムがあるなら，明るさの分光視感効率に対しても，眼光学媒体の変化以外の加齢変化が現れるはずである．1.2°円形視野を用いて，直接比較法により明るさ分光視感効率（明るさ比視感度）を測定した結果[144]は，長波長側で年齢によらず同じ形状であり，短波長側では年齢とともに，輝度視感効率よりも少ない感度減少が見られ，何らかの補償メカニズムにより明るさを維持する作用があることを示唆した．その一方で，2°視野で測定した結果[145]は，明るさは加齢とともに減少し，特に補償作用はないことを示した．図7.22に年齢ごとの明るさ分光視感効率関数（a）と，明所視輝度分光視感効率関数との差（b）を示す．年齢とともに，明るさと輝度との差がなくなっていくことがわかる．今のところ両者の差がどこに起因しているかは明らかではない．

c. 色弁別実験

色の見えは年齢を通じて比較的安定している．一方，色弁別の場合は，錐体出力の変化がより直接的に反映されてしまい，特に低照度条件での色弁別能力が加齢とともに減少する[158]．中性フィルタで光量を減らすと若年者でも同様の結果になることから，加齢による網膜照度の低下により定性的に説明できる[159]が，網膜内での光減少の影響と，網膜および網膜以降の神経経路の変化の影響との分離は困難であった．

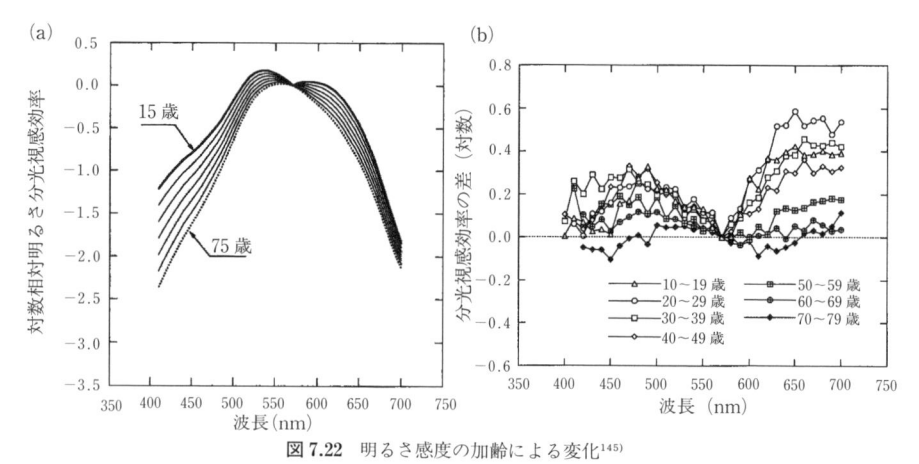

図 7.22 明るさ感度の加齢による変化[145]
(a) 明るさ分光視感効率の加齢による変化．15歳から75歳まで10歳刻みで描画．(b) 明所視輝度分光視感効率関数との差．

そこで筆者らは，被験者ごとに波長相対的に網膜照度を一定にした条件で，S錐体による色弁別を測定した（図7.23 (a)）[160]．刺激強度が低いときに有意な弁別閾値上昇が見られたが，刺激強度の上昇とともに閾値の差は減少し，高刺激強度のときには閾値の差は見られなかった．色弁別モデル式（式 (6.6)）の適用結果から，加齢による感度低下はS錐体の光量子吸収量および出力の低下によるものと考えられる[160,161]．また同様の傾向はL錐体刺激量を変化させて，L錐体による色弁別を行った結果（図7.20 (b)）においても見られた[160]．

さらに他の色について色弁別能の変化を調べるため，波長弁別閾値の測定を行った結果[162]，高齢者は若年者に対して約3 nm閾値が悪化した．ただし弁別閾値の差は波長によって異なる．閾値増加の要因について考えるために，この結果を Boynton-Kambe の色弁別モデル[163]（式 (6.6)，(6.7)）の改良版[164]を用いて解析した結果[162]より，S錐体メカニズムでは加齢により錐体出力の低下があること，L，M錐体メカニズムでは，ウェーバー–フェヒナー則におけるウェーバー係数が増加（閾値は増加）していることが示された[162]．

d. 補償メカニズム

以上の結果より，水晶体濃度の増加によって網膜照度減少だけでなく分光分布も変化するにもかかわらず，相当程度色の見えが維持されていることが明らかとなった．何らかの神経システムが，色覚を安定させるために，色信号の補償や再バランスを行っていることを示唆する．おそらく，色順応型の色恒常性メカニズ

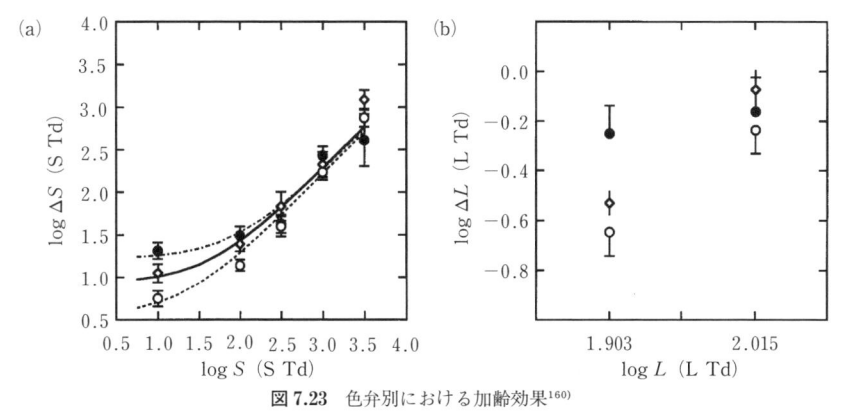

図 7.23 色弁別における加齢効果[160]

○は若年者，◇は中年者，●は高齢者の結果．(a) S錐体刺激量を変えたときのS錐体による色弁別閾値．(b) L錐体刺激量を変えたときのL錐体による色弁別閾値．

ム（7.3.2.a. 項参照）のような短期的な順応効果と，長期的な順応効果の両方によると考えられる．たとえば，20〜30日程度[165]，あるいはそれ以上[166]の長期順応によって色覚が変化するという，脳内での可塑性を示す実験結果もあり，経験に基づく神経系の調整機構が働いている可能性が示唆される[*30]．

一方，絶対閾値近辺での感度低下は，単純に刺激が知覚できないから，それを補償する方法はなく，絶対閾値は加齢とともに上昇する．実際，さまざまな実験結果は，輝度レベル低下に伴い，高齢者の視覚機能が若年者と比較して大きく低下することを示す．また，色弁別については，加齢により，信号が弱いときには悪化してしまうが，これは，錐体の加齢による出力低下を何らかの受容体以降の経路で増幅しているとすれば，感度自体の低下がある程度補償される代わりにS/N比が悪化するはずである，との仮説に一致する．これらの現象は低-網膜照度あるいは低-色チャンネル出力時に顕著になるので，高齢者にとって快適な視環境のために，必要十分な照度を保ちかつ刺激色が低彩度にならないような配慮が有効である[168]と思われる[*31]．

〔篠森敬三〕

[*30] いずれにせよ，刺激に黄色フィルタを乗せた場合の色度変化量を，そのまま高齢者の色の見えの変化と見なすアプローチ[167]は誤りである．
[*31] ただし，夕方以降の高照度の照明は，睡眠リズムによくない影響を与える可能性もあることには留意する必要がある．また高齢者は不快グレアが若年者より起こりやすいため，あまり高照度にするのはかえってよくない．

参 考 文 献

1) Katz D: The World of Color, Kegan Paul, 1935.
2) Evans RM: The Perception of Color, John Wiley and Sons, 1974.
3) Committee on Colorimetry, Optical Society of America: Science of Color (Crowell TY, Ed.), Optical Society of America, 1953.
4) Gibson JJ (著), 古崎 敬, 古崎愛子, 辻敬一郎, ほか (訳): 生態学的視覚論-ヒトの知覚世界を探る, サイエンス社, 1985 (原著1979).
5) 金子隆芳: 色の現象学. 色の科学-その心理と生理と物理, 朝倉書店, 1995.
6) 日本塗料工業会・色彩普及委員会: カラリングガイドー色彩読本, 日本塗料工業会, 1996.
7) Kraft JM, Werner JS: Aging and the saturation of colors, 2, Scaling of color appearance. *Journal of the Optical Society of America A*, **16**: 231-235, 1999.
8) Kraft JM, Werner JS: Aging and the saturation of colors, 1, Colorimetric purity discrimination. *Journal of the Optical Society of America A*, **16**: 223-230, 1999.
9) Hunt RWG: The perception of colour in 1° fields for different states of adaptation. *Journal of the Optical Society of America*, **43**: 479-484, 1953.
10) 矢野 正: カラフルネス. 日本色彩学会(編): 色彩用語事典, p.119, 東京大学出版会, 2003.
11) Oyama T, Mitsuboshi M: Wavelength-specific brightness contrast as a function of surround luminance. *Vision Research*, **20**: 127-136, 1980.
12) Ware C, Cowan WB: Changes in perceived color due to chromatic interactions. *Vision Research*, **22**: 1353-1362, 1982.
13) Fuld K, Otto TA: Colors of monochromatic lights that vary in contrast-induced brightness. *Journal of Optical Society of America A*, **2**: 76-83, 1985.
14) Fuld K, Werner JS, Wooten BR: The possible element nature of brown. *Vision Research*, **23**: 631-637, 1983.
15) Quinn PC, Wooten BR, Ludman EJ: Achromatic color categories, *Perception & Psychophysics*, **37**: 198-204, 1985.
16) Kinnear PR: The effects of colored surrounds on color naming and luminosity. *Vision Research*, **19**: 1381-1387, 1979.
17) Flock HR, Nusinowitz S: Visual structures for achromatic color perceptions. *Perception & Psychophysics*, **36**: 111-130, 1984.
18) Volbrecht VJ, Werner JS, Wooten BR: Temporal induction of blackness-I, Color appearance. *Vision Research*, **29**: 1425-1436, 1989.
19) Volbrecht VJ, Werner JS: Temporal induction of blackness-II, Spectral efficiency and tests of additivity. *Vision Research*, **29**: 1437-1455, 1989.
20) Werner JS, Cicerone CM, Kliegl R, *et al*.: Spectral efficency of blackness induction. *Journal of Optical Society of America A*, **9**: 981-986, 1984.
21) Shinomori K, Schefrin BE, Werner JS: Spectral mechanisms of spatially induced blackness: Data and quantitative model. *Journal of the Optical Society of America A*,

14: 372-387, 1997.
22) Shinomori K, Nakano Y, Uchikawa K: Influence of the illuminance and spectral composition of surround fields on spatially induced blackness. *Journal of the Optical Society of America A*, **11**: 2383-2388, 1994.
23) MacAdam DL: Chromatic adaptation. *Journal of Optical Society of America*, **46**: 500-513, 1956.
24) Kohlrausch VA: Photometrie Farbiger Lichter. *Das Licht*, **5**: 259-275, 1935.
25) Abney W de W: On the change in hue of spectrum colours by dilution with white light. *Proceedings of the Royal Society of London Series A*, **83**: 120-127, 1910.
26) 阿山みよし, 池田光男：$u'v'$色度図全域における色光の色相および飽和度. 日本色彩学会誌, **18**: 186-199, 1994.
27) Kelly KL: Color designations for lights. *Journal of the Optical Society of America A*, **33**: 627-632, 1943.
28) Purdy DM: On the saturations and chromatic thresholds of the spectral colours. *British Journal of Psychology*, **43**: 541-559, 1935.
29) Boynton RM, Gordon J: Bezold-Brücke hue shift measured by color-namaing technique. *Journal of the Optical Society of America*, **55**: 78-86, 1965.
30) Wyszecki G, Stiles W: Color Science - Concepts and Methods, Quantitative Data and Formulae, 2 nd Edition, Wiley Inter-Science, 1982.
31) Nagy AL: Short-flash Bezold-Brücke hue shift. *Vision Research*, **20**: 361-368, 1980.
32) Helson H: Fundamental problems in color vision, I, The principle governing changes in hue, saturation, and lightness of non-selective samples in chromatic illumination. *Journal of Experimental Psychology*, **23**: 439-477, 1938.
33) Judd DB: Hue, saturation, and lightness of surface colors with chromatic illumination. *Journal of the Optical Society of America*, **30**: 2-32, 1940.
34) Pokorny J, Bowen RW, Williams DT, et al.: Duration thresholds for chromatic stimuli. *Journal of the Optical Society of America*, **69**: 103-106, 1979.
35) Weitzman DO, Kinney JAS: Appearance of color for small, brief, spectral stimuli, in the central fovea. *Journal of the Optical Society of America*, **57**: 665-670, 1967.
36) Uchikawa K, Ikeda M: Color discrimination and appearance of short-duration, equal-luminance monochromatic lights. *Journal of the Optical Society of America A*, **4**: 1097-1103, 1987.
37) Middleton WEK, Holmes MC: The apparent color of surfaces of small subtense - A preliminary report. *Journal of the Optical Society of America*, **39**: 582-592, 1949.
38) Alpern M, Kitahara K, Krantz DH: Perception of color in unilateral tritanopia. *Journal of Physiology*, **335**: 683-697, 1983.
39) Berlin B, Kay P: Basic Color Terms: Their Universality and Evolution, University of California Press, 1969.
40) Crawford TD: Defining 'basic color terms'. *Anthropological linguistics*, **24**: 338-343, 1982.

41) Heider ER, Oliver DC: The structure of the color space in naming and memory for two languages. *Cognitive Psychology*, **3**: 337-354, 1972.
42) Boynton RM, Olson CX: Locating basic colors in the OSA space. *Color Research Application*, **12**: 94-105, 1987.
43) Boynton RM, Olson CX: Salience of chromatic basic color terms confirmed by three measures. *Vision Research*, **30**: 1311-1317, 1990.
44) Uchikawa K, Boynton RM: Categorical color perception of Japanese observers: comparison with that of Americans. *Vision Research*, **27**: 1825-1833, 1987.
45) Lin H, Luo MR, MacDonald LW, et al.: A cross-cultural colour-naming study. Part I: Using an unconstrained method. *Color Research Application*, **26**: 40-60, 2001.
46) Zollinger H: Categorical color perception: influence of cultural factors on the differentiation of primary and derived basic color terms in color naming by Japanese children. *Vision Research*, **28**: 1379-1382, 1988.
47) Sturges J, Whitefield TWA: Locating basic colours in the munsell space. *Color Research Application*, **20**: 364-376, 1995.
48) Lindsey DT, Brown AM: Universality of color names. *Proceedings of the National Academy of Sciences of the United States of America*, **103**: 16608-16613, 2006.
49) Saunders BAC, van Brakel J: Are there non-trivial constraints on colour categorisation? Behavioural and Brain Sciences, **20**: 167-232, 1997.
50) Jameson KA, D'Andrade RG: It's not really red, green, yellow, blue: an inquiry into perceptual color space. Hardin CL, Maffi L (Eds.): Color Categories in Thought and Language, Cambridge University Press, 1997.
51) Robertson D, Davies I, Davidoff J: Color categories are not universal: Relplications and new evidence from a stone-age culture. *Journal of Experimental Psychology: General*, **129**: 369-398, 2000.
52) Jameson KA, Alvarado N: Differences in color naming and color salience in Vietnamese and English. *Color Research and Application*, **28**: 113-138, 2003.
53) 内川惠二：色覚のメカニズム, 朝倉書店, 1998.
54) Uchikawa K, Sugiyama T: Effects of eleven basic color categories on color memory. *Investigative Ophthalmology and Visual Science*, **34**: 745, 1993.
55) von Kries J: Die Gesichtsempfindungen. Nagel W (Ed.): Handbuch der Physiologie des Menschen, pp.109-272, 1905.
56) 栗木一郎：色恒常性の神経計算理論. 光学, **28**: 232-241, 1999.
57) Brainard D, Wandell B: Asymmetric color matching: How color appearance depends on the illuminant. *Journal of the Optical Society of America A*, **9**: 1433-1448, 1992.
58) Chichilnisky EJ, Wandell BA: Photoreceptor sensitivity changes explain color appearance shifts induced by large uniform backgroundes in dichoptic matching. *Vision Research*, **35**: 239-254, 1995.
59) Nayatani Y, Takahama K, Sobagaki H, et al.: Color-appearance model and chromatic-adaptation transform. *Color Research and Application*, **15**: 211-221, 1990.

60) Kuriki I, Uchikawa K: Adaptive Shift of Visual Sensitivity Balance Under Ambient Illuminant Change. *Journal of the Optical Society of America A*, **15**: 2263-2274, 1998.
61) Valberg A, Lange-Malecki B: Color constancy in mondrian patterns: a partial cancellation of physical chromaticity shifts by simultaneous contrast. *Vision Research*, **30**: 371-380, 1990.
62) Kuriki I, MacLeod DIA: Chromatic adaptation aftereffects on luminance and chromatic channels. John Dalton's Colour Vision Legacy (Dickinson CM, Murray IJ, Carden D, Eds.), Taylor and Francis, pp.73-82, 1998.
63) Land EH: Recent advances in retinex theory and some implications for cortical computations: Color vision and the natural image. *Proceedings of the National Academy of Sciences of the United States of America*, **80**: 5163-5169, 1983.
64) Kuriki I, Uchikawa K: Limitations of surface-color and apparent-color constancy. *Journal of the Optical Society of America A*, **13**: 1622-1636, 1996.
65) Kuriki I, Oguma Y, Uchikawa K: Dynamics of asymmetric color matching. *Optical Review*, **7**: 249-259, 2000.
66) Buchsbaum GA: Spectral processor model for object colour perception. *Journal of Franklin Institute*, **310**: 1-26, 1980.
67) Land EH, MaCann JJ: Lightness and retinex theory. *Journal of the Optical Society of America*, **61**: 1-11, 1971.
68) Land EH: Recent advances in retinex theory. *Vision Research*, **26**: 7-21, 1986.
69) McCann JJ, McKee SP, Taylor TH: Quantitative studies in retinex theory: A comparison between theoretical predictions and observer responses to the 'Color Mondrian' experiments. *Vision Research*, **16**: 445-458, 1976.
70) 栗木一郎：色恒常性. 日本視覚学会（編）：視覚情報処理ハンドブック, pp.140-148, 朝倉書店, 2000.
71) Maloney LT, Wandell BA: Color constancy: A method for recovering surface spectral reflectance. *Journal of the Optical Society of America A*, **3**: 29-33, 1986.
72) Finlayson GD, Drew MS, Funt BV: Color constancy: gereralized diagonal transforms suffice. *Journal of the Optical Society of America A*, **11**: 3011-3019, 1994.
73) Judd DB, MacAdam DL, Wyszecki GW: Spectral distribution of typical daylight as a function of correlated color temperature. *Journal of the Optical Society of America*, **54**: 1031-1040, 1964.
74) Parkkinen JPS, Hallicainen J, Jaaskelainen T: Characteristic spectra of Munsell colors. *Journal of the Optical Society of America A*, **6** pp.318-322, 1989.
75) Dannemiller JL: Spectral reflectance of natural objects: how many basis functions are necessary? *Journal of the Optical Society of America A*, **9**: 507-515, 1992.
76) Tominaga S: Analysis of interreflection between matte surfaces. *OSA Annual Meeting Technical Digest*, **16**: 252, 1993.
77) Bloj MG, Hurlbert AC: Does mutual illumination improve human colour constancy? *Investigative Ophthalmology and Visual Science*, **36**(suppl.): 639, 1995.

78) D'Zmura M, Iverson G, Singer B: Probabilistic color constancy. Luce RD, D'Zmura M, Hoffman D, Iverson G and Romney AK (Eds.): Geometric Representations of Perceptual Phenomena, Mahwah, NU: Lawrence Erlbaum Associates, pp.187-202, 1995.
79) Brainard DH, Freeman WT: Bayesian color constancy. *Journal of the Optical Society of America A*, **14**: 1393-1411, 1997.
80) Golz J, MacLeod DI: Influence of scene statistics on colour constancy. *Nature*, **415**: 637-645, 2002.
81) 豊田敏裕, 本庄秀至, 中内茂樹：シーン統計量に対するベイズ推定としての色恒常性. 電子情報通信学会論文誌 D, **J89-D**: 2101-2112, 2006.
82) 池田光男, 本永景子, 松澤伸子, ほか：色パターンの照明認識視空間と局所照明認識閾. 光学, **22**: 289-298, 1993.
83) 池田光男, 福村史麻, 松澤伸子, ほか：局所照明認識閾に対する周辺視覚情報の影響. 光学, **23**: 42-49, 1994.
84) Mizokami Y, Ikeda M, Shinoda H: Lightness change as perceived in relation to the size of recognized visual space of illumination. *Optical Review*, **5**: 315-319, 1998.
85) Ikeda M, Yamauchi R, Shinoda H: Effect of space recognition on the apparent lightness of gray patches demonstrated on printed patterns. *Optical Review*, **10**: 382-390, 2003.
86) Mizokami Y, Ikeda M, Shinoda H: Color Constancy in a photograph perceived as a three-dimensional space. *Optical Review*, **11**: 288-296, 2004.
87) Ikeda M, Mizokami Y, Nakane S, *et al.*: Color appearance of a patch explained by RVSI for the conditions of various colors of room illumination and of various luminance levels of the patch. *Optical Review*, **9**: 132-139, 2002.
88) Mizokami Y, Ikeda M, Shinoda H: Color Property of the recognized visual space of illumination controlled by interior color as the initial visual information. *Optical Review*, **7**: 358-363, 2000.
89) Ikeda M, Shinoda H, Mizokami Y: Three dimensionality of the recognized visual space of illumination proved by hidden illumination. *Optical Review*, **5**: 200-205, 1998.
90) Ikeda M, Hattori Y, Shinoda H: Color modification of pictures requiring same color impression as real scene. *Optical Review*, **9**: 282-292, 2002.
91) 中内茂樹, 内田達清, 臼井支朗：色恒常性における照明光及び反射率変化の識別特性. 電子情報通信学会論文誌 A, **J82-A**: 168-178, 1999.
92) 小松英彦：視覚の大脳生理（後頭葉：色情報の処理）. 神経研究の進歩, **48**: 167-175, 2004.
93) Gilchrist A: Perceived lightness depends on perceived spacial arrangement. *Science*, **195**: 185-187, 1977.
94) Yamauchi Y, Uchikawa K: Depth information affects judgment of the surfacecolor mode appearance. *Journal of Vision*, **5**: 515-524, 2005.
95) 北原健二：後天色覚異常. 日本色彩学会（編）：新編 色彩科学ハンドブック, 第2版, pp. 491-493, 東京大学出版会, 1998.
96) 太田安雄：色覚検査法. 日本色彩学会（編）：新編 色彩科学ハンドブック, 第2版, pp.

493-498, 東京大学出版会, 1998.
97) 岡部正隆, 伊藤 啓: 色覚の多様性と色覚バリアフリーなプレゼンテーション第3回「すべての人に見やすくするためには, どのように配慮すればよいか」. 細胞工学, **21**: 1080-1103, 2002.
98) Neitz M, Neitz J: Molecular genetics of human color vision and color vision defects. The Visual Neurosciences (Chalupa LM, Werner JS, Eds.), pp.974-988, The MIT Press, 2004.
99) 北原健二: 色覚の分子生物学. 光学, **26**: 240-245, 1997.
100) 北原健二: 色覚の分子生物学-色覚遺伝子-. 日本色彩学会誌, **27**: 199-204, 2003.
101) Nathans J, Thomas D, Hogness DS: Molecular genetics of human color vision: the genes encoding blue, green, and red pigments. *Science*, **232**: 193-202, 1986.
102) Winderickx J, Sanocki E, Lindsey DT, et al.: Defective colour vision associated with a missense mutation in the human green visual pigment gene. *Nature Genetics*, **1**: 251-256, 1992.
103) Hayashi T, Motulsky AG, Deeb SS: Position of a 'green-red' hybrid gene in the visual pigment array determines colour-vision phenotype. *Nature Genetics*, **22**: 90-93, 1999.
104) Merbs SL, Nathans J: Absorption spectra of human cone pigments. *Nature*, **356**: 433-435, 1992.
105) Asenjo AB, Rim J, Oprian DD: Molecular determinants of human red/green color discrimination. *Neuron*, **12**: 1131-1138, 1994.
106) Winderickx J, Lindsey DT, Sanocki E, et al.: Polymorphism in red photopigment underlies variation in colour matching. *Nature*, **356**: 431-433, 1992.
107) Neitz J, Jacobs GH: Polymorphism of the long-wavelength cone in normal human colour vision. *Nature*, **323**: 623-625, 1986.
108) Alpern M, Wake T: Cone pigments in human deutan colour vision defects. *Journal of Physiology*, **266**: 595-612, 1977.
109) 北原健二: 色覚異常. 日本視覚学会(編): 視覚情報処理ハンドブック, pp.153-160, 朝倉書店, 2000.
110) 岡部正隆, 伊藤 啓: 色覚の多様性と色覚バリアフリーなプレゼンテーション第2回「色覚が変化すると, どのように色が見えるのか?」. 細胞工学, **21**: 909-930, 2002.
111) Fletcher R, Voke J: Defective Colour Vision: Fundamentals, Diagnosis, and Management, A. Hilger, 1985.
112) 岡部正隆, 伊藤 啓: 色覚の多様性と色覚バリアフリーなプレゼンテーション第1回「色覚の原理と色盲のメカニズム」. 細胞工学, **21**: 733-745, 2002.
113) Jagla WM, Jägle H, Hayashi T, et al.: The molecular basis of dichromatic color vision in males with multiple red and green visual pigment genes. *Human Molecular Genetics*, **11**: 23-32, 2002.
114) Carroll J, Neitz M, Hofer H, et al.: Functional photoreceptor loss revealed with adaptive optics: An alternate cause of color blindness. *Proceedings of the National Academy of Sciences of the United States of America*, **101**: 8461-8466, 2004.

115) Hofer H, Carroll J, Neitz J, et al.: Organization of the Human Trichromatic Cone Mosaic. *Journal of Neuroscience*, **25**: 9669-9679, 2005.
116) Packer OS, Williams DR, Bensinger DG: Photopigment transmittance imaging of the primate photoreceptor mosaic. *Journal of Neuroscience*, **16**: 2251-2260, 1996.
117) Brettel H, Viénot F, Mollon JD: Computerized simulation of color appearance for dichromats. *Journal of Optical Society of America A*, **14**: 2647-2655, 1997.
118) Wachtler T, Dohrmann U, Hertel R: Modeling color percepts of dichromats. *Vision Research*, **44**: 2843-2855, 2004.
119) 中内茂樹博士（豊橋技術科学大学）より提供を受けた．計算理論は，Brettel H, Vinot F, Mollon JD: Computerized simulation of color appearance for dichromats. *Journal of Optical Society of America A*, **14**: 2647-2655, 1997 に準拠している．
120) Teller DY: The forced-choice preferential looking procedure: a psychophysical technique for use with human infants. *Infant Behavior and Development*, **2**: 135-153, 1979.
121) Banks MS, Bennett PJ: Optical and photoreceptor immaturities limit the spatial and chromatic vision of human neonates. *Journal of Optical Society of America A*, **5**: 2059-2079, 1988.
122) Hendrickson AE, Drucker D: The development of parafoveal and midperipheral human retina. *Behavioral Brain Research*, **49**: 21-31, 1992.
123) Hendrickson AE: Primate foveal development: a microcosm of current questions in neurobiology. *Investigative Ophthalmology and Visual Science*, **35**: 3129-3133, 1994.
124) Powers MK, Schneck M, Teller DY: Spectral sensitivity of human infants at absolute visual threshold. *Vision Research*, **21**: 1005-1016, 1981.
125) Dobson V: Spectral sensitivity of the 2-month infant as measured by the visually evoked cortical potential. *Vision Research*, **16**: 367-374, 1976.
126) Bieber ML, Volbrecht VJ, Werner JS: Spectral efficiency measured by heterochromatic flicker photometory is similar in human infants and adults. *Vision Research*, **35**: 1385-1392, 1995.
127) Knoblauch K, Bieber ML, Werner JS: M- and L-cones in early infancy: I, VEP responses to receptor-isolating stimuli at 4- and 8-weeks of age. *Vision Research*, **38**: 1753-1764, 1998.
128) Bieber ML, Knoblauch K, Werner JS: M- and L-cones in early infancy: II. Action spectra at 8-weeks of age. *Vision Research*, **38**: 1765-1773, 1998.
129) Volbrecht VJ, Werner JS: Isolation of short-wavelength-sensitive cone photoreceptors in 4-6-week-old human infants. *Vision Research*, **27**: 469-478, 1987.
130) Hamer RD, Alexander KR, Teller DY: Rayleigh discriminations in young human infants. *Vision Research*, **22**: 575-587, 1982.
131) Varner D, Cook JE, Schneck ME, et al.: Tritan discriminations by 1- and 2-month old human infants. *Vision Research*, **25**: 821-831, 1985.
132) Clavadetscher JE, Brown AM, Ankrum C, et al.: Spectral sensitivity and chromatic discriminations in 3- and 7-week-old human infants. *Journal of the Optical Society of*

America A, **5**: 2093-2105, 1988.
133) Morrone MC, Burr DC, Fiorentini A: Development of infant contrast sensitivity and acuity to chromatic stimuli. *Proceedings of the Royal Society of London B*, **242**: 134-139, 1990.
134) Peeples DR, Teller DY: Color vision and brightness discrimination in 2-month-old human infants. *Science*, **189**: 1102-1103, 1975.
135) Packer O, Harmann EE, Teller DY: Infant color vision: the effect of test field size on Rayleigh discriminations. *Vision Research*, **24**: 1247-1260, 1984.
136) Knoblauch K, Bieber ML, Werner JS: Inferences about infant color vision. Color Vision: Perspectives from Different Disciplines (Backhaus WGK, Kliegl WGK, Werner JS, Eds.), pp.275-282, Walter de Gruyter & Co., 1998.
137) Brown AM, Teller DY: Chromatic opponency in 3-month-old human infants. *Vision Research*, **29**: 37-45, 1989.
138) Allen D, Banks MS, Norcia AM: Does chromatic sensitivity develop more slowly than luminance sensitivity? *Vision Research*, **33**: 2553-2562, 1993.
139) Packer O, Harmann EE, Teller DY: Infant color vision: the effect of test field size on Rayleigh discriminations. *Vision Research*, **24**: 1247-1260, 1984.
140) 篠森敬三：色覚の加齢効果.日本色彩学会誌, **27**: 216-223, 2003.
141) van Norren D, Vos JJ: Spectral transmittion the ocular media. *Vision Research*, **15**: 749-751, 1974.
142) Savage GL, Haegerstrom-Portnoy G, Adams AJ, *et al.*: Age changes in the optical density of human ocular media. *Clinical Vision Sciences*, **8**: 97-108, 1993.
143) Pokorny J, Smith VC, Lutze M: Aging of the human lens, *Applied Optics*, **26**: 1437-1440, 1995.
144) Kraft JM, Werner JS: Spectral efficiency across the life span: flicker photometry and brightness matching. *Journal of the Optical Society of America A*, **11**: 1213-1221, 1994.
145) Sagawa K, Takahashi Y: Spectral luminous efficency as a function of age. *Journal of the Optical Society of America A*, **18**: 2659-2667, 2001.
146) Curcio CA, Millican CL, Allen KA, *et al.*: Aging of the human photoreceptor mosaic: evidence for selective vulnerability of rods in central retina. *Investigative Ophthalmology and Visual Science*, **34**: 3278-3296, 1993.
147) Marshall J: Ageing changes in human cones. XXIII Concilium Ophthalmologicum, (Shimizu K, Oosterhuis JA, Eds.), pp.375-378. Kyoto, Amsterdam: Elsevier, 1978.
148) Werner JS, Steele VG: Sensitivity of human foveal color mechanisms throughout the life span. *Journal of the Optical Society of America A*, **5**: 2122-2130, 1988.
149) Harwerth RS, Spering HG: Effects of intense visible radiation on the increment-threshold spectral sensitivity of the rhesus monkey eye. *Vision Research*, **15**: 1193-1204, 1975.
150) Werner JS, Steele VG, Pfoff DS: Loss of human photoreceptor sensitivity associated with chronic exposure to ultraviolet radiation. *Opthalmology*, **96**: 1552-1558, 1989.

151) Werner JS: Visual problems of the retina during ageing: Compensation mechanisms and colour constancy across the life span. *Progress in Retinal and Eye Research*, **15**: 621-645, 1996.
152) Curcio CA, Drucker DN: Retinal ganglion cells in Alzheimer's disease and aging. *Annals of Neurology*, **33**: 248-257, 1993.
153) Spear PD: Neural bases of visual deficits during aging. *Vision Research*, **33**: 2589-2609, 1993.
154) Leuba G, Garey LJ: Evolution of neuronal numerical density in the developing and aging human visual cortex. *Human Neurobiology*, **6**: 11-18, 1987.
155) Werner JS, Schefrin BE: Loci of achromatic points throughout the life span. *Journal of the Optical Society of America A*, **10**: 1509-1516, 1993.
156) Schefrin BE, Werner JS: Loci of spectral unique hues throughout the life span. *Journal of the Optical Society of America A*, **7**: 305-311, 1990.
157) Schefrin BE, Werner JS: Age-related changes in the color appearance of broadband surfaces. *Color Research and Application*, **18**: 380-389, 1993.
158) Knoblauch K, Saunders F, Kusuda M, et al.: Age and illuminance effects in the Farnsworth-Munsell 100-hue test. *Applied Optics*, **26**: 1441-1448, 1987.
159) Moreland JD: Matching range and age in a blue-green equation. Colour Vision Deficiencies, Vol. XI (Drum B, Ed.), Kluwer Academic Publishers, pp.129-134, 1993.
160) Schefrin BE, Shinomori K, Werner JS: Contributions of neural pathways to age-related losses in chromatic discrimination. *Journal of the Optical Society of America A*, **12**: 1233-1241, 1995.
161) Werner JS, Schelble KA, Bieber ML: Age-related increases in photopic increment thresholds are not due to an elevation in intrinsic noise. *Color Research and Application*, **26**: S 48-51, 2001.
162) Shinomori K, Schefrin BE, Werner JS: Age-related changes in wavelength discrimination. *Journal of the Optical Society of America A*, **18**: 310-318, 2001.
163) Boynton RM, Kambe N: Chromatic difference steps of moderate size measured along theoretically critical axes. *Color Research and Application*, **5**: 13-23, 1980.
164) Shinomori K, Schefrin BE, Werner JS: Spectral mechanisms of spatially induced blackness: data and quantitative model. *Journal of the Optical Society of America A*, **14**: 372-387, 1997.
165) Neitz J, Carroll J, Yamauchi Y, et al.: Color perception is mediated by a plastic neural mechanism that is adjustable in adults. *Neuron*, **35**: 783-792, 2002.
166) Delahunt P, Webster MA, Ma L, et al.: Long-term renormalization of chromatic mechanisms following cataract surgery. *Visual Neuroscience*, **21**: 301-307, 2004.
167) Yoshida CA, Sakuraba S: The use of films to simulate age-related declines in yellow vision. *Journal of Occupational Rehabilitation*, **6**: 119-134, 1996.
168) Shinomori K: Senescent changes in color discrimination and color appearance. *Journal of Light & Visual Environment*, **24**: 40-44, 2000.

8

時空間特性 I ー時空間応答と周波数チャンネルー

8.1 視力と超視力

8.1.1 視力の定義と測定法

　空間的に離れた2つの点を観察する場合，2点間の距離が十分に大きければ，点は2つに分離して知覚されるが，2点間の距離が小さければ，点は分解されずに1つのかたまりとして知覚される．どこまで細かいものが弁別できるかという能力を空間分解能という．視覚に関しては，これを特に視力という．

　視力を測定するための視標として，絵や文字などさまざまなものが用いられているが，国際的に規格化されているものとしては，ランドルト環 (Landolt ring) とスネル文字 (Snellen letter) を挙げることができる．ランドルト環は，図8.1に示すアルファベットのCのようなパターンである．間隙の大きさとパターンの線の太さをSとしたときに，パターン全体の大きさが$5S$になるように定められている．呈示ごとに指標の向きを変え，被験者に間隙の方向を答えさせる．50%の確率で正答できる最小のS値を測定し，その大きさを視角の分で表し（1分は1度の60分の1），その逆数を視力とする．たとえば，視力が1.0であるとは，弁別できる最小の視標におけるS値が1分であることを示す．錐体1つ分に相当する視野の直径が約0.5分であるから，視力が2.0の場合には，弁別閾が錐体の直径と同程度ということになる．スネル文字を用いる場合は，被験者にアルファベットを判読させる．この場合も，文字全体の大きさが文字の太さの5倍になるように定められている．Iを除くアルファベット25文字と2から9の数字が用いられるが，文字により読みやすさが異なる点が問題である．また，検査の際には，被験者が検査表の文字列の順序を記憶してしまうことがないように注意を払う必要がある．

　視力は，網膜照度や指標のコントラストまた観察距離などさまざまな要因の影響を受ける．近見視力は 30 cm，遠見視力は 5 m の観察距離で測定するのが標

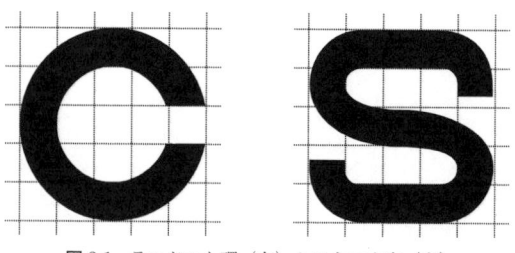

図 8.1　ランドルト環（左）とスネル文字（右）

準である．5 m の観察距離の確保が難しい場合もあるので，3 m 用の簡易検査表もしばしば用いられている．検査表の照度は 500±150 lx が標準である．

8.1.2　超　視　力

視力の限界は，視覚系のフロントエンドである網膜の光受容器の間隔により規定されると考えるのが直観的であるが，課題によってはそれよりも小さくなる場合がある．2 本の線分のずれの検出閾を測定することにより得られる視力を副尺視力という（図 8.2 A 参照）．副尺視力は，ランドルト環により測定される視力に比べて圧倒的に高く，5 s 以下になることが知られている．他にも線の曲率の検出（図 8.2 B 参照）や点の円の中心からのずれの検出（図 8.2 C 参照）などにおける閾値は網膜の光受容器の間隔よりも小さくなることが知られており，超視力（hyper acuity）と呼ばれている．

これらの課題はすべて，空間分解能のテストではなく位置の弁別能に関するテストであることに注意する必要がある．1 つの線分の位置を定めるために複数の光受容器が関与し，その応答の比率により位置がコード化されていると考えられ

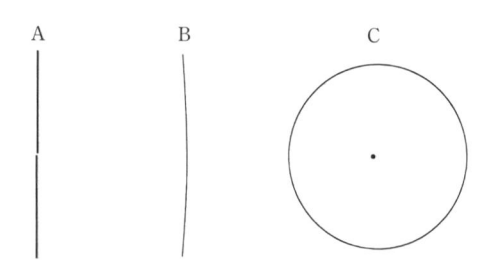

図 8.2　超視力が報告されている視覚課題の例
（A）2 本の線分のずれの検出，（B）曲率の検出，（C）円の中心と点の位置のずれの検出．

ている．これは，分光特性の異なる錐体が3種類しか存在していないにもかかわらず高い波長弁別能を持つ色覚と同様のメカニズムであるということができる．

8.2 空間的足し合わせ

8.2.1 受容野

視覚系の神経細胞は階層的な構造を持っている．網膜の光受容体の信号がビットマップイメージのような画像情報としてそのまま脳へ伝達されるのではなく，神経系の階層を1つ上がるごとに近隣の細胞からの信号の和や差が計算され，エッジの方向や色などの特徴が抽出される．したがって，1つの神経細胞は，視野内のある一定の広がりを持つ領域からの入力を受け取ることになる．この領域を受容野（receptive field：RF）という．

8.2.2 リコーの法則

光点が検出されるために必要な刺激の強度，すなわち光覚閾値を刺激の面積の関数として表したものを閾値-面積曲線という．図8.3に実際の測定例を示す[1]．左は刺激の呈示時間が8.5 ms，右は0.93 sの実験条件における測定結果を表している．シンボルは背景光の強度の違いを表している．刺激の面積が十分に小さい領域では，データ点が傾き−1の直線に乗ることがわかる．これは，閾

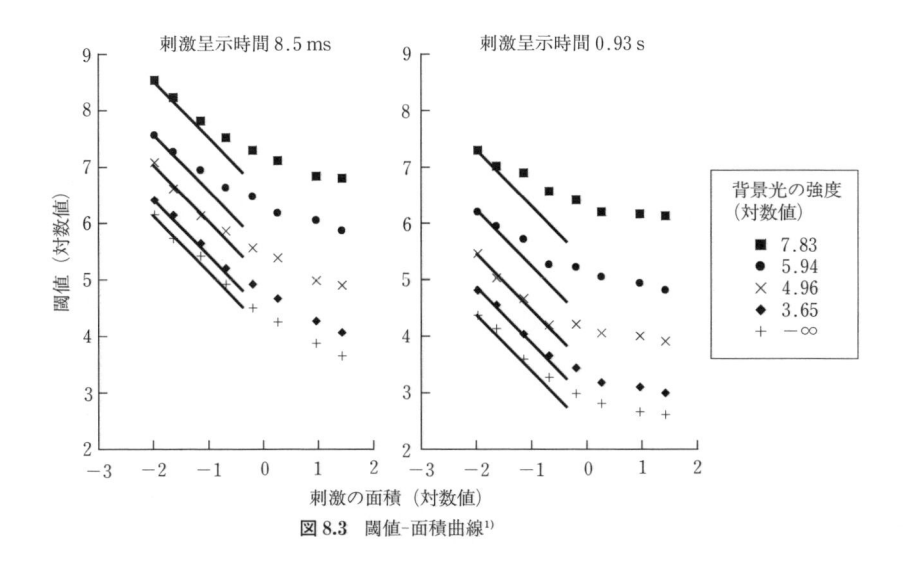

図 8.3　閾値-面積曲線[1]

値強度を I, 刺激の面積を A とすると,

$$IA = 一定$$

という関係が成立することを表している．これをリコーの法則（Ricco's law）という．リコーの法則が成立するということは，刺激の中で光の強度がどのように分布していてもその総量が一定の値になれば刺激が検出されることを意味している．これは，ある一定の受容野を持つ神経機構により信号が空間的に足し合わされ，これが閾値を決定しているためであると考えることができる．刺激の面積を大きくしていくと，データ点は次第に傾き−1 の直線から離れ，リコーの法則が成立しなくなることがわかる．リコーの法則が成立する最大の刺激面積を臨界面積（critical area）という．臨界面積は，閾値を決める神経機構の受容野の大きさを心理物理学的に測定したものであるということができる．

一般に，視覚系の感度は閾値の逆数として定義される．感度を高め，暗い刺激を検出するためには，受容野を大きくし，広い領域からの信号を足し合わせる必要がある．しかし，受容野の大きいメカニズムでは細かいものを見分けることができない．すなわち，感度は視力（空間分解能）とトレードオフの関係にある．高感度カメラで撮影した映像がざらざらしたきめの粗いものになるのはそのためである．図 8.3 からわかるように，臨界面積は，背景光の強度が減少するのに従って増加する．視覚系が，暗いところでは空間分解能を犠牲にして感度を高めるという合理的な機構を備え，機能する明るさのレンジを拡張していることの現れである．また，臨界面積は，網膜の周辺にいくにつれて増加する．暗いところや視野の周辺で細かいものがよく見えないのはこのためである．

8.3 空間的コントラスト感度

すべての空間的なパターン（すなわち視覚系への入力となる外界の風景や画像など）は，それがいかに複雑なものであっても，単純な波の足し合わせとして表現することができる．したがって，系が線形である場合には，一定の振幅を持つ正弦波入力に対する出力を空間周波数の関数として記述することさえできれば，どのような入力波形に対する出力もこの関数を用いた計算により完全に予測することができる．この関数は，線形システム解析において伝達関数と呼ばれている，系の特性を記述する重要な関数である．線形システム解析の考え方は，視覚系の情報処理の空間的な特性を記述し，その仕組みを理解するうえで非常に有効

8.3 空間的コントラスト感度

である．空間的コントラスト感度関数は視覚系の伝達関数に相当するものである．ただし，視覚系は厳密な意味では線形系ではないので，実験結果を解析する際，あるいはそれを応用する際には注意が必要である．

8.3.1 閾付近のコントラスト感度

コントラスト（contrast）感度を測定するために，刺激として図8.4のような正弦波グレーティングが用いられる．正弦波の振幅をA，波長をλ[*1]，刺激全体の平均輝度をL_{mean}とすると，刺激の輝度Lは横方向の位置xの関数として

$$L = A\sin\left(2\pi\frac{x}{\lambda}\right) + L_{\mathrm{mean}}$$

のように記述することができる．コントラストCは，振幅Aの平均輝度L_{mean}に対する比A/L_{mean}として定義される．パターンにおける輝度の最大値をL_{max}，最小値をL_{min}とすると，$A = (L_{\mathrm{max}} - L_{\mathrm{min}})/2$，$L_{\mathrm{mean}} = (L_{\mathrm{max}} + L_{\mathrm{min}})/2$であるから，コントラスト$C$はこれらの値を用いて，

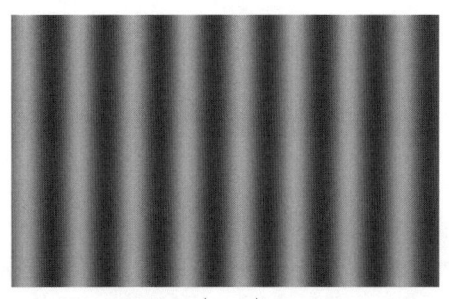

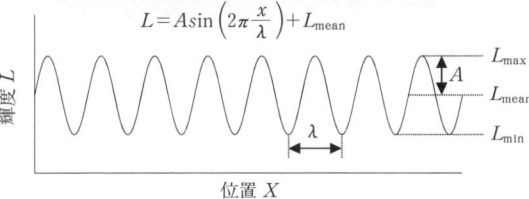

$$C = \frac{A}{L_{\mathrm{mean}}} = \frac{L_{\mathrm{max}} - L_{\mathrm{min}}}{L_{\mathrm{max}} + L_{\mathrm{min}}}$$

図8.4 正弦波グレーティング

[*1] 正弦波グレーティングの波長であり，刺激光の波長ではない．

と表現することができる.これは,マイケルソン・コントラスト (Michelson contrast) と呼ばれる,周期的な波形に対して一般的に用いられているコントラストの定義である.増分刺激(背景に重ねて呈示される光点など)に対して用いられるウェーバー比(Weber ratio, 増分/背景強度)とは異なる.

　平均輝度を一定に保ったまま刺激のコントラストを下げていくと,最終的には一様なパターンになる.刺激パターンが一様なパターンと弁別できる最小のコントラストをコントラスト閾値と呼ぶ.出力が一定のレベルに達したときに刺激が検出されると考えることができるので,コントラスト感度はコントラスト閾値の逆数として定義される.

　図8.5により,コントラスト感度が刺激の空間周波数に依存する様子を観察することができる.このパターンは,右に行くほど周波数が高く,上に行くほどコントラストが低く描かれている.一様な灰色と白黒の濃淡が弁別できる境界を結ぶことによりコントラスト感度曲線を描くことができる.注目するべき点は,コントラスト感度が空間周波数の中ほどの領域で最大になることである.すなわち,空間的コントラスト感度関数は帯域透過型である.これがパターンによるアーティファクトではなく視覚の特性であることは観察距離を変えてみるとわかる.観察距離が長いときには感度のピークは比較的左側に位置するが,観察距離を短くするとピークが右側に移動する.眼光学系のみの伝達関数は低域透過型であるから,この帯域透過型の特性は,ある特定の空間周波数成分が神経機構の働きにより強調されていることを表している.

　図8.6に,空間的コントラスト感度関数の測定例を示す[2]. 測定は,0.0009〜900 td の範囲で7段階の網膜照度について行われている.色収差の影響を軽減するために 525 nm の単色光が用いられた.また,網膜照度を一定に保つために 2 mm の人工瞳孔が用いられた.したがって,刺激の平均輝度は網膜照度に比例する.網膜照度が低いレベルではコントラスト感度関数は低域透過型の特性を示しているが,網膜照度が 0.9 td 以上の場合には,帯域透過型の特性を示す.これは,次に詳しく説明するように,側抑制によるエッジ強調機構の特性を反映したものであると考えられている.

8.3.2 空間周波数特性と受容野構造

　空間的コントラスト感度関数という空間周波数領域における特性は,フーリエ変換およびその逆変換により,受容野の形状という空間領域における特性と関連づけることができる.

8.3 空間的コントラスト感度

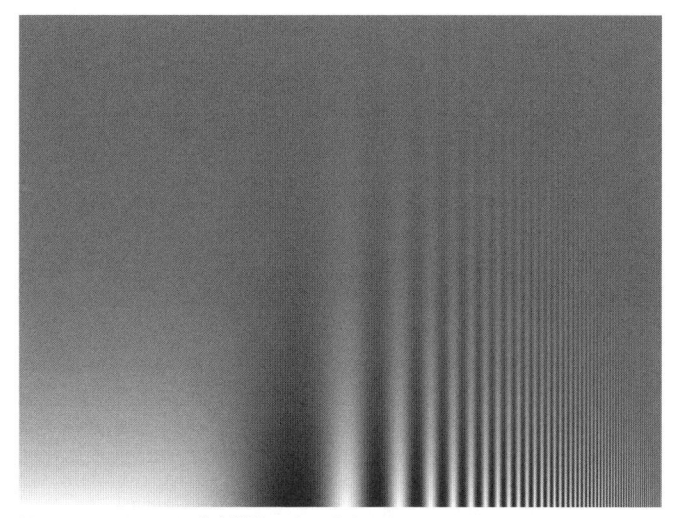

図 8.5 コントラスト感度関数が逆 U 字型であることのデモンストレーション

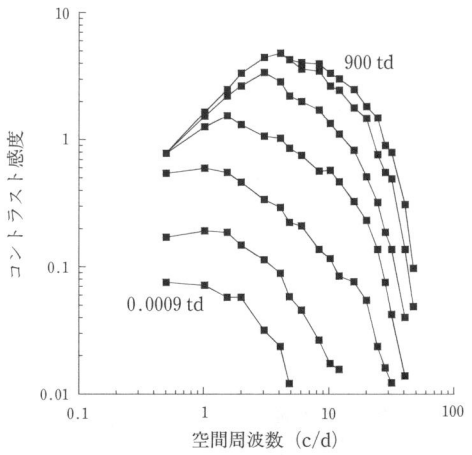

図 8.6 空間的コントラスト感度関数の測定例[2]

　低域透過型の空間周波数特性は，空間的足し合わせを反映したものであると考えることができる．たとえば，受容野の形状 $r(x, y)$ が 2 次元のガウス関数

$$r(x,y) = \frac{1}{2\pi\sigma^2}\exp\left(-\frac{x^2+y^2}{2\sigma^2}\right)$$

で近似できる（図 8.7 参照）ものと仮定すると，周波数応答はそのフーリエ変換

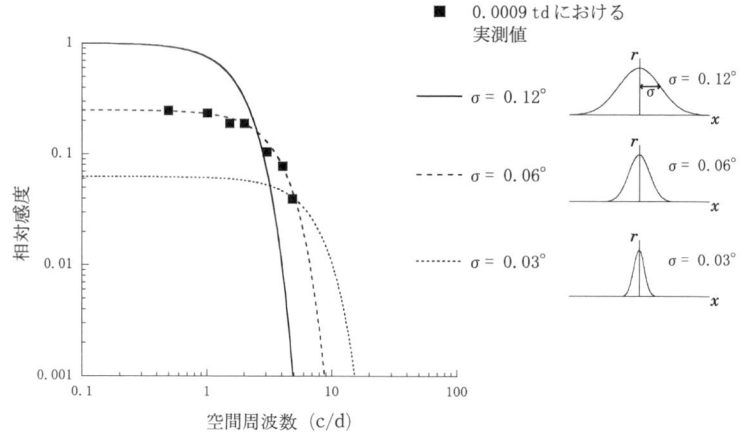

図 8.7 網膜照度が低い場合に観測される低域透過型の空間周波数特性はガウシアンフィルタにより近似することができる

$$R(f_x, f_y) = \exp\left\{-\frac{(2\pi\sigma)^2}{2}(f_x^2 + f_y^2)\right\}$$

により記述することができる．f_xとf_yはそれぞれx方向とy方向の空間周波数[*2]を表している．図8.4のようなパターンを刺激として用いた場合には，y方向の変化はないので$f_y=0$とおくことができる．図8.7は，コントラスト感度関数とσの関係を表している．σの値が大きい場合，すなわち空間的足し合わせの面積が大きい場合には，低周波数領域における感度が高くなる一方で，高周波数領域における感度が失われる（すなわち細かいものがよく見えない）というトレードオフの関係があることがわかる．■は網膜照度0.0009 tdにおけるコントラスト感度の実測値を図8.6から再プロットしたものである．感度の高さは相対的なものなので周波数に対する感度の変化に着目する．σを0.06°とする2次元のガウス関数状の受容野を持つ空間的足し合わせのメカニズムを仮定することにより網膜照度0.0009 tdにおけるコントラスト感度関数をよく説明することができる．

帯域透過型の空間周波数特性は，側抑制と呼ばれる仕組みによって実現することができる．たとえば，網膜にある双極細胞や神経節細胞，あるいは外側膝状体の神経細胞は中心-周辺拮抗型の受容野構造を持つことが知られている．図8.8

[*2] 視覚研究では物理的大きさではなく網膜上の大きさが重要なのでc/d（cycle per degree）という視角1°あたりのサイクル数を空間周波数の単位として用いる．

8.3 空間的コントラスト感度　　211

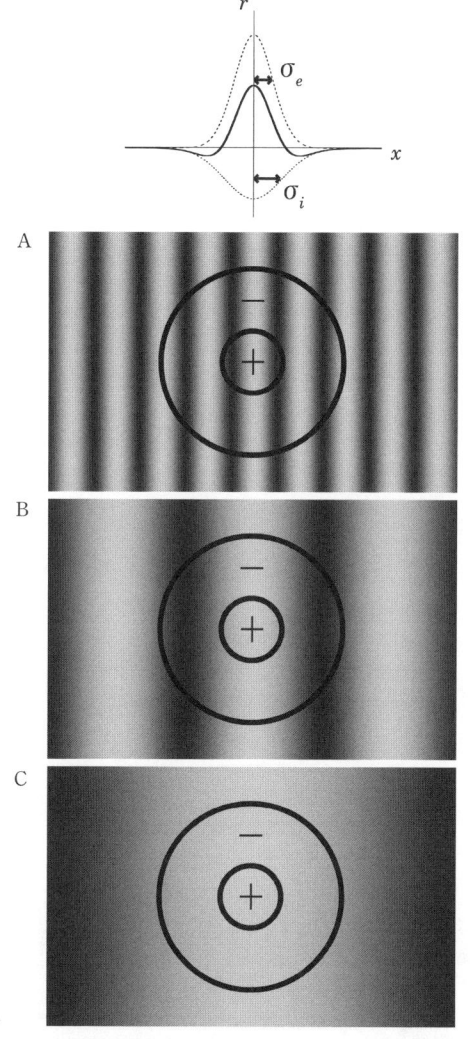

図 8.8 同心円状の受容野を仮定することによって帯域透過型の空間周波数特性を説明することができる

は正弦波グレーティングの周波数と受容野の大きさの関係を表している．中心のプラスで示した領域とそれよりも大きいマイナスで示した領域の信号の差分がその細胞の出力になる．Aのように受容野の大きさに対して刺激の周波数が高い場合には，受容野の中にパターンの明るい部分と暗い部分の両方が含まれること

になり，それらが互いに相殺されるために細胞の応答は小さくなる．一方，Cのように受容野の大きさに対して刺激の周波数が低い場合にも，中心からの信号と周辺からの信号が相殺されるために細胞の応答は小さくなる．結局，受容野の大きさと刺激の空間周波数がBのような関係にある場合に，最も効率よく刺激が検出されることになる．

刺激を検出しているメカニズムの受容野の形状 $r(x, y)$ が2つの2次元ガウス関数の差（difference of two Gaussians : DOG）

$$r(x,y) = \frac{1}{2\pi\sigma_e^2}\exp\left(-\frac{x^2+y^2}{2\sigma_e^2}\right) - \frac{1}{2\pi\sigma_i^2}\exp\left(-\frac{x^2+y^2}{2\sigma_i^2}\right)$$

で近似できる（図8.8参照）ものと仮定すると，周波数応答はそのフーリエ変換

$$R(f_x, f_y) = \exp\left\{-\frac{(2\pi\sigma_e)^2}{2}(f_x^2+f_y^2)\right\} - \exp\left\{-\frac{(2\pi\sigma_i)^2}{2}(f_x^2+f_y^2)\right\}$$

により記述することができる．f_x と f_y はそれぞれ x 方向と y 方向の周波数を表している．図8.4のようなパターンを刺激として用いた場合には，y 方向の変化はないので $f_y=0$ とおくことができる．図8.9は，σ_e に対する σ_i の大きさを1.5倍に固定し，σ_e の値を変化させた場合に予想されるコントラスト感度関数の変化を表している．σ_e と σ_i の大きさを同じ比率で大きくしていくと，感度曲線は，感

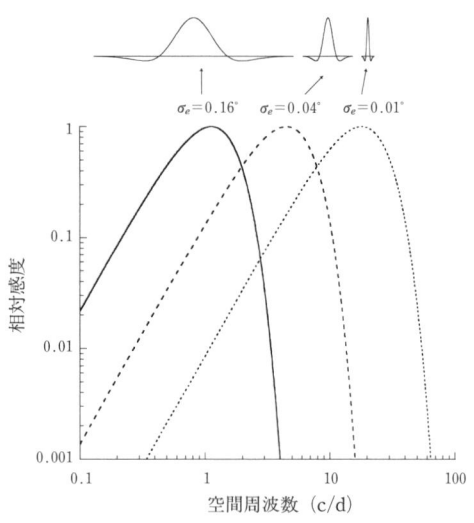

図8.9 DOGフィルタの空間定数 σ_e と σ_i の比率を一定に保ったまま σ_e を大きくすると，感度曲線は，感度と帯域幅を保ったまま低周波数側へ移動していく

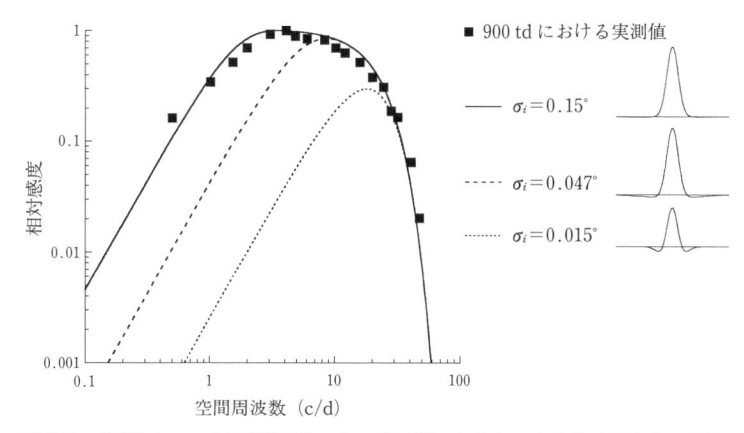

図 8.10 DOG フィルタの空間定数 σ_e を一定に保ったまま σ_i を大きくすると，感度は上昇し，帯域幅は広くなる．適当な σ_e と σ_i を選択することにより，視覚系の入出力関係を DOG フィルタにより近似することができる

度と帯域幅を一定に保ったまま低周波数側へ移動していくことがわかる．一方，図 8.10 は，σ_e の値を $0.01°$ に固定し，σ_i の値を変化させた場合に予想されるコントラスト感度関数の変化を表している．σ_i の値を大きくしていくと，感度が向上する一方で帯域幅が大きくなることがわかる．■は網膜照度 900 td におけるコントラスト感度の実測値を図 8.6 から再プロットしたものである．$\sigma_e = 0.01°$，$\sigma_i = 0.15°$ の DOG 型の受容野を仮定することにより，網膜照度 900 td におけるコントラスト感度関数をよく説明することができる．ただし，これは視覚系全体の入出力の関係がこのようなフィルタと等価であるという意味であって，実際にこのような神経結合を持つ細胞が視覚系の中に存在するという意味ではないので注意する必要がある．

図 8.11 A に示す 8 つの縦長の長方形から構成されるパターンの輝度は，図 8.11 B に示すように，階段状に変化している．1 つの長方形の中では輝度値は一定であるが，知覚される明るさは一様ではない．左側のエッジの付近では明るく，右側のエッジの付近では暗く見える．このような，エッジが強調されるタイプの明度の錯視は，視覚系が帯域透過型の空間周波数特性を持つことと関係があると考えられている．網膜照度 900 td における視覚系の空間周波数特性が $\sigma_e = 0.01°$，$\sigma_i = 0.15°$ の DOG フィルタと等価であることは述べた．このフィルタを表す関数を $r(x, y)$ とし，パターンの輝度分布を $l(x, y)$ とすると，知覚される明るさ $b(x, y)$ は，

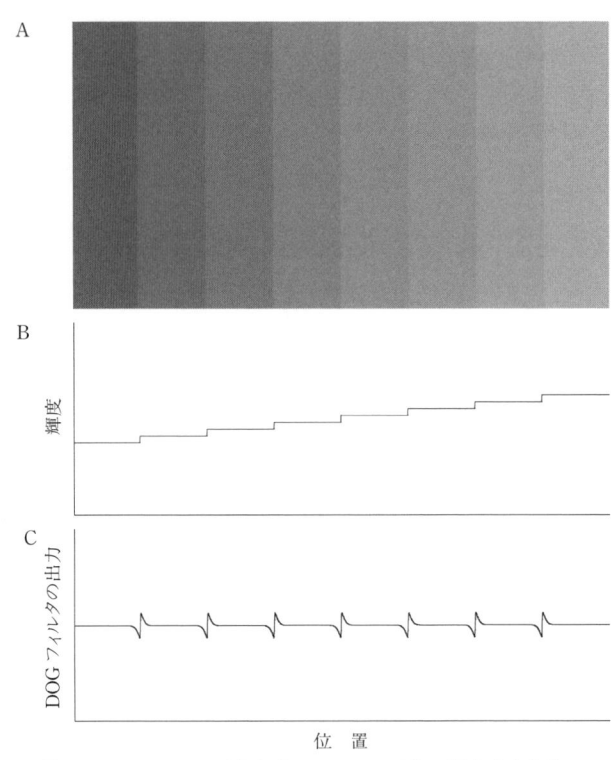

図 8.11 A は，B に示すように，ステップ状の輝度分布を持つが，視覚系の帯域透過型の空間周波数特性の影響を受けて，エッジ部分が強調されて知覚される．C は，B に DOG フィルタを適用した結果を表している．A のパターンに知覚される明度分布の特徴をよく表している

$$b(x,y) = \iint r(X-x, Y-y)\, l(X,Y)\, \mathrm{d}X\mathrm{d}Y$$

により計算することができる．図 8.11 C に，このモデルによる明度の予測値を示す．実際に知覚される明るさの変化の特徴をよく表していることがわかる．

眼光学系の空間周波数特性は低域透過型であるから，視覚系全体の空間周波数特性が帯域透過型になるのは，ここで紹介した受容野構造に見られるような神経系による抑制作用の働きであると考えられる．そして，それは，このように入力パターンのエッジを強調する効果を持っている．

8.3.3 多重空間周波数チャンネルモデル

心理物理学的な測定によって得られる視覚系のコントラスト感度関数は，図8.6のように帯域透過型の空間周波数特性を示すが，これは，単一の神経機構の特性を表すものではなく，それよりも狭い帯域幅を持つ複数のチャンネルの感度関数の包絡線を表していると考えられている．ここでは，多重チャンネルモデルの確立に寄与したいくつかの重要な実験を紹介する．

a. 複合波の検出閾と位相の効果

Campbell and Robson[3)]は，正弦波と方形波に対するコントラスト感度を比較している．閾値がコントラストで決まるのであれば感度は波形に依存しないはずであるが，興味深いことに，方形波のほうが正弦波に比べて低いコントラストで刺激が検出されることが示されている．

方形波は正弦波によって合成される．空間周波数 f，振幅1の方形波を位置 x の関数 $S(x)$ で表すとすると，$S(x)$ は次のような正弦波からなる無限級数の和で表すことができる．

$$S(x) = \frac{4}{\pi}\left\{\sin 2\pi fx + \frac{1}{3}\sin 2\pi(3f)x + \frac{1}{5}\sin 2\pi(5f)x + \frac{1}{7}\sin 2\pi(7f)x + \cdots\right\}$$

周波数 f，振幅1の方形波が同じ周波数で振幅 $4/\pi(=1.273)$ の正弦波を成分として持つという点がここでは重要である．入力波形の周波数成分に感度を持つ神経機構が閾値を決めていると考えると Campbell and Robson が示した波形による感度の違いを説明することができる．基本波成分がある閾値を超えたときに刺激が検出されるとすると，正弦波に比べて方形波のほうが $4/\pi$ 倍感度が高くなることが予想される．この予想は，空間周波数が 1 c/d 以上の範囲でよく成り立つことが確かめられている．また，低周波数領域では，方形波は正弦波に比べてさらに効率がよくなることが示されている．これは，視覚系の感度は低周波数領域で低下するので，この領域では高調波成分が刺激の検出に寄与するためであると考えることができる．

Graham and Nachmias[4)]は，空間周波数 f の正弦波グレーティングとその3倍の周波数を持つグレーティングを，図8.12の左の図のようにピークが加算される位相と右の図のように減算される位相で重ね合わせ，パターンが検出されるコントラストの閾値を測定した．閾値付近におけるパターンの視認性が複合波のコントラストによって決まるのであれば，要素となるグレーティングのコントラストが等しい場合には，図8.12の左の図のようにピークが一致するようにグレーティングを重ねたほうがより効率よくパターンが検出されることが予想され

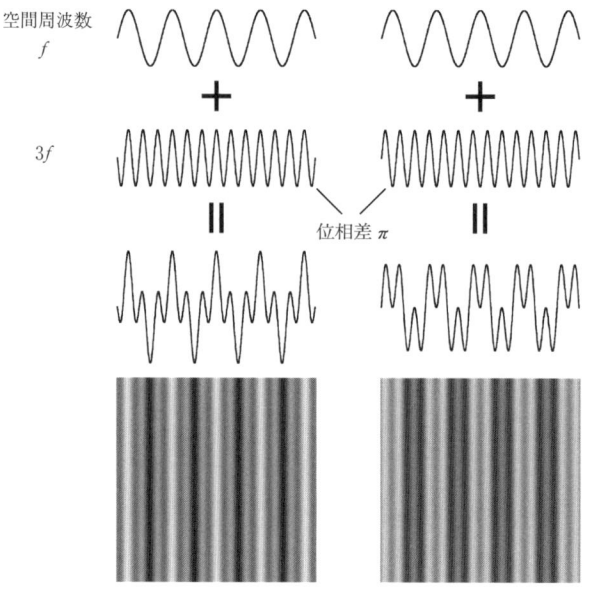

図 8.12 空間周波数 f と $3f$ の 2 つの波の合成
合成波の振幅は 2 つの波の位相の影響を受けるが，合成波の検出閾は位相の影響を受けない[4]．

る．しかしながら，実験結果は，複合波の検出の閾値は重ね合わせの位相によらず，周波数 f もしくは $3f$ の要素グレーティングのどちらかがその単独の閾値コントラストに到達したときに刺激が検出されることを示している．これは，周波数 f と $3f$ の成分が並列に処理され，刺激の検出において足し合わせが行われないことを意味している．狭い周波数帯域の情報を並列に処理し，刺激の検出において独立に働く複数のチャンネルが存在することを示しているといえる．

b. 空間周波数に選択的な順応効果

視覚系が狭い空間周波数帯域に感度を持つ複数のチャンネルから構成されることを示すより直接的な心理物理学的証拠として，Blakemore and Campbell[5]の実験を挙げることができる．かれらは，正弦波グレーティングに対する順応がコントラスト感度に及ぼす影響を測定している．

図 8.13 の◆は順応前のコントラスト感度関数を表している．×は，空間周波数が 7.1 c/d で閾上 1.5 log のコントラストを持つ正弦波グレーティングを 1 分間見続けた直後におけるコントラスト感度関数を表している．もし，順応前のコントラスト感度関数が帯域幅の広い単一の神経機構の特性を反映しているのであれ

8.3 空間的コントラスト感度

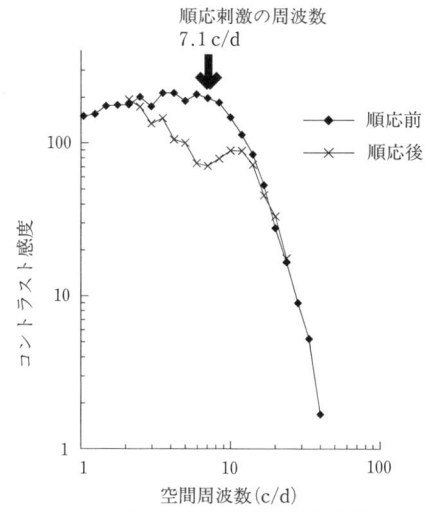

図 8.13 空間周波数に選択的な順応効果[5]

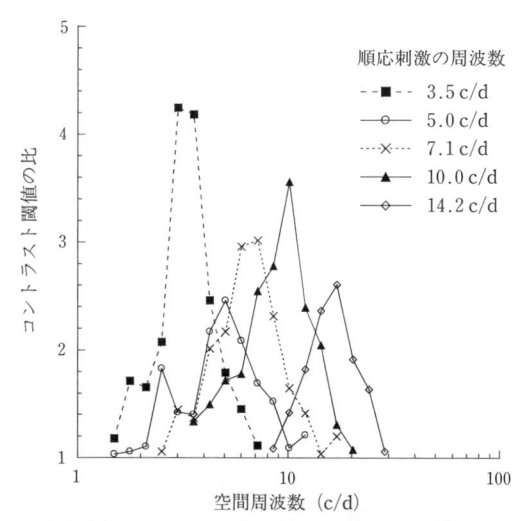

図 8.14 輝度変調グレーティングに対する順応効果の空間周波数選択性は多重チャンネルモデルの重要な証拠である[5]

ば，順応によって生じる神経機構の疲労に伴う感度低下の効果は，その神経機構が感度を持つ広い周波数領域において一様に現れるはずである．図 8.13 のように，順応効果が順応刺激の周波数の付近においてのみ現れるということは，それよりも高い周波数や低い周波数の刺激を検出するために働く神経機構が 7.1 c/d

の順応刺激の影響を受けないこと，すなわちこの周波数に感度を持たないことを意味している．

図 8.14 は，順応刺激の周波数を 3.5 c/d から 14.2 c/d の範囲で変化させた場合における順応効果の大きさを，順応前に対する順応後のコントラスト閾値の比としてプロットしたものである．順応前に比べてコントラスト閾値が最大で 4 倍程度上昇すること，すなわち順応により感度が低下することがわかる．順応効果が現れるのは順応刺激とテスト刺激の周波数が近い場合のみであり，周波数が離れていればテスト刺激の検出に順応刺激の影響が現れないことがわかる．

c. 空間周波数（大きさ）残効

ある空間周波数に対する順応は，その周波数に対する感度を低下させるだけでなく，それとは異なる周波数に対して，その見えの周波数すなわち大きさ感を変化させる効果があることが知られている[6]．図 8.15 の右側の 2 つの正弦波グレーティングは同じ周波数を持つ同一のパターンであるが，左側のパターンに順応した後では周波数が異なっているように知覚される．左側の 2 つのパターンの間にある黒い長方形を 1 分程度注視する．明るさに対する局所的な順応効果を軽減するために，黒い長方形の範囲の中で視線を適当に動かすとよい．30 秒から 1 分程度時間が経過したら，すばやく右の注視点に視線を移動する．順応刺激に

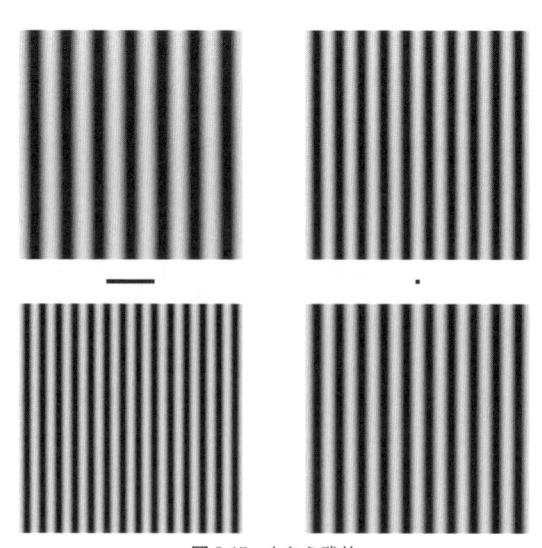

図 8.15 大きさ残効
左側のグレーティングに順応すると，右側のグレーティングが異なる周波数に知覚される[6]．

8.3 空間的コントラスト感度

対して高い空間周波数を持つ上のグレーティングは実際よりも高く，低い周波数を持つ下のグレーティングは実際よりも低く周波数が知覚されることがわかる．

この空間周波数に対する残効は，知覚される周波数あるいはものの大きさ感が空間周波数チャンネルの応答のバランスによって決まると考えることによって説明することができる．ある周波数を持つテスト刺激に対する各チャンネルの応答は，順応の前においては，図8.16の左に示すように，テスト刺激の周波数に高い感度を持つチャンネルを中心として分布すると考えられる．たとえば，テスト

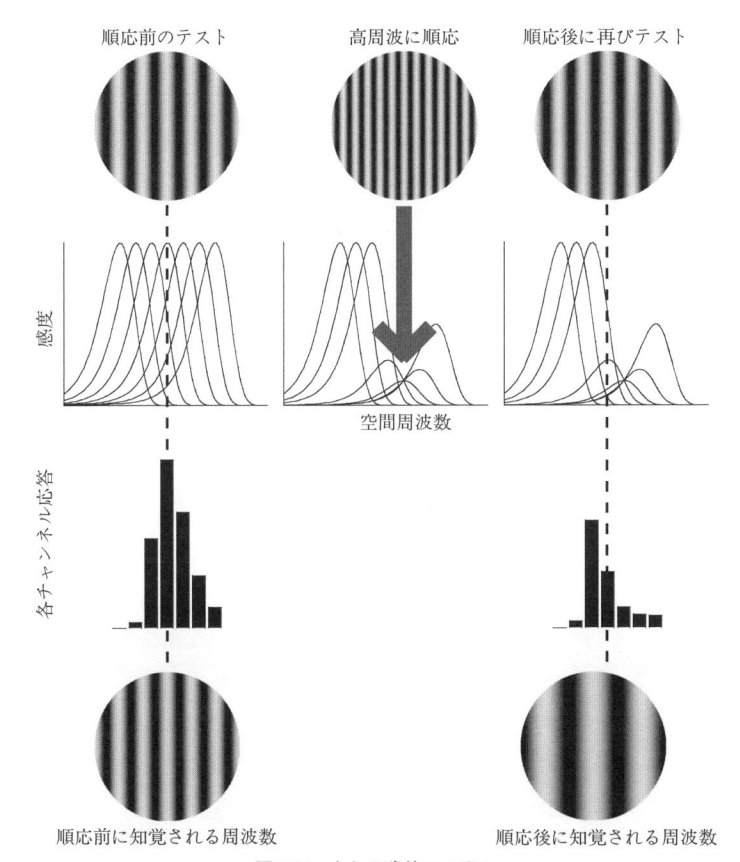

図8.16 大きさ残効のモデル
ある空間周波数のグレーティングに順応することにより，順応前後におけるテスト刺激に対するチャンネル間の応答の比率が変化する．テスト刺激より高い周波数に順応した場合には，低周波のチャンネルの応答が相対的に強くなるので，空間周波数が低く知覚される．

刺激よりも高い周波数を持つグレーティングに順応すると，順応刺激の周波数に感度を持つチャンネルのみが疲労し応答が低下するので，順応の後では，図8.16の右のように，テスト刺激に対するチャンネルの応答の分布が順応前に比べて低周波側へ偏ることが予想される．このように考えると順応によって生じる知覚される周波数の変化を説明することができる．

8.3.4 閾上のコントラスト感度

コントラストの閾値を空間周波数の関数として測定することにより，視覚系の神経機構に関してさまざまな知見が得られることについて述べてきた．閾値を測定することは心理物理学的研究における常套手段ではあるが，視覚系は非線形な応答特性を持つことが知られており，閾値を測定することによって感度関数が得られたとしても，そのデータから閾上における見えを予測することができるわけではない点に注意する必要がある．

Georgeson and Sullivan[7]は，5 c/d の参照刺激のコントラストを 0.5〜60％の間で変化させ，見えのコントラストが参照刺激と等しくなるテスト刺激のコントラストを測定することにより，閾上におけるコントラスト感度関数を測定している．図8.17 の□は，コントラスト閾値を表している．2〜5 c/d 付近で視覚系の感度が高く，低いコントラストで刺激が検出されることがわかる．参照刺激のコ

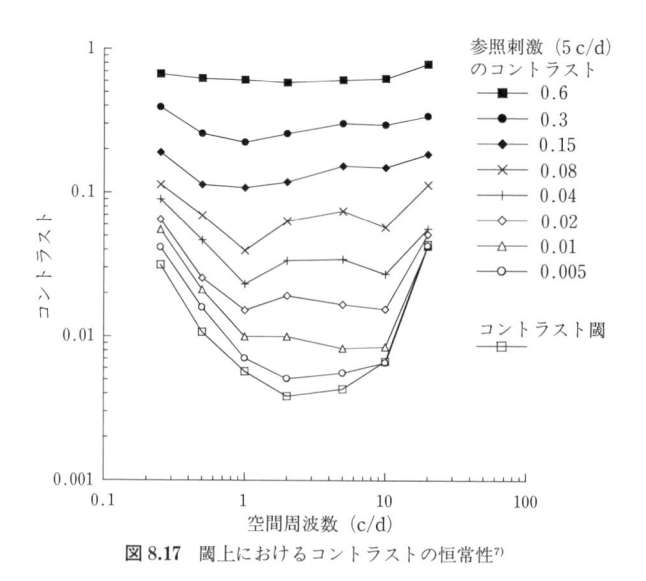

図 8.17 閾上におけるコントラストの恒常性[7]

ントラストが低い場合には，参照刺激と見えのコントラストが等しくなるテスト刺激のコントラストの軌跡は，閾値の場合と同様に U 字型の曲線を描いているが，参照刺激のコントラストが高くなるにつれて，曲線が平坦になることがわかる．これは，コントラストがある程度高い場合には，空間周波数によらずコントラストが等しいときに知覚されるコントラストが等しくなることを示しており，閾値による感度関数からは予測できない知覚特性である．視覚系の応答に飽和的な非線形性があるためであると考えられる．

8.4 時間的足し合わせ

8.4.1 ブロックの法則

　光点が検出されるために必要な刺激の強度，すなわち光覚閾値を刺激の呈示時間の関数として表したものを閾値-呈示時間曲線という．図 8.18 に実際の測定例を示す[1]．左は刺激の面積が $0.011\,\mathrm{deg}^2$，右は $27.6\,\mathrm{deg}^2$ の実験条件における測定結果を表している．シンボルは背景光の強度の違いを表している．刺激の呈示時間が十分に短い領域では，データ点が傾き -1 の直線に乗ることがわかる．これは，閾値強度を I，刺激の呈示時間を D とすると，

$$ID = 一定$$

という関係が成立することを表している．これをブロックの法則（Bloch's

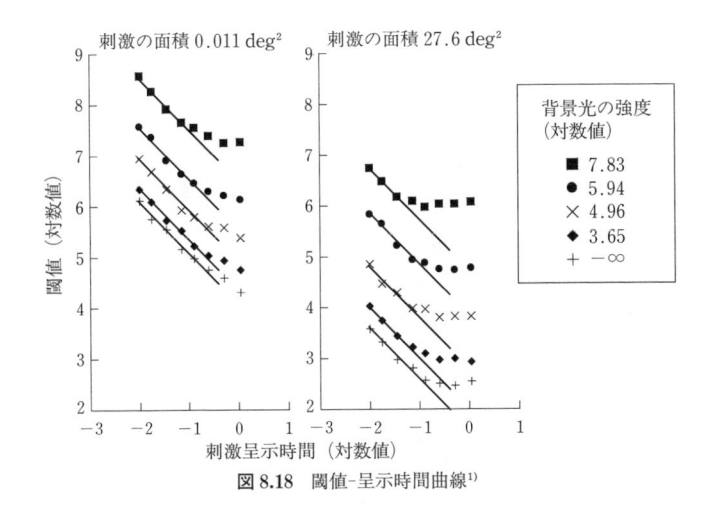

図 8.18 閾値-呈示時間曲線[1]

law）という．ブロックの法則が成立するということは，ある一定の短い時間の範囲内に呈示された刺激に対する応答は完全に足し合わされることを意味している．刺激の呈示時間を長くしていくと，データ点は次第に傾き－1の直線から離れ，ブロックの法則が成立しなくなることがわかる．ブロックの法則が成立する最長の刺激呈示時間を臨界呈示時間（critical duration）という．臨界呈示時間は，図8.18からもわかるように背景光の強度に依存し，暗い背景の下では100 ms程度であるが，明るい背景の下では25 ms程度にまで減少する．

8.4.2 臨界融合周波数

　周期的に明滅を繰り返す光点を観察する場合，明滅の周波数が低い場合には光点にちらつきが感じられるが，周波数が十分に高い場合には，明るさが時間的に一定であるように感じられる．たとえば，蛍光灯やテレビなどは実際には明滅を繰り返しているが，その時間周波数が視覚系の時間分解能に対して十分に高いので，ちらつきが感じられることはない．周波数が高い場合にちらつきが感じられなくなるのは，明るい刺激に対する神経の応答が刺激の物理的な持続時間よりも長い時間持続し，暗い刺激の呈示される時間帯を穴埋めするからであると考えることができる．ちらつきが感じられなくなる最も低い周波数を臨界融合周波数（critical flicker fusion frequency：CFF）という．臨界融合周波数は，刺激の平均輝度に依存し，輝度が高い条件では60 Hz程度にまで到達する．暗い視環境の下では，視覚系の神経の応答の持続時間が長くなり，その結果として視覚系の時間分解能が低くなる．たとえば，映画はテレビに比べて単位時間当たりのコマ数が少ないが，ちらつきがあまり気にならない．これは映画館が暗いためである．

8.5　時間的コントラスト感度とインパルス応答

8.5.1　時間的コントラスト感度

　空間的コントラスト感度関数が空間的なパターンに対する視覚系の応答や情報処理の特徴を教えてくれるように，時間的コントラスト感度関数を測定することにより，視覚系の時間応答に関してさまざまな情報を得ることができる．
　図8.19に実際の測定例を示す[8]．刺激は，直径68°の大きさを持つ円形の一様なパターンで，その輝度値が時間とともに正弦波状に変化する．この時間的な変化を検出することができる輝度コントラストの閾値を測定し，その逆数を感度と

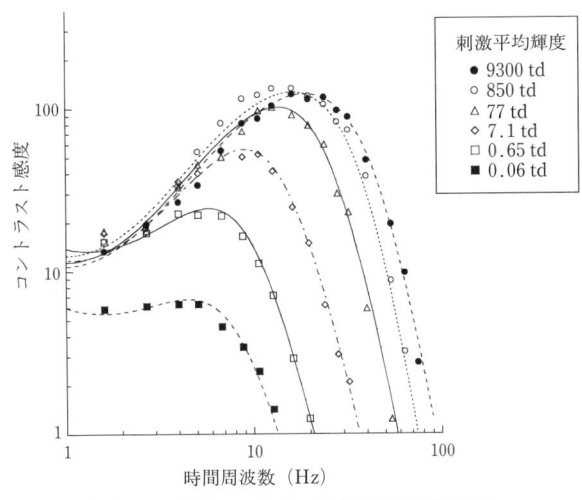

図8.19 時間的コントラスト感度関数の測定例[8]

定義する．時間的コントラスト感度関数とは，この感度を時間変調の周波数の関数としてプロットしたものである．空間的コントラスト感度の場合と同様に，感度曲線の形状が刺激の平均輝度に依存することがわかる．平均輝度が 0.06 td の場合には，感度関数は低域透過型であるが，平均輝度が上昇するのに伴って，高周波領域における感度が上昇し，帯域透過型に変化することがわかる．

8.5.2 インパルス応答

時間的コントラスト感度関数という時間周波数領域における特性は，フーリエ変換およびその逆変換により，インパルス応答関数（impulse response function：IRF）という時間領域における特性と関連づけることができる．図8.19の実線および破線は，Kelly[9]のモデルを用いて実測値にフィッティングを行った結果を表している．図8.20は，このフィッティングにより得られたパラメータを用いて，フーリエ逆変換によりインパルス応答関数を計算した結果を表している．

背景の強度が減少するのに伴い，応答の立ち上がりと減衰がなだらかになることがわかる．これは，コントラスト感度関数における高周波領域での感度低下に対応している．また，これは暗い環境の下で臨界呈示時間が長くなることに対応している（8.4.1項参照）．暗い環境の下で，応答の足し合わせ時間を長くすることにより感度を得ることは合目的的であるといえる．その代償として時間分解

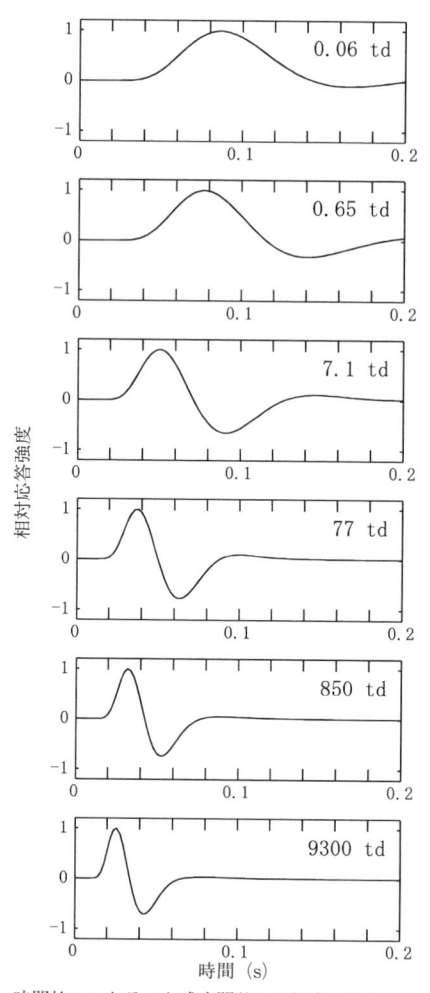

図 8.20 時間的コントラスト感度関数から推定されたインパルス応答[9]

能が犠牲になっているということである．

また，背景の強度が増加するのに伴い，負の応答が顕著になることがわかる．この抑制性の応答は，周波数領域における帯域透過型の特性に対応している．これは，空間的な受容野構造における側抑制が空間的なエッジを強調する作用があるのと同様に，時間的な変化を強調する働きがあるといえる．

8.5.3 時空間周波数チャンネル

視覚系の空間的および時間的コントラスト感度関数は，それぞれ刺激の時間周波数および空間周波数の影響を受ける．図8.21にコントラスト感度の測定例を示す[10]．刺激は，時間的および空間的に変化するグレーティングパターンで，その輝度値 L は，横方向の位置 x，時刻 t において，

$$L = L_{\text{mean}}(1 + C \cos 2\pi f_s x \cdot \cos 2\pi f_t t)$$

により表すことができる．ここで，L_{mean} は平均輝度 $20\,\text{cd/m}^2$，f_s と f_t は空間周波数および時間周波数を表している．刺激が一様なグレーと区別されるために必要なコントラスト C の閾値を測定し，その逆数を感度と定義する．図8.21の左の図の横軸は空間周波数を表し，シンボルの違いは時間周波数の違いを表している．右の図の横軸は時間周波数を表し，シンボルの違いは空間周波数の違いを表している．時間（空間）周波数が低い場合には，空間（時間）周波数特性は帯域透過型であるが，それ以外の場合には低域透過型になることがわかる．視覚系の空間的コントラスト感度関数は，より帯域幅の狭い複数のチャンネルの感度関数の包絡線を表していると考えられる（8.3.3項参照）．空間的コントラスト感度関数が刺激の時間周波数の影響を受けるのは，この複数の空間周波数チャンネルがそれぞれ異なる時間特性を持つためであると考えることができる．

Hess and Snowden[11]は，マスキング法を用いてこの時空間周波数チャンネルの時間周波数特性を測定している．閾上 4 dB のプローブ刺激をマスクするために必要なマスク刺激のコントラストを測定することにより，プローブ刺激を検出

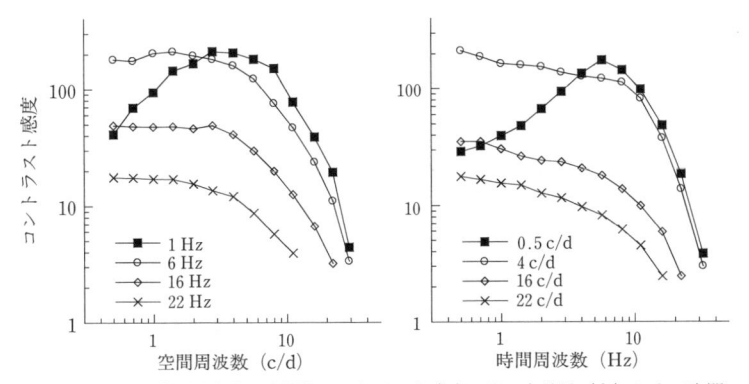

図 8.21 刺激の時間周波数が空間的コントラスト感度に及ぼす効果（左）および空間周波数が時間的コントラスト感度に及ぼす効果（右）[10]

226   8 時空間特性Ⅰ －時空間応答と周波数チャンネル－

するチャンネルのマスク刺激に対する感度を知ることができる．図 8.22 に実験結果を示す．横軸はマスク刺激の時間周波数を表している．シンボルの違いはプローブ刺激の時間周波数の違いを表している．刺激の空間周波数は上から順に 0，1，17 c/d である．刺激の空間周波数が高い場合には，低域透過型のチャン

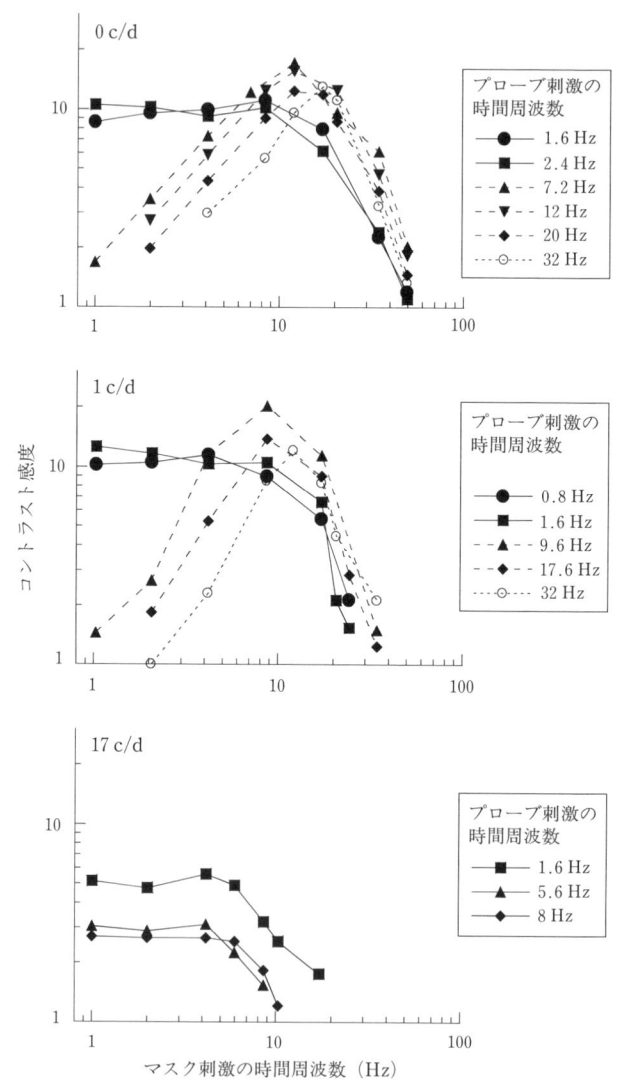

図 8.22 マスキング法により得られた視覚系のサブチャンネルの時間周波数特性[11]

ネルのみが現れるが, 刺激の空間周波数が低い場合には, 低域透過型のチャンネルに加えて, 10 Hz 付近に感度のピークを持つ帯域透過型のチャンネルが現れる. プローブ刺激の時間周波数が 32 Hz の実験結果は, さらに高い時間周波数に感度を持つチャンネルの存在を示唆しているが, 10 Hz 付近にピークを持つチャンネルとの違いはあまり顕著ではない. この結果は, チャンネルの空間周波数特性とは対照的である. 図 8.14 に示すように, 空間周波数の場合は, 順応刺激ごとに, その空間周波数にピークを持つチャンネルが現れるが, 時間周波数の場合は, プローブ刺激の時間周波数を広い範囲で変えても現れるチャンネルの数は 2 つないし 3 つである. これは, 時空間周波数チャンネルの時間特性のバリエーションが空間特性ほどには多くないことを示している. 　　　(佐藤雅之)

参考文献

1) Barlow HB: Temporal and spatial summation in human vision at different background intensities. *Journal of Physiology*, **141**: 337-350, 1958.
2) van Nes FL, Bouman MA: Spatial modulation transfer in the human eye. *Journal of the Optical Society of America*, **57**: 401-406, 1967.
3) Campbell FW, Robson JG: Application of Fourier analysis to the visibility of gratings. *Journal of Physiology*, **197**: 551-566, 1968.
4) Graham N, Nachmias J: Detection of grating patterns containing two spatial frequencies: A comparison of single-channel and multiple-channels model. *Vision Research*, **11**: 251-259, 1971.
5) Blakemore J, Campbell FW: On the existence of neurons in the human visual system selectively sensitive to the orientation and size of retinal images. *Journal of Physiology*, **203**: 237-260, 1969.
6) Blakemore C, Sutton P: Size adaptation: A new aftereffect. *Science*, **166**: 245-247, 1969.
7) Georgeson MA, Sullivan GD: Contrast constancy: Deblurring in human vision by spatial frequency channels. *Journal of Physiology*, **252**: 627-656, 1975.
8) Kelly DH: Visual responses to time-dependent stimuli, I, Amplitude sensitivity measurements. *Journal of the Optical Society of America*, **51**: 422-429, 1961.
9) Kelly DH: Theory of flicker and transient responses, II, Counterphase gratings. *Journal of the Optical Society of America*, **61**: 632-640, 1971.
10) Robson JG: Spatial and temporal contrast-sensitivity functions of the visual system. *Journal of the Optical Society of America*, **56**: 1141-1142, 1966.
11) Hess RF, Snowden RJ: Temporal properties of human visual filters: Number, shapes and spatial covariation. *Vision Research*, **32**: 47-59, 1992.

9

時空間特性 II　―色覚，時空間的相互作用，周辺視―

9.1　色覚の時空間特性

人間は，目に入射する光の分光組成の違いを色という感覚としてとらえている．色は物体を認識する上で重要な役割を果たしており，視覚情報は，色情報と輝度情報が別々のチャンネルで処理され，伝達されていると考えられている．交照法によって得られる分光感度関数は輝度チャンネルの特性を反映していると考えられるので，交照法の結果に基づき色光の強度を調整することにより，色チャンネルのみを選択的に刺激するパターンをつくることができる．そのようなパターンを用いることにより，色覚の時空間特性を測定することができる．

9.1.1　空間的コントラスト感度

色覚の空間的コントラスト感度を測定するために，刺激として図9.1のような色度変調のグレーティングが用いられる．色度が異なる2つの色光（この場合は赤と緑）の輝度を位置の関数として正弦波状に変化させ，位相を半周期ずらして重ね合わせる．2つの色光の輝度変化の振幅を等しくすれば輝度の和は位置によらず一定となる．1つの色光の輝度値の最大値，最小値，平均値，輝度変化の振幅をそれぞれ $L_{\max}$，$L_{\min}$，L_{mean}，A とすると，色度変調のコントラスト C は，

$$C = \frac{A}{L_{\mathrm{mean}}} = \frac{L_{\max} - L_{\min}}{L_{\max} + L_{\min}}$$

と定義される．ただし，コントラスト値が一定の値を持っていたとしても，実際に色がどの程度変化するかは2つの色光の色がどれくらい異なっているかに依存するので注意する必要がある[*1]．

[*1] CIELABの色差式（5巻参照）などを用いて色差を計算しても正確な色差が保証されるわけではない．輝度定義コントラストの方が単純な分使いやすい場合も少なくない．

9.1 色覚の時空間特性

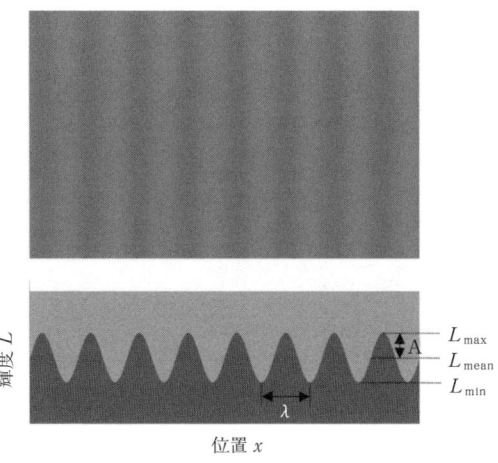

図 9.1 色度変調グレーティング

　グレーティングが空間的に一様なパターンと区別されるために必要なコントラストの閾値を測定し，その逆数を感度と定義する．この感度を空間変調の周波数の関数として測定したものが色の空間的コントラスト感度関数である．図 9.2 に測定例を示す[1]．図 9.2 A の●は，赤-緑の等輝度色度変調グレーティングを用いた場合の結果を表している．混合する 2 つの色光として 602 nm と 526 nm の波長の光を用いている．○は 526 nm の色光のみを用いた輝度変調グレーティングに対する結果である．これらの刺激パターンの平均輝度は 15 cd/m^2 である．図 9.2 B の●は，577 nm と 470 nm の光を用いた黄-青の等輝度色度変調グレーティングに対する結果を表している．○は 577 nm の色光のみを用いた輝度変調グレーティングに対する結果である．これらの刺激パターンの平均輝度は 2.1 cd/m^2 である．ここで用いた刺激の波長や平均輝度の範囲では，それらの違いによらず，輝度変調のグレーティングに対する感度の空間周波数特性は帯域透過型である．一方，色度変調のグレーティングに対する感度関数は低域透過型である．

9.1.2 時間的コントラスト感度

　色度が異なる 2 つの色光の強度を時間的に正弦波状に変化させ，位相を半周期ずらして重ね合わせることにより，輝度が一定のまま色度のみが時間的に変化する刺激をつくることができる．このような刺激を用いることにより，色覚の時間周波数特性を測定することができる．パターンの時間的な変化が検出されるため

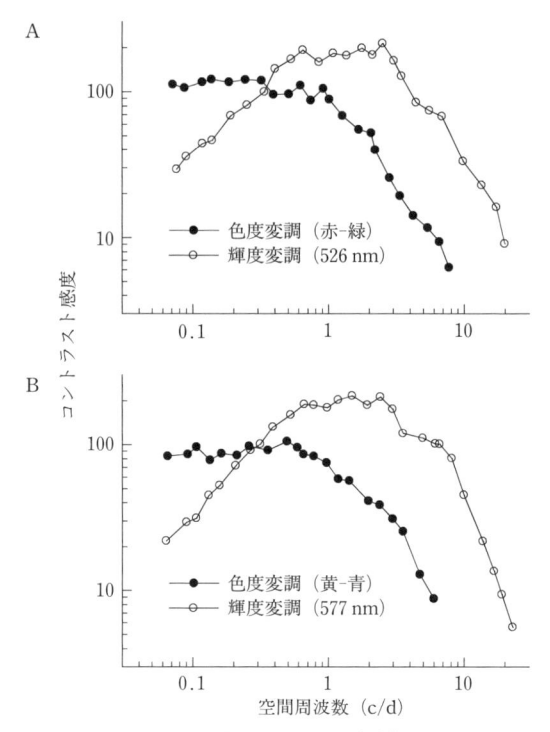

図9.2 空間的コントラスト感度関数[1]
等輝度で色度が変化する場合（●），および等色度で輝度が変化する場合（○）．

に必要なコントラストの閾値を測定し，その逆数を感度と定義する．この感度を時間変調の周波数の関数として測定したものが時間的コントラスト感度関数である．

　図9.3に測定例を示す[2]．図9.3Aはテスト刺激の時間的な変化を表している．テスト刺激の大きさは1.8°で，周辺は暗黒である．網膜照度は80 tdである．R, G, Yのxy色度座標はそれぞれ(0.71, 0.29), (0.23, 0.70), (0.57, 0.41)である．輝度変調の条件では，RとGの色光を同じ位相で重ね合わせるので，パターンの色度は変化せず，輝度のみが変化する．色度と輝度の両方が変化する条件では，Rの色光のみを2倍の振幅でYに重ねる．こうすることで，

[*2] 色の変化は，色度のみが変化する条件で赤↔緑の変化であるのに対して，色度と輝度の両方が変化する条件では赤↔黄となる．

9.1 色覚の時空間特性

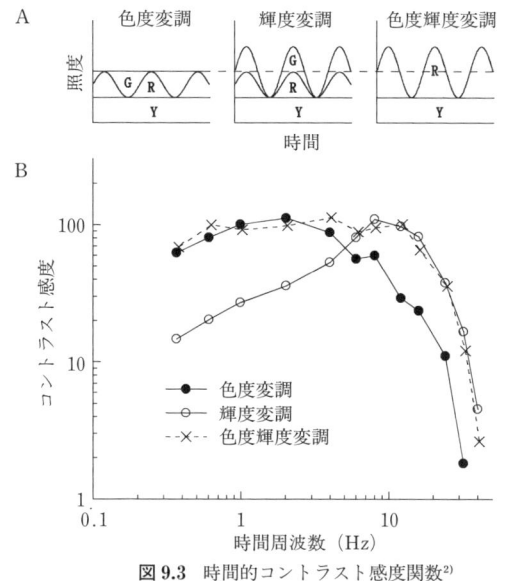

図 9.3 時間的コントラスト感度関数[2)]
等輝度で色度が変化する場合（●），等色度で輝度が変化する場合
（○），および色度と輝度の両方が変化する場合（×）．

この条件における色度変化の振幅は色度のみが変化する条件と等しく[*2]，輝度変化の振幅は輝度のみが変化する条件と等しくなる．図9.3Bに実験結果を示す．輝度変調の条件（○）では，10 Hz 付近で感度が最大となる帯域透過型の特性が見られる．色度変調の条件（●）では，緩やかな帯域透過型の特性が見られるが，感度が最大となる周波数は輝度変調の場合よりも低く，低周波数領域における感度の低下も輝度変調の場合ほど顕著ではない．色度と輝度が両方変化する条件で得られる感度関数（×）は，それぞれが単独で変化する条件で得られる感度関数の包絡線となっている．

9.1.3 時間的二刺激法による時間応答の測定

時間的二刺激法（temporal double-pulse method）も視覚系の時間応答特性を調べる有効な手段である．短いパルス状の光刺激を2回続けて呈示し，刺激が検出されるために必要な刺激強度の閾値を測定し，1回の場合の閾値と比較する．視覚系の時間分解能が十分に高ければ，2つのパルスに対する応答は別々に処理されるので，検出のために必要な刺激の強度は変化しないと考えられる．ただし，実験によって得られる閾値は刺激が2回呈示されることによる確率的加算

の影響を受けるので,その程度,閾値が低下することが予想される.視覚系の時間分解能が低ければ,2つのパルスに対する応答は処理の過程で足し合わせられるので,確率的加算から予想される以上に閾値が低下すると考えられる.2つのパルスの刺激呈示開始時刻のずれ(stimulus onset asynchrony:SOA)を操作し,SOAと閾値の関係を調べることにより,パルス光に対する応答の時間経過に伴う変化を推定することができる.

図9.4に測定例を示す[3]).テスト刺激の大きさは1.5°で,周辺は暗黒である.網膜照度は10 tdである.ここに20 ms間,輝度または色度の変化を加える.横軸はSOAを表しており,縦軸は足し合わせ係数(summation index)を表している.足し合わせ係数 S は,$S \equiv -\log(T_d/T_s)$ により定義される.ここで,T_s と T_d は,パルス状のテスト刺激の変化がそれぞれ1回であった場合と2回であった場合の刺激の検出閾を表している.パルスが2回のときの閾値が1回のと

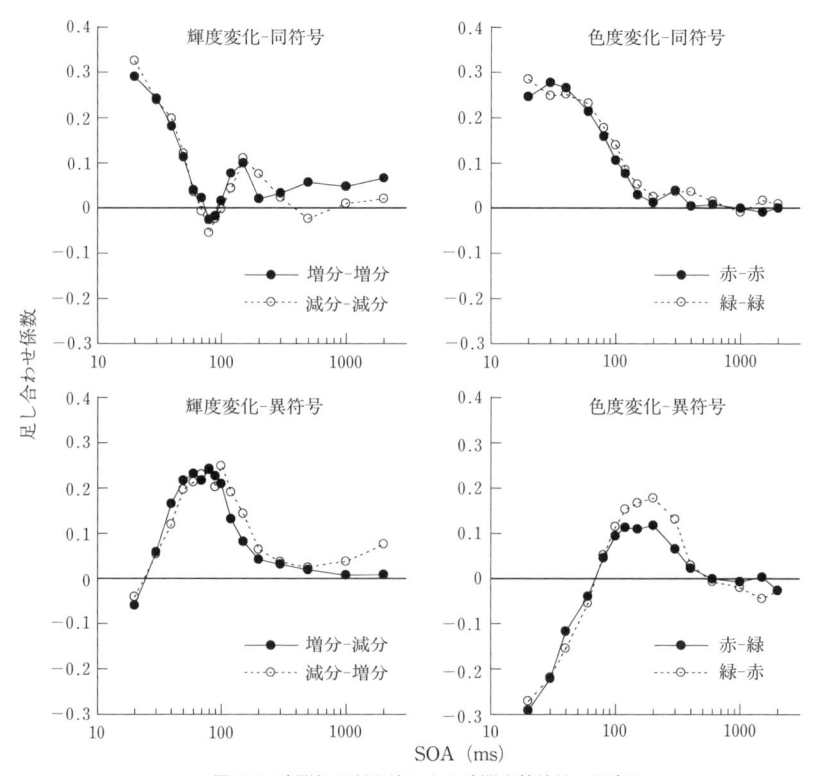

図9.4 時間的二刺激法による時間応答特性の測定[3])

きと同じであれば，$S=0$ となる．2回のパルスに対する応答が完全に足し合わせられ，2回のときの閾値が1回のときの半分になれば，$S=-\log(1/2)\cong 0.301$ となる．

　左上のグラフは，パルス状の変化が輝度の増分（●）または減分（○）であった場合の結果を表している．SOA が小さいときには，足し合わせ係数は，完全な足し合わせを意味する 0.3 付近の値を示しているが，SOA が増加するのに伴って，足し合わせ係数が減少することがわかる．興味深いのは，SOA が 80 ms 程度のときに足し合わせ係数が負の値を示すことである．これは，パルスが2回呈示されるときの閾値が1回のときよりも大きいことを意味している．すなわち，2回のパルスの応答が加算的に働くのではなく，互いに抑制的に作用することを表している．これは，インパルス応答における抑制相に対応し，時間周波数特性における帯域透過型に対応する特徴である．

　左下のグラフは，2回のパルス状の輝度変化の極性を互いに反対にした場合の結果を表している．増分，減分（●）の順でも，減分，増分（○）の順で呈示しても同様の結果が得られている．SOA が小さい場合には，極性の異なる2つのパルスに対する応答は互いに相殺され，足し合わせ係数は負の値を示すが，SOA が 80 ms の前後では，足し合わせ係数が 0.2 を超える大きな値を示している．これは，極性の異なる2つのパルスに対する応答が加算的に働くことを表している．1つのパルスに対する応答が2つの相を持ち，正の応答の後に負の応答が続き，第1のパルスに対する負の応答と第2のパルスに対する正の応答が足し合わせられるためであると考えることができる．このように考えれば，輝度変化の極性が等しい場合と異なる場合に現れた特徴を統一的に理解することができる．

　右上のグラフは，色度の変化に対する結果である．輝度を一定に保ったまま 630 nm（●）または 500 nm（○）の単色光を加える．輝度の変化の場合と同様に，SOA が小さい場合には足し合わせが起こり，SOA の増加に伴い足し合わせ係数が減少することがわかる．輝度の場合との違いは，足し合わせ係数の減少がなだらかであることと足し合わせ係数が負の値にはならないことの2点である．

　右下のグラフは，2回のパルス状の色度変化の極性を互いに反対にした場合の結果を表している．赤，緑（●）の順でも，緑，赤（○）の順で呈示しても同様の結果が得られている．輝度変化の場合と同様に，SOA が小さい場合には足し合わせ係数が負の値をとり，SOA の増加に伴い足し合わせ係数が正の極大値をとり，その後 0 に漸近している．輝度の場合との違いは，輝度の場合に比べて足

し合わせ係数が極大値をとる SOA の値が大きいことと，極大値が小さいことの2点である．

　SOA の増加に対する足し合わせ係数の変化が輝度の場合に比べて色度が変化する条件においてなだらかであるということは，輝度応答に比べて色応答の持続時間が長いことを意味している．また，同符号条件における足し合わせ係数の谷や異符号条件におけるピークが輝度変化の条件に比べて色度変化の条件では顕著でないということは，色応答における抑制性の応答が輝度応答の場合ほど顕著でないということを表している．これらは，色度変調と輝度変調に対する時間的コントラスト感度関数の違いとよく対応している．

9.1.4　時空間的受容野構造

　輝度の時間的あるいは空間的変調に対する感度の周波数特性は帯域透過型であり，色度に対するそれは，輝度に比べて低い周波数領域に感度のピークを持つ緩やかな帯域透過型もしくは低域透過型であることを述べてきた．このような色と輝度に対する時空間周波数特性は比較的単純な受容野構造を仮定することにより説明することができる．

　図 9.5 A に示すように，ある神経細胞が，受容野の中心部では L 錐体から興奮性の信号を受け取り，周辺部では M 錐体から抑制性の信号を受け取ると仮定する．このような受容野構造を持つ神経細胞は網膜神経節細胞や外側膝状体に数多く見られ，反対色型細胞と呼ばれている．このような細胞の受容野全体が長波長の光で照らされた場合には M 錐体よりも L 錐体の応答が相対的に大きくなり，細胞は興奮性の応答を示すが，中波長の光で照らされた場合には L 錐体よりも M 錐体の応答が相対的に大きくなるので細胞は抑制性の応答を示す．このような細胞は応答の極性により刺激の色を符号化していると考えることができる．この細胞のように赤で興奮し緑で抑制されるものの他にも，応答の極性が反対になっているものや黄-青を符号化しているものなど，反対色型細胞にはさまざまな種類があるが，ここでは簡単のために図のような細胞についてのみ考える．

　図 9.5 C と D はこの反対色型細胞の受容野の大きさと輝度変調グレーティングの空間周波数の関係を表している．図 9.5 C のように空間周波数が低い場合には，中心の興奮性の領域と周辺の抑制性の領域に大きな入力が与えられるので，これらが相殺され，細胞の応答は比較的小さくなる．一方，図 9.5 D のように空間周波数が高い場合には，周辺の抑制性の領域への入力が小さくなるので，C の

9.1 色覚の時空間特性

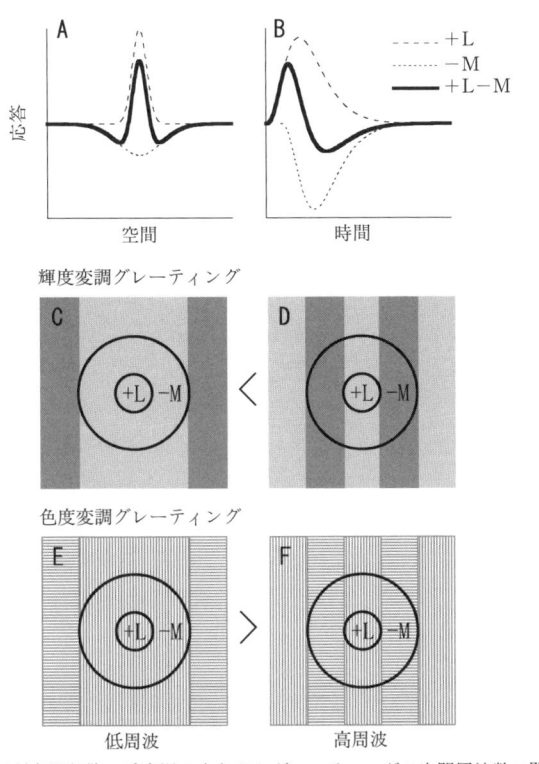

図9.5 反対色型細胞の受容野の大きさとグレーティングの空間周波数の関係

場合よりも細胞の応答は大きくなる．このように，輝度変調グレーティングに対するこの細胞の応答は低空間周波数領域で感度の低下を示す．図9.5Eと9.5Fはこの細胞の受容野と色度変調グレーティングの空間周波数の関係を表している．図9.5Eのように空間周波数が低い場合には，中心の興奮性の領域と周辺の抑制性の領域に同一の色度変化，たとえば赤が入力として与えられる．ニュートラルな色から赤への変化は興奮性の信号を強めるだけでなく，抑制性の信号を弱めることになるので，細胞の応答は興奮性となる．一方，図9.5Fのように空間周波数が高い場合には，周辺の抑制性の領域への入力が中心のそれとは反対の色度変化，たとえばこの場合は緑の入力が与えられ，Eの場合に比べ，抑制性の信号が強くなり，細胞の応答は弱くなる．このように，輝度変調グレーティングに対して帯域透過型の特性を示す同じ細胞が色度の変調に対しては低域透過型の特性を示す．

時間特性に関しても，図9.5Bのような応答を仮定することにより，色度と輝度の時間変調に対する応答特性を1つの細胞で実現することができる．ここでは，M錐体からの抑制性の信号がL錐体からの興奮性の信号よりも長い時間遅れを持つと仮定している．細胞全体の応答は図9.5Bのように2相性の応答を示すので，輝度の時間変調のグレーティングに対する応答は帯域透過型となる．空間変調の場合と同様に，輝度の減衰と色度の緑への移行は抑制性の結合を持つM錐体に対して逆の効果をもつので，色度変調のグレーティングに対する細胞の応答は低域透過型の特性を示す．このように，1つの細胞の受容野を仮定することにより色応答と輝度応答の時空間特性を説明することができる．反対色型細胞が色チャンネルと輝度チャンネルの両方の基礎を担っているとする考え方は二重職務仮説（double duty hypothesis）と呼ばれている（6.5.4項参照）．

9.2 視覚マスキング

9.2.1 マスキング

視覚刺激の見えが他の視覚刺激によって妨げられる現象を視覚マスキング（visual masking）という．図9.6は，マスク刺激の呈示に伴うテスト刺激の検出閾の変化を表している[4]．テスト刺激とマスク刺激はそれぞれ直径0.5°と12°

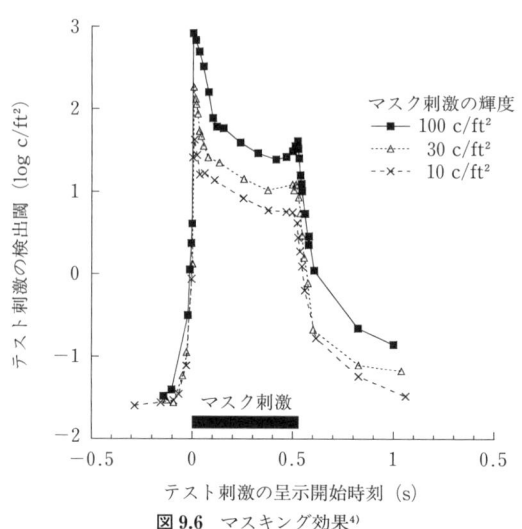

図9.6 マスキング効果[4]

マスク刺激の影響によりテスト刺激の検出閾が増加する．

の円形で,同心円状に重ねて呈示される.テスト刺激とマスク刺激の呈示時間はそれぞれ 10 ms と 524 ms である.横軸はテスト刺激の呈示開始時刻を表している.時間軸の原点はマスク刺激の呈示開始時刻である.マスク刺激の影響により,テスト刺激が検出されるための閾値が上昇する様子がわかる.マスク刺激の輝度が高いほどその効果が大きい.興味深いのは,マスク刺激の呈示開始時と終了時に閾値上昇の効果が一時的に増加している点である.外界の時空間的な変化は生体にとって重要な情報であるので,視覚系も視覚入力の時空間的な変化を強調する仕組みを備えている.マスク刺激の呈示開始時と終了時にマスキング効果が増加するのは,そのような仕組みの働きにより,マスク刺激の見えが強調されるためであると考えることができる.

9.2.2 メタコントラスト

テスト刺激とマスク刺激が空間的に隣接しているが重ならない条件におけるマスキング効果は非常に特徴的な時間特性をもつことが知られている.マスク刺激がテスト刺激よりも 0.1 s 程度遅れて呈示された場合にマスキングの効果が最大になる.このような空間的条件において後から呈示されたマスク刺激が先に呈示されたテスト刺激に影響を及ぼす逆行性のマスキング効果はメタコントラスト(metacontrast)と呼ばれている(一方,マスク刺激がテスト刺激よりも先に呈示された条件における順行性の効果はパラコントラスト(paracontrast)と呼ばれている).

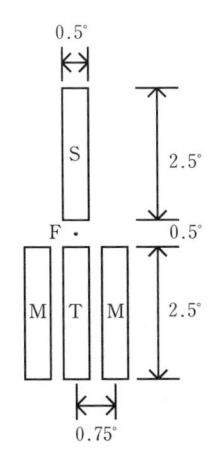

図 9.7 メタコントラストの測定のために Alpern が行った実験[5]における刺激の配置

図 9.7 に Alpern[5]) が実験で用いた刺激の配置を示す．被験者は両眼に呈示された固視点 F を固視した．テスト刺激 T とマスク刺激 M はある時間間隔をおいて被験者の右目に呈示された．標準刺激 S はテスト刺激と同時に被験者の左目に呈示された．これらの刺激の呈示時間は 9.8 ms であった．標準刺激の輝度は 10.6 ft-L であった．マスク刺激の輝度は 0.1 ft-L から 3000 ft-L の範囲であった．図 9.8 は，標準刺激と同じ明るさに知覚されたテスト刺激の輝度をマスク刺激の呈示時刻の関数として表している．時間軸の原点はテスト刺激の呈示時刻である．マスク刺激がテスト刺激よりも後に呈示されたときにマスキング効果が大きくなることがわかる．また，マスク刺激の輝度が大きいほど効果が最大となる時間遅れが長くなることがわかる．Alpern は他にも，テスト刺激とマスク刺激の間隔やこれらの刺激の偏心度を変数としてマスキング効果の大きさを測定し，テスト刺激とマスク刺激の間隔が大きいときには効果が減少すること，偏心度とともに効果が大きくなることを見出している．

9.2.3 パターンマスキング

ランダムなノイズパターンやテスト刺激と類似した構成要素からなるパターンをマスク刺激として用い，テスト刺激と空間的に同じ位置に重ねて呈示する場合

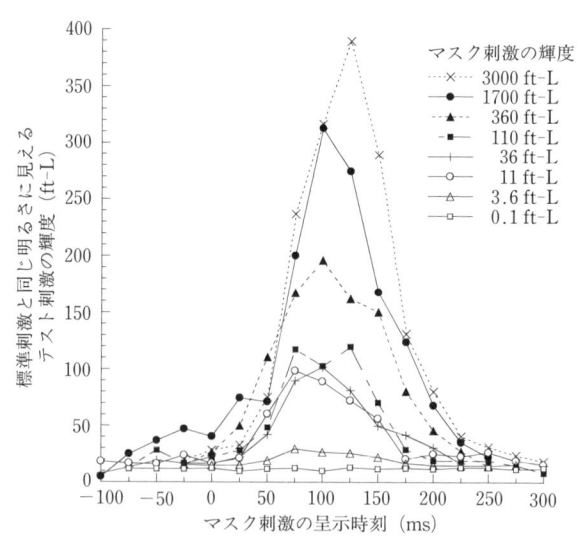

図 9.8 マスク刺激の呈示時刻がマスキング効果の大きさに与える影響[5])
テスト刺激に隣接するマスク刺激がテスト刺激よりも 0.1 s 程度遅れて呈示された場合に効果が最大になる．

には，マスキングの効果はテスト刺激とマスク刺激が同時に呈示されるときに最大になり，呈示時刻のずれが大きくなるのに従い，効果は単調に減少する．

テスト刺激を左右どちらか一方の目に呈示し，マスク刺激をもう一方の目に呈示するダイコプティック条件（dichoptic condition）でも，マスキング効果は生じる．しかし，マスク刺激がテスト刺激よりも遅れて呈示される条件で生じる逆行性のマスキング効果は刺激を呈示する目の影響をあまり受けないのに対し，順行性の効果は大きくその影響を受け，ダイコプティック条件ではあまり効果が得られないことが知られている．逆行性の抑制作用が，両眼の情報が統合される第1次視覚野以降で生じるのに対し，順行性の作用は網膜などの抹消レベルで生じることが示唆される．

マスキング効果はそれ自体が興味深い研究対象であるが，パターンマスキングは，刺激の呈示時間を制御するための実験道具としても重要な役割を果たしている．刺激の呈示時間は心理物理学における重要な実験パラメータの1つである．しかし，どれくらい短い呈示時間で知覚が成立するかを知るために単純に呈示時間を短くしても，呈示時間が0.1秒程度より短い範囲では，視覚的持続のために時間の効果が現れないことがある．そこで，テスト刺激の呈示終了直後にマスク刺激を呈示し，視覚的持続が生じにくい条件で呈示時間の効果を測定するという手法がよく用いられている．

9.2.4　マスキングのモデル

BrietmeyerとGanz[6]は，視覚刺激に対して過渡的な（transient）応答を示すチャンネルと持続的な（sustained）応答を示すチャンネルを仮定し，2つのチャンネル間での相互作用やチャンネル内での作用により，いくつかのタイプを持つマスキングのメカニズムを説明している．

チャンネル間抑制は，マスク刺激がテスト刺激よりも後に呈示された場合に生じる逆行性のマスキング効果を説明するためのメカニズムである．マスク刺激に対する過渡型チャンネルの応答がテスト刺激に対する持続型チャンネルの応答を抑制すると仮定する．図9.9に示すように，過渡型チャンネルに比べて持続型チャンネルの応答は潜時が長いのでテスト刺激が先行する場合に抑制効果が最大になる．

チャンネル内抑制は，マスク刺激がテスト刺激よりも先に呈示された場合に生じる順行性のマスキング効果を説明するためのメカニズムである．抑制のメカニズムとして，中心-周辺拮抗型の受容野構造を仮定する．抑制性の信号は興奮性

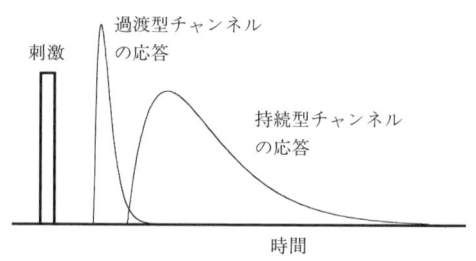

図9.9 短時間呈示された視覚刺激に対する過渡型チャンネルと持続型チャンネルの応答

の信号に比べて時間遅れが長いのでマスク刺激が先行する場合に抑制効果が最大になる．

チャンネル内統合は，マスク刺激とテスト刺激が同時に呈示された場合に生じるマスキング効果を説明するためのメカニズムである．テスト刺激とマスク刺激が空間的に同じ位置に呈示されるときにこのような時間特性が得られる．1つのチャンネルがテスト刺激とマスク刺激により刺激されることにより生じる効果なので，2つの刺激の呈示が同時であるときに効果が最大になる．

9.3 視覚的持続

視覚刺激が消失した後も，視覚情報がしばらくの間感覚として持続することが知られている．これは，視覚的持続もしくはアイコニックメモリー（iconic memory）などと呼ばれている．ここでは，視覚的持続の存在を示すことに貢献したSperlingの実験と視覚的持続の持続時間を測定するために有効なDi Lolloの実験手法を紹介する．

9.3.1 部分報告法

Sperling[7]は，図9.10に示すような文字の配列を用いて，瞬間的に呈示された視覚パターンに対する記憶の容量を測定した．刺激は50 ms間呈示された．全体を報告する課題では，被験者は呈示された12個すべての文字を記憶に基づいて応答した．正答できる文字数は4文字程度であることが明らかになった．部分を報告する課題では，3行のうちの1行のみについて応答した．どの行を報告するかは視覚刺激と同時に与えられた音声信号の音の高さによって指示された．正答できる文字数は3文字程度であることが明らかになった．被験者は音声を聞く

7 I V F
X L 5 3
B 4 W 7

図 9.10 短期的な記憶の実験のために Sperling[7]が用いた刺激

まで応答するべき行を知らないので，あらかじめ1つの行を選択して記憶することは成績を向上させるための有効な戦略ではない．どの行についても3文字程度正答できると考えられるので，視覚パターンが消失した直後における記憶容量は9文字程度であるということができる．Sperling はさらに，音声信号の時間遅れを長くしていくと部分報告による優位性が失われることを示している．時間遅れが0.3sのときの記憶容量は6文字程度であるが，時間遅れを1sにすると全体報告のときと成績が変わらなくなる．これらの実験結果は，視覚刺激が消失した後もしばらくの間は，被験者にとって利用可能な視覚情報が感覚として持続していることを示唆している．その持続時間は1s以下であると考えられる．

9.3.2 Di Lollo の実験

図9.11は，Di Lollo[8]が実験で用いた刺激パターンを表している．刺激は12個のドットから構成されている．まず，図9.11Aのようなパターンをある一定の時間呈示する．次に，適当な時間間隔（interstimulus interval：ISI）をおいてBのようなパターンを呈示する．AとBの12個ずつのドットの位置は互いにずれていて，両者を重ね合わせるとCのようなパターンになる．被験者の課題は，ドットが欠落している位置を応答することである．Bが呈示されるのはAが消失した後であるが，視覚的持続によりAとBのパターンが同時に知覚されれば容易に課題を遂行することができる．しかし，どちらかのパターンしか知覚されなければ，ドットが欠落している位置を正答することは困難である．この

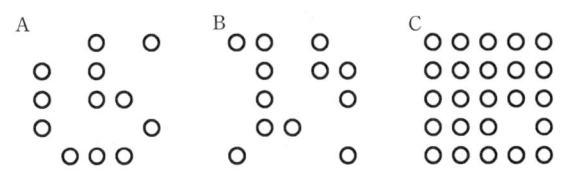

図 9.11 視覚的持続の時間を計測するために Di Lollo[8]が用いた刺激

実験手法の利点は，刺激の呈示時間や輝度などのパラメータを系統的に操作することが容易な点である．視覚的持続のさまざまな特性に関して明らかにするうえで有効な洗練された手法であるといえる．

ShioiriとCavanagh[9]は，この方法を応用して，輝度定義図形と運動定義図形の視覚的持続の持続時間を比較している．刺激の呈示時間は，第1の刺激も第2の刺激もともに67 msであった．ISIが短いときには正答率は100%に近い値を示すが，ISIが長くなるにつれて正答率は徐々に低下し，一定の水準に収束する．輝度定義図形の視覚的持続は比較的短く，この研究で定義された持続時間は50～85 ms程度であったが，運動定義図形の持続時間はそれよりも長く130 ms程度であった．視覚的持続は，視細胞のレベルやそれよりも高次の運動検出のレベルなど，さまざまなレベルに起源を持つものと思われる．Shioiriらの研究は，レベルやメカニズムにより視覚的持続の時間が異なることを示している．

9.4 周辺視I ―構造的な相違―

9.4.1 錐体・桿体の分布

視野の周辺では視力が急激に低下する．高い空間分解能が得られるのは，視野の中心のごく狭い領域に限られている．細かいものを見るときに，目を動かし視線の向きを変える必要があるのはこのためである．一方，暗いところで物を見る（暗所視）ときは，少し状況が異なっている．最高の視力が得られるのは5°程度周辺の視野である．たとえば，天体望遠鏡で暗い星雲を観察する場合など，対象物が暗くてよく見えないときには，視線を少しそらすことによりかえって鮮明に見える場合がある．このような視力の視野依存性は視細胞の分布と関係がある．周辺視野での視覚を周辺視（peripheral vision）という．

図9.12に錐体と桿体の分布を示す[10]．錐体は，視野の中心のごく限られた領域に集中的に存在し，視野の周辺では急激に密度が低下することがわかる．反対に，桿体は視野の中心には存在しない．密度のピークは周辺視野15～20°のあたりである．なお，網膜上の上側とは視野では下側に相当する．網膜上の鼻側は，右目の視野の右側，左目の視野の左側である．網膜の鼻側15°付近には視細胞の存在しない領域があり，盲点と呼ばれている．図9.13は網膜の写真である[10]．中心窩で錐体が高い密度で分布している様子がわかる．1つの錐体と隣の錐体の間隔は約0.5分である．鼻側5°では，錐体と桿体が混在している．大きいのが錐体で小さいのが桿体である．鼻側30°では，錐体の比率がさらに低下している

9.4 周辺視I —構造的な相違—

図 9.12 視細胞の分布[10]

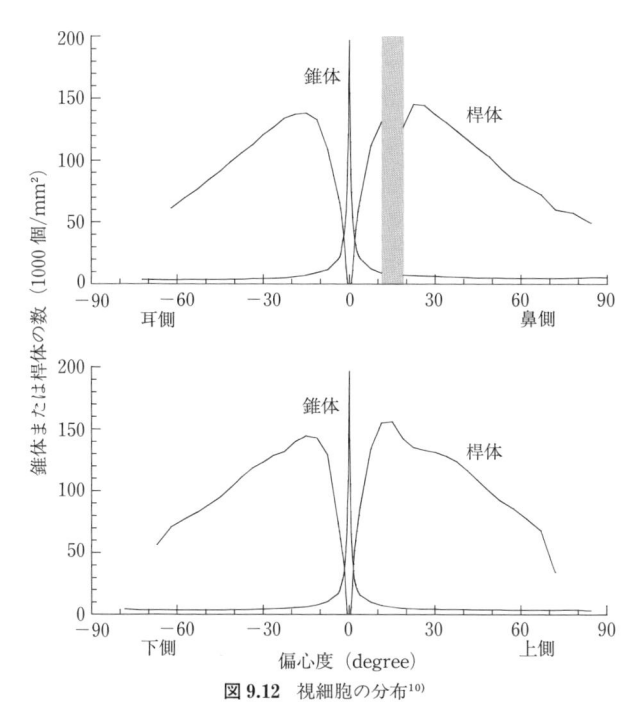

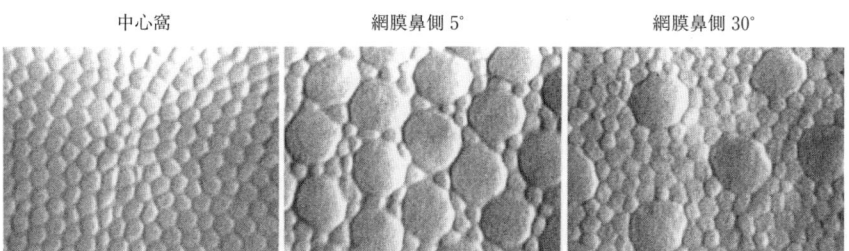

図 9.13 視細胞のモザイク[10]

中心窩の中心領域では，錐体のみが高密度で分布する．網膜の周辺では，錐体と桿体が混在する．網膜鼻側5°および30°の写真では，大きいほうが錐体，小さいほうが桿体である．周辺にいくほど錐体の密度が低下する様子がよくわかる．

ことがわかる．

　錐体には3つの種類がある．それぞれ長波長，中波長，短波長領域に感度を持ち，L，M，S錐体と呼ばれている．S錐体は，他の錐体と形状が異なり，また，特定の色素で選択的に染色することができるので，その分布を調べることが可能である．図9.14にS錐体の分布を示す[11]．S錐体の分布の特徴は，桿体と同様

図 9.14 S 錐体の分布[11]

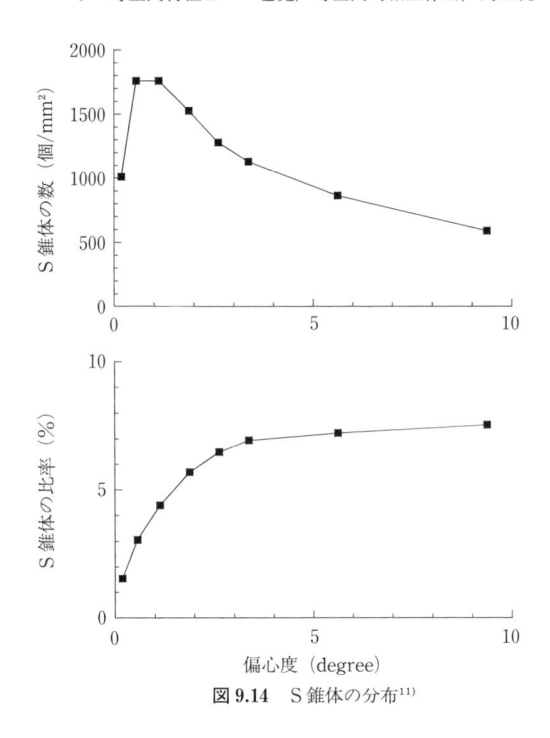

に，中心小窩（中心窩の中心部分）には存在しない点である．したがって，小さい刺激の色弁別は，色覚正常者であっても 3(T)型 2 色覚者と同様の特徴を示す．この現象は小視野 3(T)型 2 色覚（小視野トリタノピア）と呼ばれている．

　L 錐体と M 錐体を形状から区別することはできない．Cicerone と Nerger[12] は，順応を用いた心理物理実験により，L 錐体と M 錐体の数の比率を推定している．錐体の数の比は 6 名の被験者の間で個人差があり，その値は 1.46～2.36 であることを示している．Roorda と Williams[13] は，補償光学の技術を応用して，生きた人間の網膜の錐体の配列を撮影している．順応状態を変えて撮影を繰り返し，画像の濃度を比較することにより個々の錐体の種類を判別することに成功している．図 9.15（口絵 3）は偏心度 1°における 3 錐体の分布を表している．擬似的にカラーを用いて表現されており，赤，緑，青はそれぞれ L，M，S 錐体を表している．左は被験者 AN の鼻側網膜，右は被験者 JW の耳側網膜である．ともに色覚正常であるが，L 錐体と M 錐体の数の比は大きく異なり，1.15 と 3.79 であった．錐体の分布もランダムであり，1 種類の錐体が固まっているところもあれば，そうでないところもあるという点も興味深い．

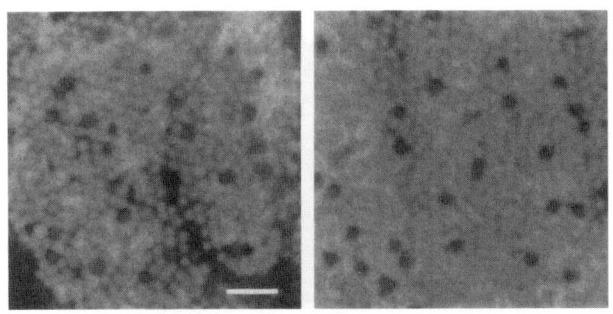

図 9.15 偏心度 1°における 3 錐体の分布（口絵 3）[13]
赤，緑，青はそれぞれ L，M，S 錐体を表す．左は被験者 AN の鼻側網膜，右は JW の耳側網膜．黄色いバーは視角 5 分を表す．

9.4.2 神経節細胞の分布

図 9.16 に神経節細胞の分布を示す[14]．神経節細胞も，桿体や S 錐体と同様に，中心小窩にはほとんど存在しない．密度のピークはその周辺領域にある．網

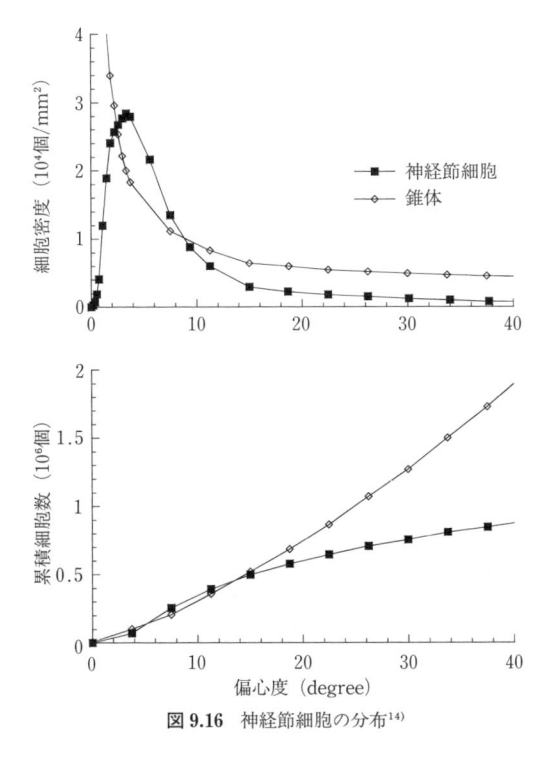

図 9.16 神経節細胞の分布[14]

膜の中心部はL錐体とM錐体しか存在しないきわめて特殊な領域であることがわかる．中心小窩の錐体はそれよりもやや周辺に存在する神経節細胞に接続する．15°付近までは神経節細胞と錐体の累積の細胞数はほぼ等しいが，それより周辺の領域では錐体のほうが数が多くなる．細胞の密度の違いからもわかるように，周辺領域では，中心領域に比べてより多くの錐体が1つの神経節細胞に接続する．

ヒトを含む霊長類の神経節細胞は，その細胞体と樹状突起の形態の違いからパラソル細胞（parasol cell），ミジェット細胞（midget cell）とその他に分類することができる．パラソル細胞は，大きな細胞体と大きく広がった樹状突起を持つ．Pα細胞と呼ばれることもある．サルの神経節細胞の10%を占め，網膜全体に一様に分布する．その軸策は，主として外側膝状体の大細胞層に投射し，一部は上丘に投射する（2.3節参照）．ミジェット細胞は，小さな細胞体を持ち，その樹状突起は狭い範囲に密に分枝する．Pβ細胞と呼ばれることもある．サルの神経節細胞の80%を占め，網膜の中心部に密に分布する．その軸策は外側膝状体の小細胞層に投射する．いずれの細胞も偏心度の増加に伴い樹状突起の広がりが大きくなる[15]．

9.4.3 スタイルス-クロフォード効果

光が瞳孔のどの場所を通るかにより明るさが異なって見えることが知られている．瞳孔の中心部を通る光が最も明るく見える．これは，スタイルス-クロフォード（Stiles-Crawford）効果と呼ばれている（1.1.3項参照）．この効果が生じるのは，視細胞が指向性を持つことと瞳孔の中心に向けて配列していることによると考えられている．したがって，網膜の周辺部では，視細胞は網膜に対して傾斜している．このような視細胞の性質と網膜の構造は，眼内で散乱したノイズ光をカットしてSN比を高める働きがあると考えられている．

9.5 周辺視II －周辺視における特性－

9.5.1 皮質拡大係数

大脳皮質の第1次視覚野上での位置は網膜上での位置と1対1に対応している．しかし，視野の中心部が投射する皮質上での面積は周辺部のそれに比べて大きい．視角1°の視野に対応する皮質上での長さを皮質拡大係数（cortical magnification factor）と呼ぶ．図9.17は，CoweyとRolls[16]が報告した皮質拡大係

図 9.17 皮質拡大係数[16]

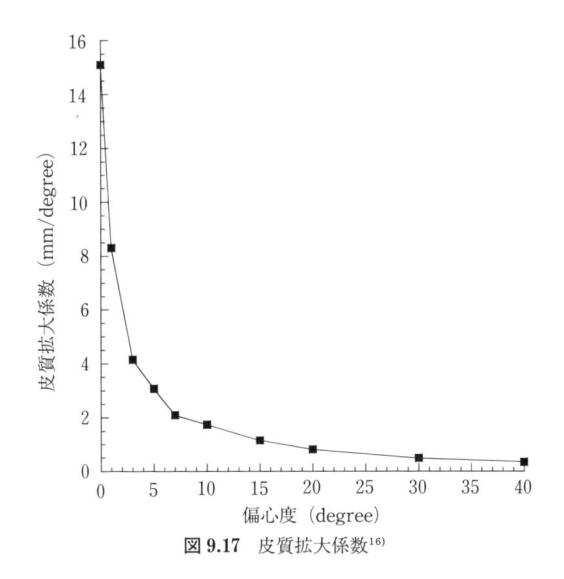

数を表している．

人間の視覚特性は視野の中で不均一であり，一般的に視野の中心部は周辺部よりも感度が高い．これは，視覚情報の処理に関与する皮質上での領域が中心視野では周辺に比べて広いからかもしれないし，それ以外の要因によるものかもしれない．網膜上での刺激の大きさを皮質拡大係数に基づいて調整し，皮質上での大きさを偏心度によらず一定にしたうえで中心視と周辺視の視覚特性を比較することは，この問題を解決する有効な手段である．

9.5.2 周辺視の時空間特性
a. 空間的足し合わせと視力

空間的足し合わせの臨界面積は，偏心度の増加に伴い大きくなることが知られている．Inuiら[17]は，5.6 td の背景上に 200 ms のテスト刺激を呈示し，臨界面積と偏心度の関係を測定している．刺激は左目の耳側網膜に呈示された．偏心度10°までの測定範囲において，臨界領域の直径 D_{min} は偏心度 $E°$ に対して線形に増加し，

$$D_{min} = 0.55 E + 4.15$$

により記述することができると報告している．

視力は偏心度の増加に伴い低下する．Anstis[18]は，判読するために必要な文字の大きさと偏心度の関係を測定している．文字の高さの閾値は，偏心度30°までの範囲では偏心度に対して線形に増加し，それ以上の範囲ではより急激に増加することを報告している．Anstis は，偏心度の増加に伴う視力低下のデモンストレーションとして，図9.18のような文字の表を提案している．それぞれの偏心度における文字の高さを閾値の10倍の値に設定しているので，左の点を固視したとき，3つの文字の視認性は観察距離によらず等しくなる．

b. 空間的コントラスト感度

図9.19に空間的コントラスト感度関数と偏心度の関係を示す[19]．コントラスト感度関数は帯域透過型の特性を示すが，偏心度が大きくなるのに伴って，最大感度を示す周波数が低くなることがわかる．刺激の大きさを皮質拡大係数に基づいて調整すると，右の図のように感度関数が偏心度によらず等しくなることが示

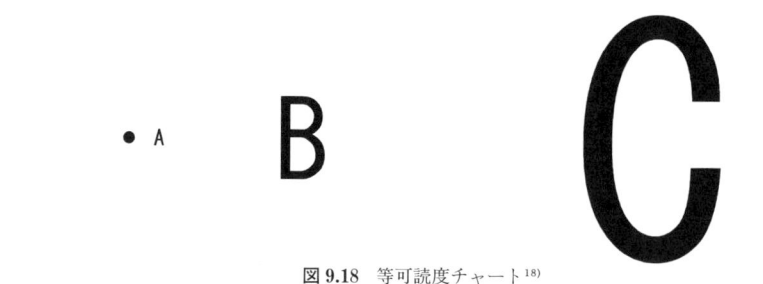

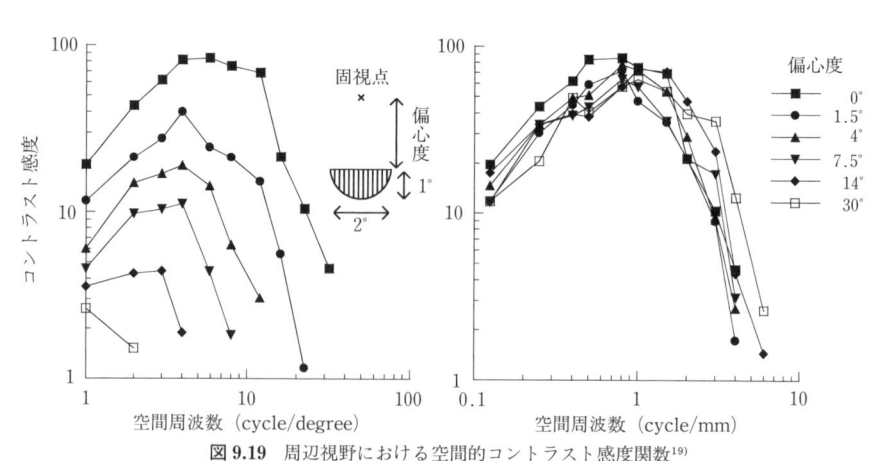

図9.18 等可読度チャート[18]

図9.19 周辺視野における空間的コントラスト感度関数[19]
左：刺激の大きさを $2°×1°$ に，右：刺激の大きさを皮質拡大係数に合わせて拡大．

されている．

c. 臨界融合周波数

多くの視覚機能は中心視において最大の感度を示すが，臨界融合周波数（critical fusion frequency：CFF）はその例外である．図 9.20 は偏心度と CFF の関係を表している[20]．円形のテスト刺激は片眼の鼻側の視野に呈示された．左の図は，刺激の直径を 1° に固定し，輝度を変化させたときの CFF の変化を表す．右の図では，刺激の輝度を 10 cd/m² に固定し，刺激の直径を変化させている．

空間分解能が優れているのは中心視野のごく狭い領域に限られているので，視覚的な対象物の細かい特徴を分析するためには視線をそちらへ向ける必要がある．周辺視野の役割として，視線を向けるべき対象物の存在を検出することはとりわけ重要であろう．すばやく動くものは生体にとって注意を払うべき重要な対象物であろうから，周辺視に高い時間分解能を持たせることは，進化の過程で獲得した生存のための有効な戦略であるといえるかもしれない．

9.5.3 周辺視における色覚

視野の周辺では色の見えが劣化する．図 9.21 は単色光の色の見えの評価を表している[21]．テスト刺激の直径は 1°，呈示時間は 500 ms，網膜照度は 20 td，テスト刺激の周辺は暗黒である．上のグラフでは，テスト刺激の呈示位置は中心窩である．真ん中のグラフでは，テスト刺激の呈示位置は網膜鼻側 40° である．中心視に比べて周辺視では著しく彩度が低下する様子がわかる．

色の見えは刺激の大きさの影響を受ける．図 9.21 の下のグラフでは，刺激の

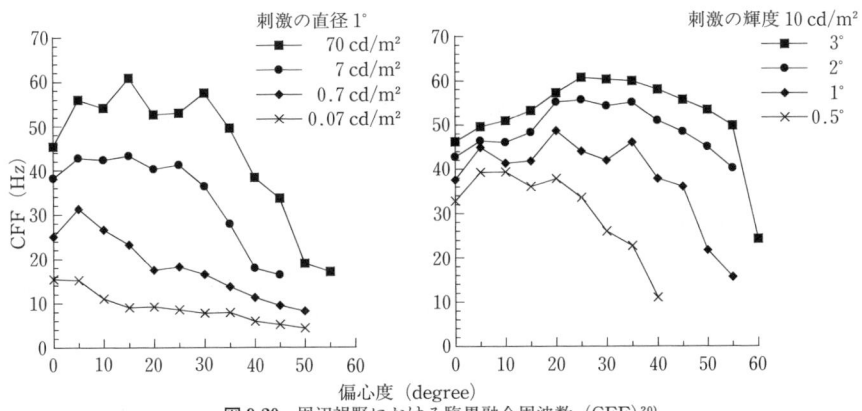

図 9.20 周辺視野における臨界融合周波数（CFF）[20]
左：刺激の直径 1°，右：刺激の輝度 10 cd/m².

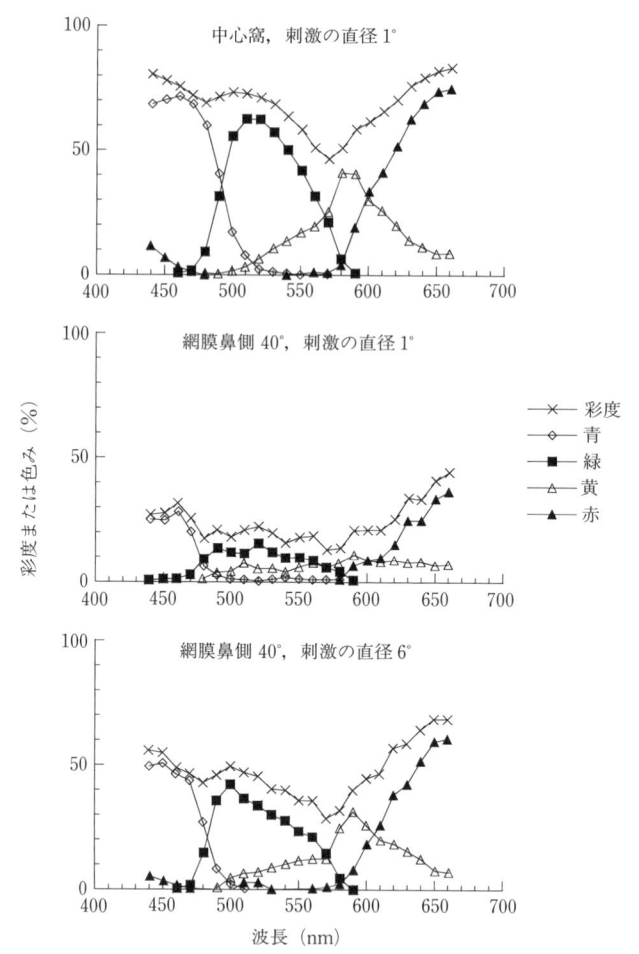

図 9.21 中心視と周辺視（網膜鼻側 40°）における単色光の色の見えの評価[21]

呈示位置は真ん中のグラフと同じ網膜鼻側 40°であるが，刺激の直径が 6°である．1°の場合に比べて，中心窩における見えに近づいていることがわかる．

Abramov ら[21]は，図 9.22 A のように，ある偏心度における 460, 510, 580, 650 nm の単色光に対するそれぞれ青，緑，黄，赤の評価値を刺激の直径の関数としてプロットし，図のような関数で近似した．便宜的に k の 3 倍の値を臨界サイズと定義し，偏心度と臨界サイズの関係を調べている．図 9.22 B に示すように，偏心度の増加に伴い臨界刺激サイズは大きくなる．M と P は神経節細胞

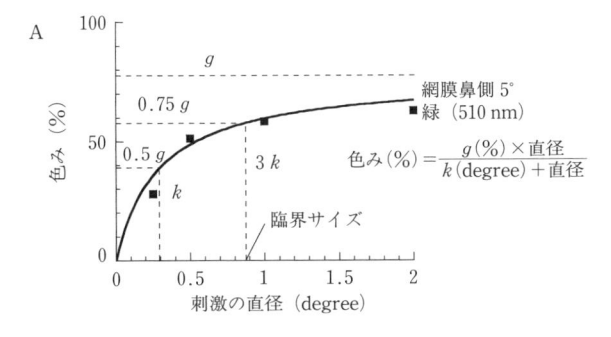

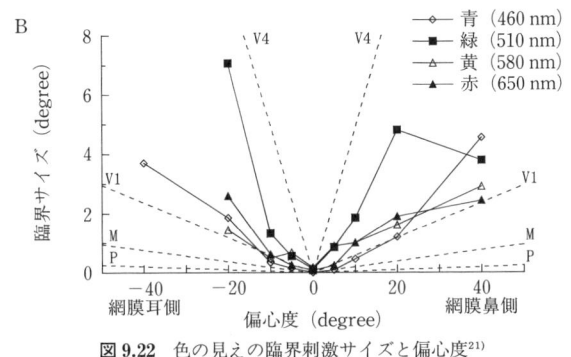

図 9.22 色の見えの臨界刺激サイズと偏心度[21]

の樹状突起が広がる領域の幅を表している．MとPはそれぞれ外側膝状体の大細胞層と小細胞層に接続する神経節細胞の特性を表している．神経節細胞の受容野も偏心度とともに大きくなるが，色の見えの臨界刺激サイズの増加の割合はそれ以上に大きく，神経節細胞の特性では色の見えの変化が説明できないことがわかる．図 9.22 B の V1 と記された破線は第 1 次視覚野における皮質拡大率を表している．V4 は第 4 次視覚野の神経細胞の受容野の幅を表している．偏心度の増加に伴う受容野の拡大は網膜神経節細胞よりも皮質においてその拡大率が大きく，色の見えの変化とよく対応することがわかる． 〔佐藤雅之〕

参 考 文 献

1) Mullen KT: The contrast sensitivity of human colour vision to red-green and blue-yellow chromatic gratings. *Journal of Physiology*, **359**: 381-400, 1985.
2) Kelly DH, van Norren D: Two-band model of heterochromatic flicker. *Journal of the Optical Society of America*, **67**: 1081-1091, 1977.
3) Uchikawa K, Yoshizawa T: Temporal responses to chromatic and achromatic change inferred from temporal double-pulse integration. *Journal of the Optical Society of*

America A, **10**: 1697-1705, 1993.
4) Crawford BH: Visual adaptation in relation to brief conditioning stimuli. *Proceedings of the Royal Society of London Series B*, **134**: 283-302, 1947.
5) Alpern M: Metacontrast. *Journal of the Optical Society of America*, **43**, 648-657, 1953.
6) Breitmeyer BG, Ganz L: Implications of sustained and transient channels for theories of visual pattern masking, saccadic suppression, and information processing. *Psychological Review*, **83**: 1-36, 1976.
7) Sperling G: The information available in brief visual presentations. *Psychological Monograph: General and Applied*, **74**: 1-29, 1960.
8) Di Lollo V: Temporal characteristics of iconic memory. *Nature*, **267**: 241-243, 1977.
9) Shioiri S, Cavanagh P: Visual persistence of figures defined by relative motion. *Vision Research*, **32**: 943-951, 1992.
10) Curcio CA, Sloan KR, Kalina RE: Human photoreceptor topography. *Journal of Comparative Neurology*, **292**: 497-523, 1990.
11) Curcio CA, Kimberly AA, Sloan KR,*et al*.: Distribution and morphology of human cone photoreceptors stained with anti-blue opsin. *Journal of Comparative Neurology*, **312**: 610-624, 1991.
12) Cicerone CM, Nerger JL: The relative number of long-wavelength-sensitive to middle-wavelength-sensitive cones in the human fovea centralis. *Vision Research*, **29**: 115-128, 1989.
13) Roorda A, Williams DR: The arrangement of the three cone classes in the living human eye. *Nature*, **397**: 520-522, 1999.
14) Curcio CA, Allen KA: Topography of ganglion cells in human retina. *Journal of Comparative Neurology*, **300**: 5-25, 1990.
15) Perry VH, Oehler R, Cowey A: Retinal ganglion cells that project to the dorsal lateral geniculate nucleus in the macaque monkey. *Neuroscience*, **12**: 1101-1123, 1984.
16) Cowey A, Rolls ET: Human cortical magnification factor and its relation to visual acuity. *Experimental Brain Research*, **21**: 447-454, 1974.
17) Inui T, Mimura O, Kani K: Retinal sensitivity and spatial summation in the foveal and parafoveal regions. *Journal of the Optical Society of America*, **71**: 151-154, 1981.
18) Anstis SM: A chart demonstrating variations in acuity with retinal position. *Vision Research*, **14**: 589-592, 1974.
19) Rovamo J, Virsu V, Nasanen R: Cortical magnification factor predicts the photopic contrast sensitivity of peripheral vision. *Nature*, **271**: 54-56, 1978.
20) Hartmann E, Lachenmayr B, Brettel H: The peripheral critical flicker frequency. *Vision Research*, **19**: 1019-1023, 1979.
21) Abramov I, Gordon J, Chan H: Color appearance in the peripheral retina: Effects of stimulus size. *Journal of the Optical Society of America A*, **8**: 404-414, 1991.

索　引

あ 行

アイコニックメモリー　→視覚的持続
青黄2色覚（yellow-blue color vision defect）179
赤緑2色覚（red-green color vision defect）179
赤緑反対色応答　167
明るい（bright）154
明るさ（brightness）138, 153, 191
明るさ型　139
明るさ知覚（intensity coding）104, 108
明るさ分光視感効率　191
アパチャープロブレム　52
アパレントカラー（aparrent color）168, 175
アブニー（Abney）効果　158
アマクリン細胞（amacrine cell）5
暗順応（dark adaptation）30, 86, 97, 99
暗順応曲線　99
暗所視（scotopic vision）97, 98, 242
暗所視輝度（scotopic luminance）104, 105
暗所視最大視感効果度　105
暗所視分光視感効率（scotopic luminous efficiency）105, 187
暗電流　30

イオンチャンネル　25
閾上　220
閾値減少曲線　101
閾値-呈示時間曲線　221
閾値法（TM, threshold method）136
閾値-面積曲線　205
石原式色覚異常検査表　179
異常3色覚（anomalous trichromatism）178, 183
1型色覚（P型）178
1型色覚者（protan）178

1型2色覚（protanopia）178
1型2色覚者（protanope）178
1色覚（monochromatism）178
1色覚者（monochromat, achromat）178
1 (P) 型2色覚者（protanope）126
遺伝子表現型　183
遺伝的多型性（polymorphism）178
色記憶　165
色キャンセレーション法　142
色恒常性（color constancy）151, 168, 193
色収差（chromatic aberration）11
色順応（chromatic adaptation）157, 167, 169
色順応モデル　170
色信号処理　140
色知覚　140
色チャンネル（chromatic channnel）95, 103, 228
色の恒常性（color constancy）167
色の反対色性　153
色の見え（color appearance）140, 151
　——のモデル　144
　——のモード　151
色弁別（color discrimination）119, 191, 193
色弁別閾　145
色弁別閾値（color discrimination threshold）119
色弁別モデル
　Boynton-Kambeの——　192
イントロン（intron）183
インパルス応答（impulse response）222

ウェーバー（Weber）則　92, 108
ウェーバー比（Weber ratio）108, 208
ウェーバー-フェヒナー（Weber-Fechner）則　92, 108, 110
運動定義図形　242

運動透明視　53

エキソン（exon）　177
エッジ強調　208
エネルギーモデル　36
遠見視力　203
エンハンサ（enhancer）　177

黄斑（macula）　5
黄斑色素　118,187
オプシン（opsin）　30,177
オプティカルフロー　54
オフ領域　32
オムニポーズ・ニューロン　69
オン領域　32

か　行

外眼筋（extra-ocular muscle）　1,64
開口色（aperture color）　152,156
回折　14
回旋運動（counterrolling torsion）　66
回旋（性）眼球運動（counter rolling, torsional eye movements）　70,78
外側膝状体（LGN, lateral geniculate nucleus）　31,210,234
外直筋（lateral rectus）　64
回転加速度　75
ガウス関数　209
角膜（cornea）　1
角膜反射　88
角膜反射光法　81
確率的可算　231
下斜筋（inferior oblique）　65
可知差異（JND, just noticeable difference）　108
下直筋（inferior rectus）　65
滑動性眼球運動（smooth pursuiteye movement）　70,74,77
活動電位　25
カテゴリカル色知覚（categorical color perception）　161
カテゴリカルカラーネーミング　162
カテゴリカル基本色（basic color term）　161
過分極　26

カラーネーミング　158
カラーネーミング法（color naming method）　134,154,191
カラフルネス（colorfulness）　156
カラーユニバーサルデザイン（CUD, color universal design）　176
顆粒細胞系（konio-cellular pathway）　34
顆粒細胞層　34
加齢　119,186
眼球（eyeball）　1,29
眼瞼（eyelid）　1
眼光学媒体濃度増加　189
眼振（nystagmus, optokinetic counter rolling）　70,78
桿体（rod）　4,29,90,98,104,105,242
感度調整（gain control）　169

輝度（luminance）　102,107,138,145
輝度型　139
輝度チャンネル（luminous channnel）　94,95,97,102,107,228
輝度定義図形　242
輝度レベルの変化に伴う色度弁別閾値　122
キャンセレーション法（cancellation method）　131
球形嚢　75
球面収差　13
狭線条（thin stripe）　47
強膜反射法　79
距離尺度　109
近見視力　203
近見反応　77

空間解像度　101
空間周波数（大きさ）残効　218
空間周波数特性　97
空間対比　156
空間的コントラスト感度　206,228
空間的足し合わせ　205
空間的足し合わせ範囲　101
空間的配置効果　170
屈折異常（ametropia）　21
暗い（dim）　154

索引

グラスマン（Grassmann）の加法則　114,140
グレイワールド仮説（gray world hypothesis）
　　171
グレーティング　97
クロマ（chroma）　155
クロマティックバレンス関数（chromatic valence function）　132
黒み（blackness）　154
黒み誘導　112,145,157
黒み量　157

係数モデル（coefficent model）　169
ケーニッヒ（König）の理論　115

光学計測　27
光学的伝達関数（OTF, optical transfer function）　16
光輝色（luminous color）　152
光源色（心理物理的）色（光源色）（light source color）　152
虹彩（iris）　3,11
光軸（optical axis）　9
交照法（HFP, heterochromatic flicker photometry）　106,136,228
恒常法　87
広線条（thick stripe）　47
興奮性入力　144
興奮性バースト・ニューロン（EBN, excitatory burst neuron）　68
国際照明委員会（CIE, Comission Internationale de l'Eclairage）　105
固視　71
固視ニューロン（visual fixation neuron）　72
固視微動　31
コールラウシュ（Kohlrausch）の屈曲点　100
混同色線（confusion loci）　114,127
混同色中心（co-punctal point）　114,127
コントラスト（contrast）　207

さ　行

最小運動知覚法（minimum motion method）
　　136
最大視感度（maximum luminous efficacy）　138

ザイデルの5収差（Seidel's five aberrations）
　　13
彩度（saturation）　153,154
彩度関数　155
彩度弁別閾値　155
細胞外記録法　26
細胞体　25
細胞内記録法　26
サーチ・コイル法（search coil technique）　83
サッカード（saccade）　69,71
サッカード抑制（saccadic surpression）　73
サーフェスカラー（surface color）　169,175
3型色覚（T型）　179
3型色覚者（tritan）　179
3型2色覚（tritanopia）　179
3型2色覚者（tritanope）　179
3色覚（C型）　180
3色説（trichromatic theory）　140
3（T）型色覚者（tritanope）　126

視運動性眼振（OKN, optokinetic nystagmus）
　　76
視運動性後眼振（OKAN, optokinetic after nystagmus）　77
視覚刺激依存性誘発サッカード　72
視覚的持続（iconic memory）　240
視覚マスキング（visual masking）　236
時間応答関数　97
視感効率　103
時間周波数特性　229
時間的コントラスト感度　229
時間的足し合わせ　221
時間的二刺激法（temporal double-pulse method）　231
視感反射率　109,111
色覚　228
　　——の発達　186
色覚異常　→色弱
色覚情報処理　151
色覚特性　180,185
色覚モデル　139
色差式　228
色弱　176,178,180

色相（hue） 153
色相環（hue circle） 129
色相マッチング 158
色度弁別閾値（chromaticity discrimination threshold） 121
色度弁別閾値
　輝度レベルの変化に伴う―― 122
色度弁別楕円
　小刺激視野サイズでの―― 123
色名
　――の安定度（consistency of color name） 162
　――の一致度（consensus of color name） 162
時空間エネルギーモデル 39
時空間周波数チャンネル 225
時空間受容野 38
軸索 25
刺激呈示開始時刻のずれ（SOA, stimulus onset asynchrony） 232
刺激呈示時間 160
刺激のサイズ 160
視差（binocular disparity） 40, 77
視細胞（receptor） 4, 29
視差エネルギーモデル 41
視軸（visual axis） 9
視神経（optic nerve） 5
視性眼振（OKN, optokinetic nystagmus） 67, 70, 79
耳石（器官） 75, 78
シナプス 25
シナプス後受容体 25
自発性サッカード 72
ジャッド修正分光視感効率 108
遮蔽輪郭 49
修正サッカード（corrective saccade） 72
周辺視（peripheral vision） 242
主観的輪郭 48
樹状突起 25
主点（principal point） 8
受容野（RF, receptive field） 27, 205
受容野構造 101
純度弁別（purity discrimination） 155
順応 101

順応効果 97, 193, 216
順応水準 111
瞬目 22
上丘 69
小細胞系（parvo-cellular pathway） 32
小細胞層 33, 246
乗算的順応（multiplicative adaptation） 93, 101
小刺激視野サイズでの色度弁別楕円 123
小視野3（T）型2色覚　→小視野トリタノピア
上斜筋（superior oblique） 65
小視野トリタノピア 160
上直筋（superior rectus） 64
焦点（focal point） 6
焦点距離 8
衝動性眼球運動（saccadic eye movement） 71
照明推定 170, 173
照明認識視空間（recognized visual space of illumination） 175
視力 203
白み（whiteness） 154
神経細胞 24
神経節細胞（ganglion cell） 5, 190, 210, 245
神経線維 25
神経伝達物質 25
信号化（coding） 103
人工瞳孔 208
心理計測的な量 107
心理計測明度 L^*（CIE 1976 psychometric lightness） 154

水晶体（crystalline lens） 3, 118, 187
水晶体濃度 107, 190
錐体（cone） 4, 29, 94, 98, 105, 114, 242
錐体1色覚（cone monochromatism） 178
錐体移動（migration） 183
錐体細胞 64
錐体刺激値 169
錐体刺激量 167
錐体置換順応法（cone silent substitution method） 117
錐体配置（cone mosaic） 184
錐体分光感度 96, 114
　Smith and Pokonyの―― 116-118, 142

索引　　　257

Stockman らの—— 117
錐体分布　184
錐体密度　189
水平細胞（horizontal cell）　5
スキャン・パス　72
スタイルス-クロフォード（Stiles-Crawford）効果　5, 18, 246
ストライプ（stripe）　47
スネルの法則（Snell's law）　6
スネル文字（Snellen letter）　203

正弦波グレーティング　207
静止網膜像　31
性染色体　177
絶対暗順応　86
絶対閾　86, 88
絶対閾値　86
節点（nodal point）　8
線形システム解析　206
線条間（interstripe）　47
前庭性反対回旋（vestibular counter-rolling, vestibular torsional counter rolling）　78
前庭動眼反射（vestibulio ocular reflex）　67, 70, 71, 75
前頭前野（FEF, frontal eye field）　72

双極細胞（bipolar cell）　5, 33, 210
走査性サッカード　72
相同組換え（unequal homologous recombination）　182
相同性　177
増分閾　89, 96
増分閾曲線　89
側抑制　210

た 行

帯域透過型　210
第1次視覚野　74, 251
第1プルキンエ像　82
ダイコプティック条件（dichoptic condition）　239
大細胞系（magno-cellular pathway）　32
大細胞層　32, 246
第4次視覚野　251

ダーク（dark）　154
足し合わせ係数（summation index）　232
多重空間周波数チャンネル　215
脱分極　26
単位感覚量　109
段階説（zone theory, multi-stage theory）　141
短期記憶　60
単純型細胞　35

遅延見本合わせ課題　60
知覚確率　87
知覚確率曲線　87
注視線（fixation axis）　9
中心窩（fovea, fovea centralis）　5, 64, 98, 242
中心小窩　243
中性点（neutral point）　126
長期記憶　61
超視力（hyper acuity）　204
調節（accommodation）　20
丁度可知差異（JND, just noticeable difference）　121
直接比較法（HBM, direct heterochromatic brightness matching method）　106, 136, 191
直線加速度　75
チン小帯（zonule）　3

対連合課題　61

低域透過型　209
デバロア-ローズ（De Vries-Rose）の法則　91
電位感受性色素　27
電極糊　84
転写促進因子（enhancer）　177
点像強度分布（PSF, point spread function）　16
伝達関数　206

等可読度チャート　249
等輝度　229
瞳孔（pupil）　3, 14, 18
瞳孔径　101
同時対比　112
等色関数（color matching function）　115, 140

頭頂間溝（intraparietal sulcus） 56
頭部運動 80
透明色（transparent color） 152
トーニック・ニューロン 68

な 行

内因性信号 27
内視現象（entoptic vision） 3
内直筋（medial rectus） 64
ナトリウムイオン 26

2型色覚（D型） 179
2型色覚者（deutan） 179
2型2色覚（deuteranopia） 178
2型2色覚者（deuteranope） 179
2色覚 183
2色覚者（dichromat） 115, 176, 185
2次統計量 174
二重職務仮説（double duty hypothesis） 236
二重反対色細胞 42
2色型色覚異常 →2色覚者
ニスタグムス →眼振
2(D)型2色覚者（deuteranope） 126
2分視野（bipartite field） 106, 119

は 行

背側経路（dorsal pathway） 45, 49
ハイブリッド遺伝子 181
白色中性点 191
薄明視（mesopic vision） 98
バースト・ニューロン（burst neuron） 68
パターンマスキング 238
波長弁別関数 123, 126
発光色（luminous color） 152
波面収差 14
パラコントラスト（paracontrast） 237
パラソル細胞（parasol cell） 246
反対色（opponent color） 130
反対色型細胞 234
反対色出力 145
反対色性
　色の―― 153
反対色説（opponent-color theory） 130, 141

反対色チャンネル 142
反対色メカニズム 188
反対色レスポンス 131
ハント（Hunt）効果 155

光受容器 98
非共役眼球運動 65
比視感度 103
皮質拡大係数（cortical magnification factor） 246
非侵襲イメージング 27
非点収差 13
非動化 81
ひとみ関数（pupil function） 17
皮膚表面電極 84
表現型 177
標準比視感度関数（standard relative luminous efficiency） 136
表面色（surface color） 152, 156

フェヒナー（Fechner）則 92
フォーカル色 165
複雑型細胞 36
副尺視力 204
輻輳・開散（vergence eye movement） 77
腹側経路（ventral pathway） 45, 56
2つの2次元ガウス関数の差（DOG, difference of two Gaussians） 212
物体色（object color） 152
不等交叉（crossover） 182
不分極電極 84
部分報告法 240
不変波長 158
フーリエ変換 208
フリッカー法 106
プルキンエ現象 98
プルキンエ・シフト（Prukinje shift） 99
プルキンエ像（Purkinje image） 9
ブロックの法則（Bloch's law） 221
ブロッブ（blob） 34
分光感度関数 228
分光放射輝度 105, 107

索　引　　　*259*

ベイズ推定　173
ベゾルト-ブリュッケ・ヒューシフト（Bezold-Brücke hue shift）　158
ヘーリング（Hering）　129
ヘルソン-ジャッド（Helson-Judd）効果　159
ヘルムホルツ-コールラウシュ（Helmholtz-Kohlrausch）効果　158
弁別閾値　192

ポアソン分布（Poisson distribution）　87
方位選択性　35,37
放射輝度　103
補償光学（adaptive optics）　15,183,244
補償性眼球運動　75
補色　156,159
ポーズ・ニューロン　69
補足眼野（SEF, supplementary eye field）　72
ホワイトパッチ（white patch）理論　172

ま 行

マイケルソン・コントラスト（Michelson contrast）　208
マスキング法　225
マックアダムの（色弁別）楕円（MacAdam's ellipse）　121,128
マリオットの盲点（tache de Mariotte）　5

ミジェット細胞（midget cell）　246

無彩色　153
無彩色応答　145
無彩色信号（achromatic signal）　142
無彩色信号系　142

明順応　30,97,100
明所視（photopic vision）　97,98
明所視輝度　105,107
明所視輝度分光視感効率関数　191
明所視最大視感効果度　107
明所視分光視感効率　96,105,136,187
明度（lightness）　109,153
明度曲線　111
メタコントラスト（metacontrast）　237

面色（film color）　152

盲点　242
網膜（retina）　1,4,29
網膜神経節細胞（gamglion cell）　31,234
毛様筋（ciliary muscle）　3,20
毛様体（ciliary body）　3
模型眼（schematic eye）　10

や 行

ユニーク色相（unique hue）　129
ユニーク色　140,153,191
ユニーク色成分　134

容積色（volume color）　152
抑制性入力　144
抑制性バースト・ニューロン（IBN, inhibitory burst neuron）　68

ら 行

ライト（light）　154
卵形嚢　78
ランドルト環（Landolt ring）　203

リコーの法則（Ricco's law）　205
両眼共役運動（binocular conjugate eye movements）　65
両眼視差　77
臨界刺激面積　88
臨界色融合周波数（CCFF, critical color fusion frequency）　136
臨界呈示時間（critical duration）　88,222
臨界面積（critical area）　206
臨界融合周波数（CFF, critical fusion frequency）　136,222,249
リンバス・トラッカー法　79

レチナール（retinal, 11-*cis*-retinal chromophore）　30,177
連合野　74
レンズメーカーの方式　6

老視（presbyopia）　21

老人性縮瞳　189
ロドプシン（rhodopsin）　88,98,105,177

欧　文

Boynton-Kambe の色弁別式　129
Boynton-Kambe の色弁別モデル　192

C 型（3 色覚）　180
CIE　136
CIECAM　144
CIELAB　228
CUD　179,185

D 型（2 型色覚）　179

ENG（electro nystamograph）　83
EOG（electro-oculography）法　83

FPL（forced-choice preferential looking）法　186

habituation 法　187
HFP　→交照法

IT　58

L 視物質（long wavelength sensitive photopigment）　176
L 錐体（long-ws cone）　96,103,114,234
LT（looking time）法　186

M 視物質（middle wavelength sensitive photopigment）　176
M 錐体（middle-ws cone）　96,103,114,234
MDB（minimal distinct border）法　107,136
MST　54

MST 野（medial superior temporal area）　74
MT　50
MT 野　74

NCS 明度　110

OSA 色空間　163
OSA 色票（Optical Society of America Uniform Color Scales）　162

P 型（1 型色覚）　178
Pα 細胞　246
Pβ 細胞　246

RF　→受容野

S 視物質（short-wavelength sensitive photopigment）　176
S 錐体（short-wavelength-sensitive cone）　96,114,243
Smith and Pokorny の錐体分光感度　116,117,118,142
Stockman らの錐体分光感度　117

T 型（3 型色覚）　179
TM　→閾値法
tvr 曲線　90,92

V 1　34,251
V 2　47
V 4　57,251
VEP（visual evoked potential）法　187
von Kries 型順応効果　175

π 機構体　96
π メカニズム　96

編集者略歴

篠森敬三（しのもりけいぞう）
1963年　東京都に生まれる
1992年　東京工業大学大学院総合理工学研究科
　　　　博士課程修了
現　在　高知工科大学情報学群教授
　　　　工学博士

講座〈感覚・知覚の科学〉1
視　覚　I
―視覚系の構造と初期機能―

定価はカバーに表示

2007年9月15日　初版第1刷
2018年4月20日　第8刷

編集者　篠　森　敬　三
発行者　朝　倉　誠　造
発行所　株式会社　朝　倉　書　店

　　　　東京都新宿区新小川町 6-29
　　　　郵便番号 162-8707
　　　　電話 03 (3260) 0141
　　　　FAX 03 (3260) 0180
　　　　http://www.asakura.co.jp

〈検印省略〉

© 2007〈無断複写・転載を禁ず〉　　壮光舎印刷・渡辺製本

ISBN 978-4-254-10631-2　C 3340　　Printed in Japan

JCOPY　<(社)出版者著作権管理機構 委託出版物>

本書の無断複写は著作権法上での例外を除き禁じられています。複写される場合は、そのつど事前に、(社)出版者著作権管理機構（電話 03-3513-6969, FAX 03-3513-6979, e-mail: info@jcopy.or.jp）の許諾を得てください。

広修大 今田純雄・立命館大 和田有史編 食と味嗅覚の人間科学 **食 行 動 の 科 学** ―「食べる」を読みとく― 10667-1 C3340　　A 5 判 244頁 本体4200円	「人はなぜ食べるか」を根底のテーマとし，食行動科学の基礎から生涯発達，予防医学や消費者行動予測等の応用までを取り上げる〔内容〕食と知覚／社会的認知／高齢者の食／欲求と食行動／生物性と文化性／官能評価／栄養教育／ビッグデータ
斉藤幸子味嗅覚研究所 斉藤幸子・産総研 小早川達編 食と味嗅覚の人間科学 **味 嗅 覚 の 科 学** 10668-8 C3340　　A 5 判 270頁〔近　刊〕	受容器・脳・認知それぞれのレベルでの味・においに関する基礎的研究から，生涯発達，健康・医療分野，産業への応用まで解説〔内容〕知覚・認知／受容機構／神経伝達と脳機能／子供と高齢者の味覚・嗅覚／臭気環境／食品・香粧品産業
日本再生医療学会監修 阪大 西田幸二・理研 高橋政代編 再生医療叢書4 **上　皮 ・ 感 覚 器** 36074-5 C3347　　A 5 判 232頁 本体3500円	ヒトに外部のさまざまな情報をもたらす視覚や聴覚などの感覚器，そして皮膚などの上皮の特異な構造を明らかにし，その疾患例と再生のための手法，移植手術などで数多くの成功を収めてきた研究者たちの編集・執筆によりその技術を紹介。
日本再生医療学会監修 慶大 岡野栄之・東北大 出澤真理編 再生医療叢書7 **神　　 経　　 系** 36077-6 C3347　　A 5 判 208頁 本体3500円	事故で脊髄を損傷した場合，生涯，車椅子での生活を余儀なくされると思われてきた。しかし，神経や脳も幹細胞やニューロンの研究により，再生・回復への道が見えはじめてきた。本書は，神経系についての最先端の再生医療を紹介する。
前筑波大 海保博之監修　前広大 利島　保編 朝倉心理学講座 4 **脳　 神　 経　 心　 理　 学** 52664-6 C3311　　A 5 判 208頁 本体3400円	脳科学や神経心理学の基礎から，心理臨床・教育・福祉への実践的技法までを扱う。〔内容〕神経心理学の潮流／脳の構造と機能／感覚・知覚の神経心理学的障害／認知と注意／言語／記憶と高次機能／情動／発達と老化／リハビリテーション

◆ 脳科学ライブラリー ◆
津本忠治編集／進展著しい領域を平易に解説

理研 加藤忠史著 脳科学ライブラリー 1 **脳　 と　 精　 神　 疾　 患** 10671-8 C3340　　A 5 判 224頁 本体3500円	うつ病などの精神疾患が現代社会に与える影響は無視できない。本書は，代表的な精神疾患の脳科学における知見を平易に解説する。〔内容〕統合失調症／うつ病／双極性障害／AD/HD／不安障害・身体表現性障害／動物モデル
東北大 大隅典子著 脳科学ライブラリー 2 **脳　 の　 発　 生 ・ 発　 達** ―神経発生学入門― 10672-5 C3340　　A 5 判 176頁 本体2800円	神経発生学の歴史と未来を見据えながら平易に解説した入門書。〔内容〕神経誘導／領域化／神経分化／ニューロンの移動と脳構築／軸索伸長とガイダンス／標的選択とシナプス形成／ニューロンの生死と神経栄養因子／グリア細胞の産生／他
富山大 小野武年著 脳科学ライブラリー 3 **脳　 と　 情　 動** ―ニューロンから行動まで― 10673-2 C3340　　A 5 判 240頁 本体3800円	著者自身が長年にわたって得た豊富な神経行動学的研究データを整理・体系化し，情動と情動行動のメカニズムを総合的に解説した力作。〔内容〕情動，記憶，理性に関する概説／情動の神経基盤，神経心理学・行動学，神経行動科学，人文社会学
慶大 岡野栄之著 脳科学ライブラリー 4 **脳　 の　 再　 生** ―中枢神経系の幹細胞生物学と再生戦略― 10674-9 C3340　　A 5 判 136頁 本体2900円	中枢神経系の再生医学を目指す著者が，自らの研究成果を含む神経幹細胞研究の進歩を解説。〔内容〕中枢神経系の再生の概念／神経幹細胞とは／神経幹細胞研究ツールの発展／神経幹細胞の制御機構の解析／再生医療戦略／疾患・創薬研究

前筑波大 海保博之監修　元筑波大 菊地　正編 朝倉心理学講座6 **感　覚　知　覚　心　理　学** 52666-0　C3311　　　A 5 判 272頁 本体3800円	感覚知覚の基本的知識と最新の研究動向，またその不思議さを実感できる手がかりを提示．〔内容〕視覚システム／色／明るさとコントラスト／かたち／三次元空間／運動／知覚の恒常性／聴覚／嗅覚／味覚／感性工学／知覚機能障害
海保博之監修・編　日比野治雄・小山慎一編 朝倉実践心理学講座3 **デザインと色彩の心理学** 52683-7　C3311　　　A 5 判 184頁 本体3400円	安全で使いやすく心地よいデザインと色彩を，様々な領域で実現するためのアプローチ．〔内容〕I. 基礎，II. 実践デザインにむけて（色彩・香り・テクスチャ，音，広告，安全安心），III. 実践事例集（電子ペーパー，医薬品，橋など）
愛媛大 十河宏行著 実践Pythonライブラリー **心理学実験プログラミング** —Python/PsychoPyによる実験作成・データ処理— 12891-8　C3341　　　A 5 判 192頁 本体3000円	Python（PsychoPy）で心理学実験の作成やデータ処理を実践．コツやノウハウも紹介．〔内容〕準備（プログラミングの基礎など）／実験の作成（刺激の作成，計測）／データ処理（整理，音声，画像）／付録（セットアップ，機器制御）
生理研 小松英彦編 **質　感　の　科　学** —知覚・認知メカニズムと分析・表現の技術— 10274-1　C3040　　　A 5 判 240頁 本体4500円	物の状態を判断する認知機能である質感を科学的に捉える様々な分野の研究を紹介〔内容〕基礎（物の性質，感覚情報，脳の働き，心）／知覚（見る，触る等）／認知のメカニズム（脳の画像処理など）／生成と表現（光，芸術，言語表現，手触り等）
立命館大 北岡明佳著 **錯　視　入　門** 10226-0　C3040　　　B 5 変判 248頁 本体3500円	錯視研究の第一人者が書き下ろす最適の入門書．オリジナル図版を満載し，読者を不可思議な世界へ誘う．〔内容〕幾何学的錯視／明るさの錯視／色の錯視／動く錯視／視覚的補完／消える錯視／立体視と空間視／隠し絵／顔の錯視／錯視の分類
前東大 大津元一監修 テクノ・シナジー 田所利康・東工大 石川　謙著 **イラストレイテッド　光　の　科　学** 13113-0　C3042　　　B 5 判 128頁 本体3000円	豊富なカラー写真とカラーイラストを通して，教科書だけでは伝わらない光学の基礎とその魅力を紹介．〔内容〕波としての光の性質／ガラスの中で光は何をしているのか／光の振る舞いを調べる／なぜヒマワリは黄色く見えるのか
前東大 大津元一監修　テクノ・シナジー 田所利康著 **イラストレイテッド　光　の　実　験** 13120-8　C3042　　　B 5 判 128頁 本体2800円	回折，反射，干渉など光学現象の面白さ・美しさを実感できる実験，観察対象などを紹介．実践できるように装置・撮影条件，こつも記載．オールカラー〔内容〕撮影方法／光の可視化／色／虹／逃げ水／スペクトル／色彩／ミクロ／物作り／他
阪大 河村　悟著 シリーズ〈生命機能〉2 **視　覚　の　光　生　物　学** 17742-8　C3345　　　A 5 判 212頁 本体3000円	光を検出する視細胞に焦点をあて，物の見える仕組みを解説．〔内容〕網膜／視細胞の応答発生メカニズム／視細胞の順応メカニズム／桿体と錐体／桿体と錐体の光応答の性質の違いを生みだす分子基盤／網膜内および視覚中枢での視覚情報処理
山崎昌廣・坂本和義・関　邦博編 **人間の許容限界事典** （新装版） 10273-4　C3540　　　B 5 判 1032頁 本体29000円	人間の能力の限界について，生理学，心理学，運動学，生物学，物理学，化学，栄養学の7分野より図表を多用し解説（約140項目）．〔内容〕視覚／聴覚／骨／筋／体液／睡眠／時間知覚／識別／記憶／学習／ストレス／体罰／やる気／歩行／走行／潜水／バランス能力／寿命／疫病／体脂肪／進化／低圧／高圧／振動／風／紫外線／電磁波／居住スペース／照明／環境ホルモン／酸素／不活性ガス／大気汚染／喫煙／地球温暖化／ビタミン／アルコール／必須アミノ酸／ダイエット／他

◆ 講座 感覚・知覚の科学〈全5巻〉◆
心理物理学・脳科学の成果も含めて体系的に解説

前東工大 内川惠二総編集　東北大 塩入 諭編
講座 感覚・知覚の科学2
視　　覚　　II
―視覚系の中期・高次機能―
10632-9 C3340　　A5判 280頁 本体5800円

〔内容〕視覚現象(吉澤)／運動検出器の時空間フィルタモデル／高次の運動検出／立体・奥行きの知覚(金子)／両眼立体視の特性とモデル／両眼情報と奥行き情報の統合(塩入・松宮・金子)／空間視(中溝・光藤)／視覚的注意(塩入)

前東工大 内川惠二総編集・編
講座 感覚・知覚の科学3
聴　覚・触　覚・前　庭　感　覚
10633-6 C3340　　A5判 224頁 本体4800円

〔内容〕聴覚の生理学―構造と機能,情報表現―(平原達也・古川茂人)／聴覚の心理物理学(古川茂人)／触覚の生理学(篠原正美)／触覚の心理物理学―時空間特性など―(清水豊)／前庭感覚―他感覚との相互作用―(近江政雄)

前東工大 内川惠二総編集　金沢工大 近江政雄編
講座 感覚・知覚の科学4
味　　覚　・　嗅　　覚
10634-3 C3340　　A5判 228頁 本体4800円

〔内容〕味覚の生理学―神経生理学など―(栗原堅三・山本隆・小早川達)／味覚の心理物理学―特性―(斉藤幸子・坂井信之)／嗅覚の生理学(柏柳誠・小野田法彦・綾部早穂)／嗅覚の心理物理学―特性―(斉藤幸子・坂井信之・中本高道)

前東工大 内川惠二総編集　横国大 岡嶋克典編
講座 感覚・知覚の科学5
感　覚・知　覚　実　験　法
10635-0 C3340　　A5判 240頁 本体5200円

人の感覚・知覚の研究には有効適切な実験法が必要であり,本書で体系的に読者に示す。〔内容〕心理物理測定法／感覚尺度構成法／測定・解析理論／測光・測色学／感覚刺激の作成・較正法／視覚実験法／感覚・知覚実験法／非侵襲脳機能計測

前首都大 市原　茂・岩手大 阿久津洋巳・お茶の水大 石口　彰編
視覚実験研究ガイドブック
52022-4 C3011　　A5判 320頁 本体6400円

視覚実験の計画・実施・分析を,装置・手法・コンピュータプログラムなど具体的に示しながら解説。〔内容〕実験計画法／心理物理学的測定法／実験計画／測定・計測／モデリングと分析／視覚研究とその応用／成果のまとめ方と研究倫理

日本視覚学会編
視覚情報処理ハンドブック（新装版）
10289-5 C3040　　B5判 676頁 本体19000円

視覚の分野にかかわる幅広い領域にわたり,信頼できる基礎的・標準的データに基づいて解説。専門領域以外の学生・研究者にも読めるように,わかりやすい構成で記述。〔内容〕結像機能と瞳孔・調節／視覚生理の基礎／光覚・色覚／測光システム／表色システム／視覚の時空間特性／形の知覚／立体(奥行き)視／運動の知覚／眼球運動／視空間座標の構成／視覚的注意／視覚と他感覚との統合／発達・加齢・障害／視覚機能測定法／視覚機能のモデリング／視覚機能と数理理論

三島濟一総編集　岩田　誠・金井　淳・酒田英夫・澤　充・田野保雄・中泉行史編
眼　　の　　事　　典
30070-3 C3547　　A5判 656頁 本体20000円

眼は生物にとって生存に不可欠なものであり,眼に対しては動物は親しみと畏怖の対象である。ヒトにとっては生存のみならず,Quality of Lifeにおいて重要な役割を果たしており,何故モノが見え,色を感じるのかについて科学や眼に纏わる文化,文学の対象となってきている。本事典は眼についての様々な情報を収載,また疑問に応える『眼に関するエンサイクロペディア』として企画。〔内容〕眼の構造と機能／眼と脳／眼と文化／眼の補助具／眼の検査法／眼と社会環境／眼の疾患

上記価格（税別）は2018年3月現在